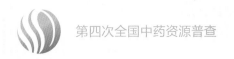

第四次全国中药资源普查

主编 刘建福 王河山 王明元

Changjian Yaoyong Zhiwu
Tujian 400 Zhong

常见药用植物图鉴

400种

U0214622

SPM 南方出版传媒

广东科技出版社 | 全国优秀出版社

·广州·

图书在版编目（CIP）数据

常见药用植物图鉴400种 / 刘建福，王河山，王明元主编. —广州：广东科技出版社，2022.1

ISBN 978-7-5359-7720-5

Ⅰ. ①常…　Ⅱ. ①刘…②王…③王…　Ⅲ. ①药用植物—中国—图集　Ⅳ. ① R282.71-64

中国版本图书馆 CIP 数据核字（2021）第 168975 号

常见药用植物图鉴400种

出 版 人：严奉强
策划编辑：尉义明
责任编辑：于 焦　马霄行
封面设计：柳国雄
责任校对：高锡全　杨崚松
责任印制：彭海波
出版发行：广东科技出版社
　　　　　（广州市环市东路水荫路 11 号　邮政编码：510075）
销售热线：020-37607413
http://www.gdstp.com.cn
E-mail：gdkjbw@nfcb.com.cn
经　　销：广东新华发行集团股份有限公司
印　　刷：广州市彩源印刷有限公司
　　　　　（广州市黄埔区百合三路 8 号　邮政编码：510700）
规　　格：889mm×1 194mm　1/32　印张 13.375　字数 325 千
版　　次：2022 年 1 月第 1 版
　　　　　2022 年 1 月第 1 次印刷
定　　价：98.00 元

《常见药用植物图鉴400种》
编委会

编写单位：华侨大学

福建中医药大学

华南农业大学

福建农林大学

四川农业大学

惠州学院

支持单位：福建省泉州市农业农村局

福建省泉州市林业局

福建省泉州市洛江区卫生健康局

福建省泉州市洛江区科学技术局

福建省泉州市洛江区科学技术协会

福建省泉州市园艺学会

福建省泉州市永春县卫生健康局

福建省泉州市永春县中医院

福建省莆田市城厢区医院

福建省莆田市秀屿区医院

福建省莆田涵江医院

福建省泉州市安溪县卫生健康局

福建省三明市沙县总医院

福建省南安市卫生健康局

福建省南安市中医院

福建省福州市罗源县中医院

资助项目：中医药公共卫生服务补助专项（财社〔2017〕66号，财社〔2018〕
43号，财社〔2019〕39号）

中央本级重大增减支项目（2060302）

福建省星火计划项目（2020S0033）

内容简介

　　《常见药用植物图鉴400种》收录了中国南方常见药用植物126科400余种，分别介绍了每种药用植物的中文名、拉丁学名、常用别名、药材名称、药用部位、植物特征、生境分布、性味功效（药用部位有多个时，取常用部位），并配有植株、花或者果实的精美照片，以及第四次全国中药资源普查的腊叶标本扫描图。本书采用图文对照的形式，形象直观，通俗易懂，特征突出，内容丰富。全书植物名称按照恩格勒系统排列，书后附有中文名索引，方便读者检索查阅。

　　本书版式新颖，图片清晰，内容精练，图文并茂，具有较强的知识性、实用性和较高的科普鉴赏价值。本书适合中药学、药学、植物学、农学、园艺学、园林学等专业的人员及植物爱好者参考、阅读。

前　言

中医药是中华民族的瑰宝，一定要保护好、发掘好、发展好、传承好。

中国传统医学历史悠久，底蕴深厚，担负着除病济世、造福百姓的重任，凝聚着中华民族的博大智慧，为中华民族的繁衍生息和文化传承做出了重要贡献。中医药不仅在历史发展中取得了重大成就，而且在抗击重大疫病方面发挥了举足轻重的作用；不仅守护着中华民族的健康，而且对全人类的健康事业做出了重要贡献。

我国是生物多样性较为丰富的国家，也是药用植物物种多样性较高的国家。药用植物资源是中医药产业发展的物质基础，只有科学管理、有效保护、合理利用药用植物，保证野生药用植物资源的可持续开发，才能使药用植物更好地为人类健康服务。随着世界各地对中医药医疗保健服务需求的不断增加，以及中医药相关产业的蓬勃发展，中药资源的需求量也不断增加。新中国成立以来，我国药用植物资源状况发生了巨大变化，从 2008 年开始，国家中医药管理局组织开展了第四次全国中药资源普查，旨在促进中药资源的保护、开发和合理利用。

为了进一步挖掘和整理我国中医药的宝贵遗产，更好地开发和利用野生药用植物资源，普及常见药用植物知识，我们基于第四次全国中药资源普查工作，精选出 400 余种野外常见的药用植物，按恩格勒系统编写成《常见药用植物图鉴 400 种》。每种药用植物包括文字描述和植物图片两部分。

限于编者的学识水平，书中难免存在纰漏和不妥之处，恳请广大读者批评指正。

编者

2021 年 10 月

目　录

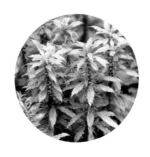

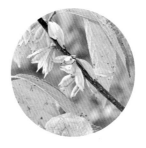

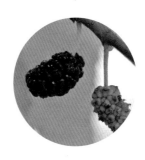

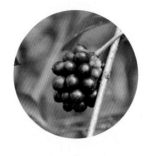

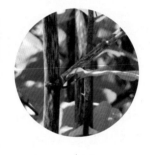

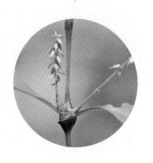

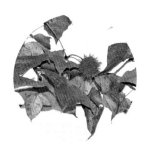

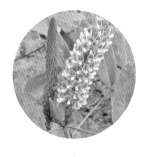

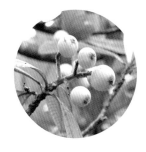

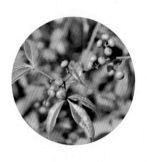

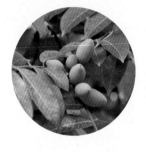

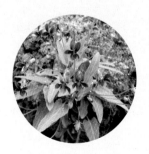

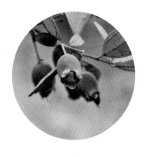

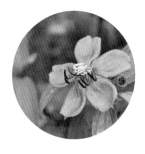

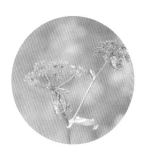

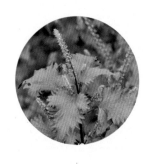

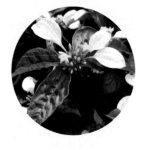

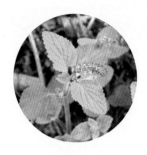

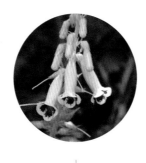

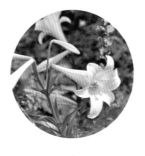

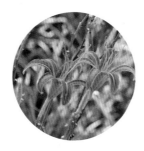

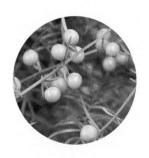

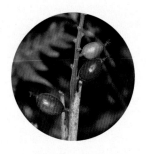

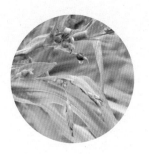

蛇足石杉

石杉科石杉属 Huperzia serrata (Thunb. ex Murray) Trev.

常用别名 | 蛇足石松、千层塔、金不换。
药材名称 | 千层塔。
药用部位 | 全草入药,全年采收。

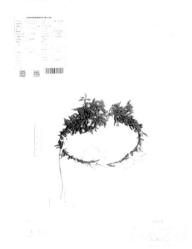

植物特征 多年生土生植物。茎直立,下部平卧或斜生,高 10 ～ 30 厘米,枝连叶宽 1.5 ～ 4 厘米,二至四回二叉分枝。叶互生,螺旋状排列,疏生,狭椭圆形,向基部明显变狭,通直,基部楔形,下延有柄,先端急尖或渐尖,边缘平直不皱曲,有齿,两面光滑,有光泽,中脉突出明显,薄革质。孢子叶与不育叶同形;孢子囊生于孢子叶的叶腋,肾形,黄色。8 月至翌年 1 月生孢子。

生境分布 生长于林荫下湿地或沟谷石上。分布于东北、长江流域、华南及西南地区。

性味功效 味苦、辛、微甘,性平;有小毒。可散瘀止血,消肿止痛,除湿,清热解毒。主治跌打损伤,带伤吐血,尿血,痔疮下血,水湿臌胀,带下,肿毒,溃疡久不收口,烫火伤。

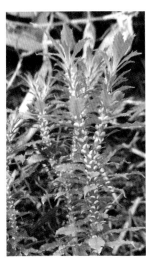
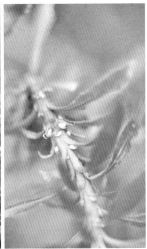
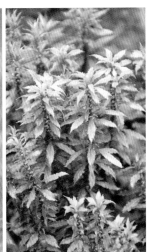

藤石松

石松科藤石松属 *Lycopodiastrum casuarinoides* (Spring) Holub ex Dixit

常用别名｜石子藤、木贼叶石松、舒筋草。

药材名称｜舒筋草。

药用部位｜全草入药，四季采收。

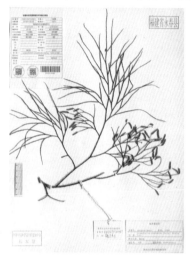

植物特征　多年生攀缘草本。叶钻状披针形，先端长渐尖，膜质，灰白色，向上的叶较小，绿色，厚革质，有早落的膜质尖尾。营养枝多回二叉分枝，末回小枝纤细，下垂，叶三列，两列较大，贴生于小枝的一面，三角形，另一列的叶较小，贴生于小枝的另一面的中央，刺状。孢子枝从营养枝基部下侧的有鳞片状叶的芽抽出，多回二叉分枝，末回分枝顶端各生孢子囊穗1个。孢子囊穗圆柱形，孢子叶阔卵圆三角形，孢子囊近圆形。9月孢子成熟。

生境分布　生长于森林边缘及灌丛中。分布于我国南方大部分地区。

性味功效　味微甘，性平。归肝、肾经。可祛风除湿，舒筋活血，明目，解毒。主治风湿痹痛，腰肌劳损，跌打损伤，月经不调，盗汗，结膜炎，夜盲症，水火烫伤，疮疡肿毒。

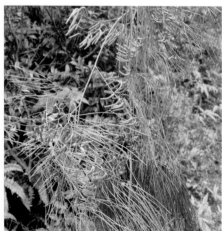

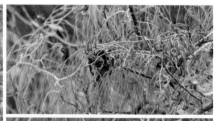

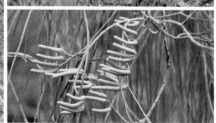

石松

石松科石松属 *Lycopodium japonicum* Thunb. ex Murray

常用别名│九龙草、曲干草、过山龙。

药材名称│伸筋草、石松子。

药用部位│全草或孢子入药；孢子 7—9 月采收，全草夏季采收。

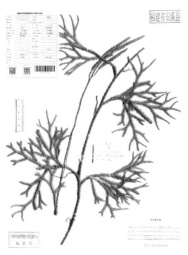

植物特征　多年生土生植物。匍匐茎地上生，细长横走，二至三回分叉，绿色；侧枝直立，多回二叉分枝。叶螺旋状排列，披针形或线状披针形，基部楔形，先端渐尖，具透明发丝，边缘全缘，草质。孢子囊穗（3）4～8 个集生于总柄，总柄上苞片螺旋状稀疏着生，薄草质；孢子囊穗不等位着生，直立，圆柱形，具长小柄；孢子叶阔卵形，先端急尖，具芒状长尖头，边缘膜质，啮蚀状，纸质；孢子囊生于孢子叶腋，略外露，圆肾形，黄色。

生境分布　生长于疏林下荫蔽处。分布于东北、华东、华南、西南地区。

性味功效　伸筋草味微苦、辛，性温。归肝、脾、肾经。可祛风除湿，舒筋活络。主治关节酸痛，屈伸不利。

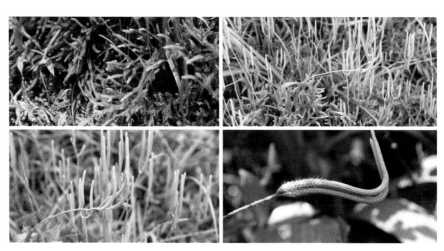

垂穗石松

石松科垂穗石松属 Palhinhaea cernua (L.) Vasc. et Franco

常用别名 | 过山龙、灯笼草、小号山猫藤。
药材名称 | 伸筋草、石松子。
药用部位 | 全草或孢子入药，夏秋季采收。

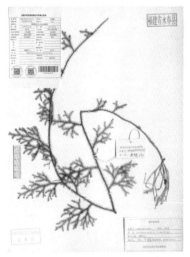

植物特征 中大型土生植物。主茎直立，圆柱形，光滑无毛，多回不等位二叉分枝。主茎上的叶螺旋状排列，钻形至线形，通直或略内弯，基部圆形，先端渐尖，全缘，纸质。侧枝多回不等位二叉分枝，密集，略上弯，钻形至线形，基部下延，无柄，先端渐尖，全缘。孢子囊穗单生于小枝顶端，短圆柱形，成熟时下垂，淡黄色，无柄；孢子叶卵状菱形，覆瓦状排列，先端急尖，尾状，边缘膜质，具不规则锯齿；孢子囊生于孢子叶腋，内藏，圆肾形，黄色。

生境分布 生长于林下、林缘、灌丛下或岩石上。分布于东北、华东、华南、西南地区。

性味功效 味苦、辛，性平。归肝、脾、肾经。可祛风除湿，舒筋活血，止咳，解毒。主治风寒湿痹，关节酸痛，皮肤麻木，四肢软弱，黄疸，咳嗽，跌打损伤，疮疡，疱疹，烫伤。

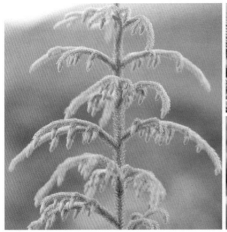
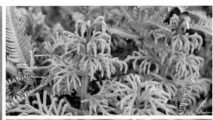
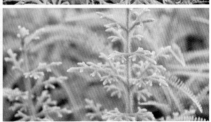

深绿卷柏

卷柏科卷柏属 *Selaginella doederleinii* Hieron.

常用别名 | 大凤尾草、大叶菜、地柏草。
药材名称 | 石上柏。
药用部位 | 全草入药，全年采收。

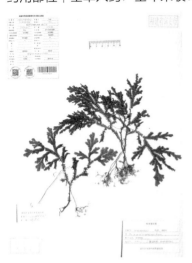

植物特征 基部横卧，无匍匐根状茎或游走茎。主茎自下部开始羽状分枝，无关节，禾秆色。叶全部交互排列，二型。主茎上的腋叶较分枝上的大，卵状三角形，基部钝，分枝上的腋叶对称，狭卵圆形至三角形，有细齿。孢子叶穗紧密，四棱柱形，单个或成对生于小枝末端；孢子叶一形，卵状三角形，有细齿，白边不明显，先端渐尖，龙骨状；大、小孢子叶相间排列，或大孢子叶分布于基部的下侧。大孢子白色，小孢子橘黄色。

生境分布 生长于林下湿地、溪边或石上。分布于西南及安徽、浙江、江西、福建等地。

性味功效 味甘、微苦、涩，性凉。可清热解毒，祛风除湿。主治咽喉肿痛，目赤肿痛，肺热咳嗽，乳腺炎，湿热黄疸，风湿痹痛，外伤出血。

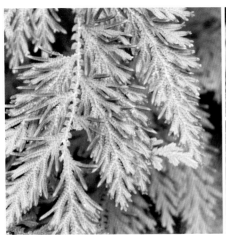
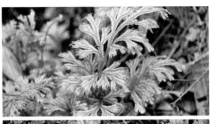
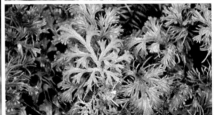

江南卷柏

卷柏科卷柏属 *Selaginella moellendorffii* Hieron.

常用别名｜石柏、岩柏草、地柏。
药材名称｜地柏枝。
药用部位｜全草入药，夏秋季采收。

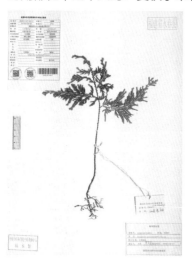

植物特征 地下根状茎和游走茎生鳞片状淡绿色的叶。主茎中上部羽状分枝，无关节，禾秆色或红色，茎圆柱状，光滑无毛。叶交互排列，二型，草纸或纸质，表面光滑，具白边，不分枝主茎上的叶排列较疏，一形，绿色、黄色或红色，三角形，鞘状或紧贴，有细齿。主茎上的腋叶不明显大于分枝上的，卵形或阔卵形，分枝上的腋叶对称，卵形，有细齿。孢子叶穗四棱柱形，单生于小枝末端；孢子叶一形，卵状三角形，有细齿，具白边。

生境分布 生长于岩石缝中。分布于长江流域及其以南各地。

性味功效 味辛、微甘，性平。可止血，清热，利湿。主治肺热咯血，吐血，衄血，便血，痔疮出血，外伤出血，发热，小儿惊风，湿热黄疸，淋证，水肿，水火烫伤。

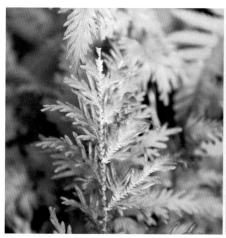

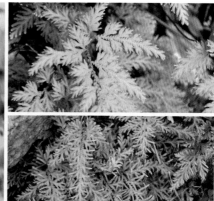

卷柏

卷柏科卷柏属 *Selaginella tamariscina* (P. Beauv.) Spring

常用别名 | 还魂草、九死还魂草、万年松。

药材名称 | 卷柏。

药用部位 | 全草入药，全年采收。

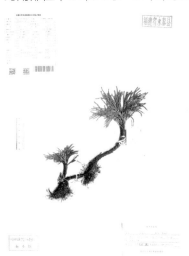

植物特征 多年生草本，呈垫状。主茎自中部开始羽状分枝或不等二叉分枝，无关节，禾秆色或棕色，茎卵圆柱状，不具沟槽，光滑；侧枝 2～5 对，二至三回羽状分枝，小枝稀疏，无毛，背腹扁压。叶全部交互排列，二型，叶质厚，表面光滑，边缘不为全缘，具白边。孢子叶穗紧密，四棱柱形，单生于小枝末端；孢子叶一形，卵状三角形，边缘有细齿，具白边，先端有尖头或具芒；大孢子叶在孢子叶穗上下两面不规则排列。大孢子浅黄色，小孢子橘黄色。

生境分布 生长于向阳山坡或岩石缝内。分布于福建、广东、广西、台湾、浙江等地。

性味功效 味辛，性平。归肝、心经。生用活血通经；主治经闭，癥瘕，跌打损伤。炒炭用化瘀止血；主治吐血，衄血，便血，尿血，崩漏，脱肛。

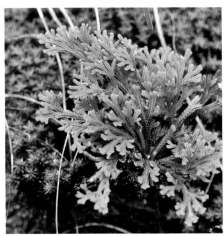

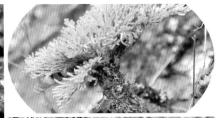

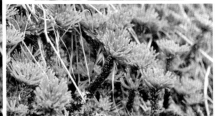

翠云草

卷柏科卷柏属 *Selaginella uncinata* (Desv.) Spring

常用别名 | 龙爪草、翠云卷柏、地柏叶。
药材名称 | 翠羽草。
药用部位 | 全草入药，全年采收。

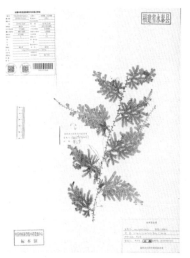

植物特征 主茎先直立而后攀缘状，无横走地下茎。主茎自近基部羽状分枝，无关节，禾秆色，主茎下部圆柱状，具沟槽，主茎先端鞭形，侧枝5～8对，二回羽状分枝。叶全部交互排列，二型，草质，表面光滑，具虹彩，全缘，明显具白边。中叶和侧叶不对称，主茎上的明显大于侧枝上的。孢子叶穗紧密，四棱柱形，单生于小枝末端；孢子叶一形，卵状三角形，全缘，具白边；大孢子叶分布于孢子叶穗各部下侧。大孢子灰白色或暗褐色，小孢子淡黄色。

生境分布 生长于林下，海拔50～1200米处。分布于华东、中南、西南地区。

性味功效 味淡、微苦，性凉。可清热利湿，解毒，止血。主治黄疸，痢疾，泄泻，水肿，淋证，筋骨痹痛，吐血，咳血，便血，外伤出血，痔漏，烫火伤，蛇咬伤。

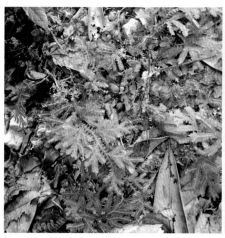
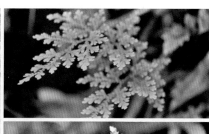
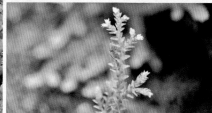

福建观音座莲

观音座莲科观音座莲属 *Angiopteris fokiensis* Hieron.

常用别名｜福建莲座蕨、山猪肝、马蹄蕨。
药材名称｜马蹄蕨。
药用部位｜根茎入药，全年采收。

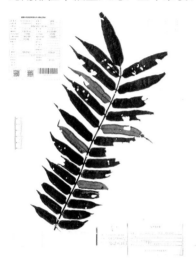

植物特征　植株高大。根状茎块状，直立。叶柄粗壮，干后褐色。叶片宽广，宽卵形；羽片 5～7 对，互生，狭长圆形，基部不变狭；小羽片 35～40 对，对生或互生，平展，上部的稍斜向上，具短柄，披针形，渐尖头，基部近截形或几圆形，叶缘全部具有规则的浅三角形锯齿。叶为草质，上面绿色，下面淡绿色，两面光滑。叶轴干后淡褐色，光滑，腹部具纵沟。孢子囊群棕色，长圆形，彼此接近，由 8～10 个孢子囊组成。

生境分布　生长于林下、溪沟边。分布于福建、湖北、湖南、贵州、广东、广西等地。

性味功效　味微苦，性凉。可清热凉血，祛瘀止血，镇痛安神。主治跌打肿痛，外伤出血，崩漏，乳痈，疳腮，痈肿疔疮，风湿痹痛，产后腹痛，心烦失眠，毒蛇咬伤。

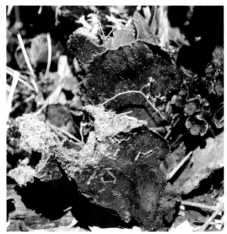

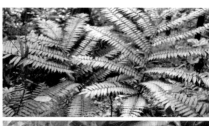

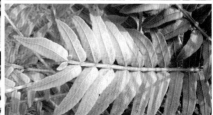

紫萁

紫萁科紫萁属 *Osmunda japonica* Thunb.

常用别名 │ 高脚贯众、紫萁贯众、紫萁蕨。
药材名称 │ 紫萁贯众、紫萁苗。
药用部位 │ 根茎及绵毛入药；根茎春秋季采收，绵毛幼叶时采集。

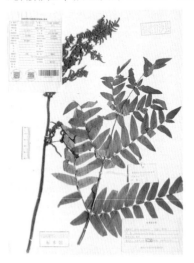

（**植物特征**）　多年生草本。叶簇生，直立，柄禾秆色，幼时被密绒毛，后脱落；叶片为三角广卵形，顶部一回羽状，其下为二回羽状。叶脉两面明显，自中肋斜向上，二回分歧，小脉平行，达于锯齿。叶为纸质，成长后光滑无毛，干后为棕绿色。孢子叶同营养叶等高，或经常稍高，羽片和小羽片均短缩，小羽片变成线形，沿中肋两侧背面密生孢子囊。

（**生境分布**）　生长于林下或溪边的酸性土壤。分布于秦岭以南大部分地区。

（**性味功效**）　味苦，性微寒；有小毒。可清热解毒，止血，杀虫。主治流行性感冒（流感），流行性脑脊髓膜炎（流脑），流行性乙型脑炎（乙脑），腮腺炎，疮痈肿毒，麻疹，水痘，痢疾，吐血，衄血，便血，崩漏，蛲虫病、绦虫病、钩虫病等肠道寄生虫病。

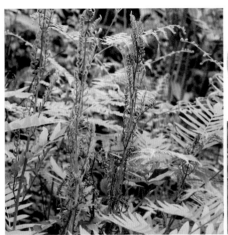

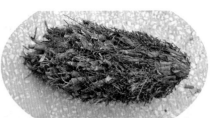

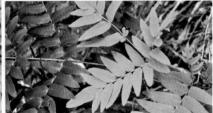

海金沙

海金沙科海金沙属 *Lygodium japonicum* (Thunb.) Sw.

常用别名 | 铁丝草、软筋藤、藤吊丝。

药材名称 | 海金沙。

药用部位 | 成熟孢子入药，夏秋季孢子未脱落时采收。

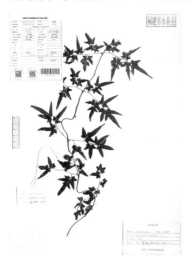

植物特征 多年生草质藤本。根状茎横走，生黑褐色有节的毛。叶轴上面有 2 条狭边，羽片多数，对生于叶轴上的短距两侧，平展。不育羽片尖三角形，同羽轴一样多少被短灰毛，两侧并有狭边，二回羽状。叶纸质，干后绿褐色，两面沿中肋及脉上略有短毛。能育羽片卵状三角形，二回羽状；一回小羽片长圆披针形，二回小羽片卵状三角形，羽状深裂。孢子囊穗常超过小羽片的中央不育部分，排列稀疏，暗褐色，无毛。

生境分布 生长于阴湿山坡灌丛中或路边、林缘。分布于华东、中南、西南地区。

性味功效 味甘、咸，性寒。归膀胱、小肠经。可利水通淋，清热止痛。主治热淋，血淋，石淋，白浊，尿道涩痛，带下，水湿肿满，湿热泻痢，湿热黄疸。

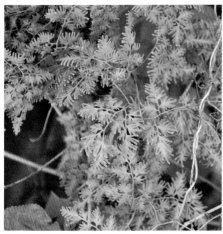

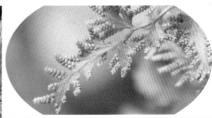

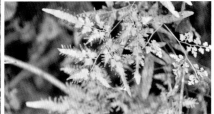

金毛狗

蚌壳蕨科金毛狗属 *Cibotium barometz* (L.) J. Sm.

常用别名│金毛狗脊、金毛狮、金狗脊。
药材名称│狗脊。
药用部位│根茎入药，秋冬季采收。

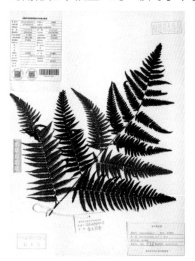

（植物特征） 根状茎卧生，粗大，顶端生出一丛大叶，柄棕褐色，基部被垫状金黄色茸毛，有光泽，上部光滑。叶片广卵状三角形，三回羽状分裂，叶革质或厚纸质，干后上面褐色，下面为灰白或灰蓝色，两面光滑。孢子囊群在每一末回能育裂片1～5对，生于下部的小脉顶端；囊群盖坚硬，棕褐色，横长圆形，两瓣状，成熟时张开，露出孢子囊群。孢子为三角状的四面形，透明。

（生境分布） 生长于山麓、沟边及林下阴处。分布于云南、广西、福建、台湾、浙江等地。

（性味功效） 味苦、甘，性温。归肝、肾经。可强腰膝，祛风湿，补肝肾。主治肾虚腰痛脊强，足膝软弱无力，风湿痹痛，小便过多，遗精，白带过多。

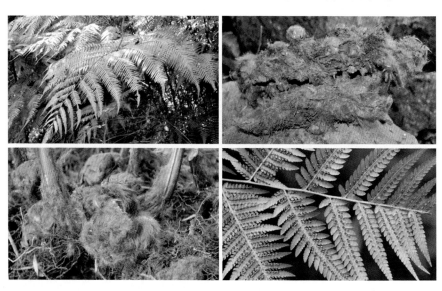

乌蕨

鳞始蕨科乌蕨属 *Odontosoria chusana* (L.) Ching

常用别名｜乌韭、土黄连、凤尾草。

药材名称｜大叶金花草。

药用部位｜全草或根茎入药，四季采收。

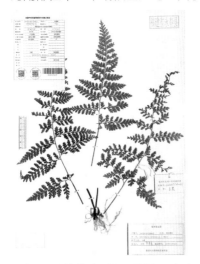

植物特征 根状茎短而横走，粗壮，密被赤褐色的钻状鳞片。叶近生；叶柄禾秆色至褐禾秆色，有光泽，上面有沟；叶片披针形，先端渐尖，基部不变狭，四回羽状。叶脉上面不显，下面明显，在小裂片上为二叉分枝。叶坚草质，通体光滑。孢子囊群边缘着生，每裂片上1枚或2枚，顶生1～2条细脉上；囊群盖灰棕色，革质，半杯形，近全缘或多少啮蚀，宿存。

生境分布 生长于林下或灌丛中等阴湿地。分布于长江流域及其以南各地。

性味功效 味微苦，性寒。归肝、肺、大肠经。可清热解毒，利湿，止血。主治风热感冒，中暑发痧，泄泻，痢疾，白浊，带下，咳嗽，吐血，便血，尿血，牙疳，痈肿。

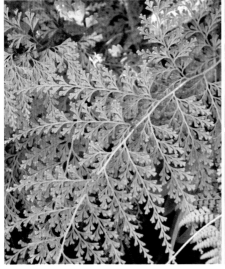

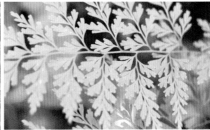

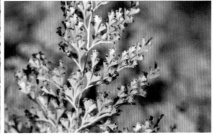

剑叶凤尾蕨

凤尾蕨科凤尾蕨属 *Pteris ensiformis* Burm.

常用别名 | 井边茜、凤尾草、三叉草。
药材名称 | 凤冠草。
药用部位 | 根茎或全草入药，全年采收。

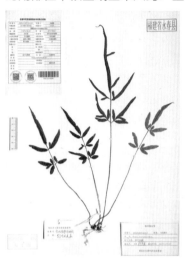

植物特征 根状茎细长，斜升或横卧，被黑褐色鳞片。叶密生，二型；柄与叶轴同为禾秆色，稍有光泽，光滑；叶片长圆状卵形，不育叶比能育叶短，上部的无柄，下部的有短柄；不育叶下部羽片三角形，常为羽状，小羽片对生，密接，无柄，长圆状倒卵形至阔披针形，基部下侧下延，下部全缘；能育叶羽片疏离，常为 2～3 叉，顶生羽片基部不下延，下部两对羽片有时为羽状，小羽片 2～3 对，狭线形，基部下侧下延，先端不育的叶缘有密尖齿，余均全缘。

生境分布 生长于林下或溪边潮湿的酸性土壤中。分布于西南及浙江、福建、台湾、广东、广西等地。

性味功效 味微苦、微涩，性微寒。归肝、大肠、膀胱经。可清热利湿，凉血止血，解毒消肿。主治痢疾，疟疾，黄疸，淋证，下血，血崩，跌打损伤，扁桃体炎，腮腺炎，疮毒，湿疹。

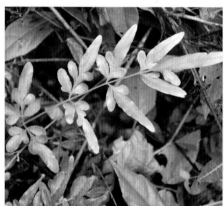

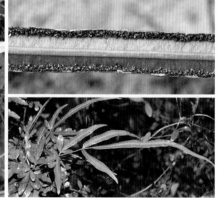

井栏边草

凤尾蕨科凤尾蕨属 *Pteris multifida* Poir.

常用别名 | 凤尾草、壁脚草、井边草。
药材名称 | 凤尾草。
药用部位 | 全草或根茎入药，四季采收。

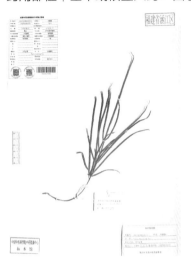

植物特征 根状茎短而直立，先端被黑褐色鳞片。叶多数，密而簇生，明显二型：不育叶叶片卵状长圆形，一回羽状，顶生三叉羽片，上部羽片的基部显著下延，在叶轴两侧形成狭翅；能育叶有较长的柄，羽片4～6对，狭线形，仅不育部分具锯齿，余均全缘，基部一对有时近羽状，下部2～3对通常2～3叉，上部几对的基部长下延，在叶轴两侧形成翅。叶干后草质，暗绿色，遍体无毛；叶轴禾秆色，稍有光泽。

生境分布 生长于半阴湿的岩石及墙脚石隙中。分布于云南、广东、江西、安徽、江苏、福建等地。

性味功效 味淡、微苦，性寒。归大肠、肝、心经。可清热利湿，消肿解毒，凉血止血。主治黄疸性肝炎，细菌性痢疾（菌痢），淋浊，带下，出血症，扁桃体炎，腮腺炎，痈肿疮毒，湿疹。

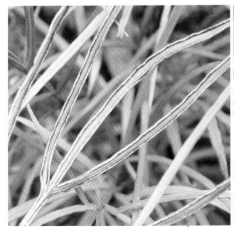

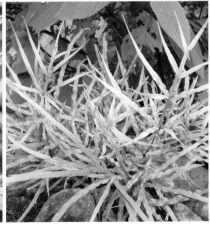

半边旗

凤尾蕨科凤尾蕨属 *Pteris semipinnata* L. Sp.

常用别名｜半边蕨、半边羽裂凤尾蕨、单片锯。
药材名称｜半边旗。
药用部位｜全草或根茎入药，全年采收。

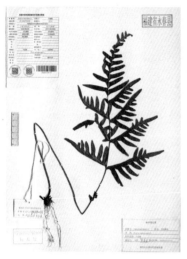

植物特征 根状茎长而横走，先端及叶柄基部被褐色鳞片。叶簇生，近一型；叶柄同叶轴均为栗红色，有光泽，光滑；叶片长圆披针形，二回半边深裂；顶生羽片阔披针形至长三角形，对生，侧生羽片对生或近对生，下部的有短柄，向上无柄，半三角形而略呈镰刀状，基部偏斜，两侧极不对称，上侧仅有1条阔翅，下侧篦齿状深羽裂几达羽轴，裂片镰刀状披针形，不育裂片的叶有尖锯齿，能育裂片仅顶端有1尖刺或具2～3个尖锯齿。

生境分布 生长于林下、溪边或墙上等阴湿地。分布于华东、华南、西南地区。

性味功效 味苦、辛，性凉。归肝、大肠经。可清热利湿，凉血止血，解毒消肿。主治泄泻，痢疾，黄疸，目赤肿痛，牙痛，吐血，痔疮出血，外伤出血，跌打损伤，皮肤瘙痒，毒蛇咬伤。

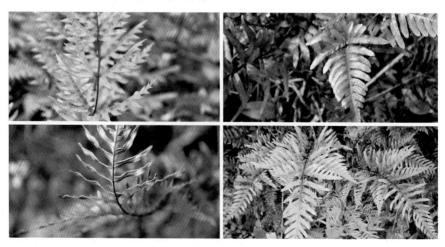

蜈蚣草

风尾蕨科风尾蕨属 *Pteris vittata* L.

常用别名｜蜈蚣凤尾蕨、鸡冠凤尾蕨。

药材名称｜蜈蚣草。

药用部位｜全草或根茎入药，全年采收。

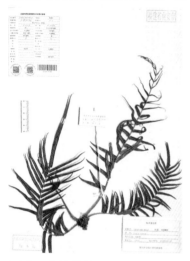

植物特征　多年生草本。根状茎短，被线状披针形、黄棕色鳞片，具网状中柱。叶丛生，叶柄直立，干后棕色，叶柄、叶轴及羽轴均被线形鳞片；叶矩圆形至披针形，一回羽状复叶；羽片无柄，线形，中部羽片最长，先端渐尖，先端边缘有锐锯齿，基部截形、心形，有时稍呈耳状，下部各羽片渐缩短；叶亚革质，两面无毛，脉单一或分叉。孢子囊群线形；囊群盖狭线形，膜质，黄褐色。

生境分布　生长于墙上或石隙间。分布于陕西、甘肃、河南、湖北、江西、浙江、福建、台湾等地。

性味功效　味淡；苦，性平。归肝、大肠、膀胱经。可祛风除湿，舒筋活络，解毒杀虫。主治流行性感冒，痢疾，风湿疼痛，跌打损伤；外用治蜈蚣咬伤，疥疮。

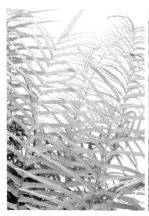
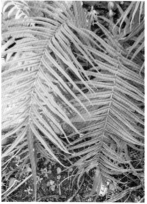
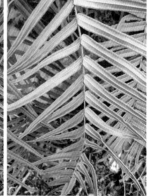

扇叶铁线蕨

铁线蕨科铁线蕨属 *Adiantum flabellulatum* L.

常用别名 | 铁线蕨、过坛龙。
药材名称 | 过坛龙、乌脚枪。
药用部位 | 全草入药，四季采收。

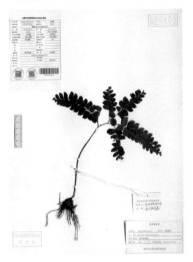

植物特征 根状茎密被棕色钻状披针形鳞片。叶簇生；柄紫黑色，有光泽，具1条纵沟，沟内有棕色短硬毛；叶片扇形，二至三回不对称的二叉分枝；通常中央的羽片较长，线状披针形，奇数一回羽状。叶干后近革质，常为褐色。孢子囊群每羽片2～5枚，横生于裂片上缘和外缘，以缺刻分开；囊群盖半圆形，上缘平直，革质，褐黑色，全缘，宿存。孢子具不明显的颗粒状纹饰。

生境分布 生长于林下阴湿处。分布于云南、四川、贵州、广东、广西、江西、福建等地。

性味功效 味苦、辛，性凉。归肝、大肠、膀胱经。可清热利湿，解毒散结。主治流感发热，泄泻，痢疾，黄疸，石淋，痈肿，瘰疬，蛇虫咬伤，跌打肿痛。

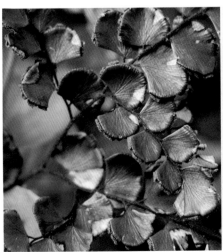

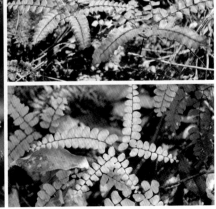

单叶双盖蕨

蹄盖蕨科双盖蕨属 *Diplazium subsinuatum* (Wall. ex Hook. et Grev.) Tagawa

常用别名 | 篦梳剑、矛叶蹄盖蕨、小石剑。

药材名称 | 篦梳剑。

药用部位 | 全草或根茎入药，全年或夏秋季采收。

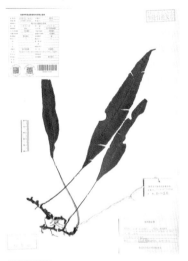

植物特征 根状茎细长，横走，被黑色或褐色披针形鳞片。叶远生；能育叶长达40厘米；叶柄淡灰色，基部被褐色鳞片；叶片披针形或线状披针形，两端渐狭，边缘全缘或稍呈波状；中脉两面均明显。孢子囊群线形，通常多分布于叶片上半部，沿小脉斜展；囊群盖成熟时膜质，浅褐色。孢子赤道面观圆肾形，周壁薄而透明，表面具不规则的粗刺状或棒状突起，突起顶部具稀少而小的尖刺。

生境分布 生长于沟中阴湿酸性石上。分布于华东、华南及西南地区。

性味功效 味苦、涩，性微寒。可止血通淋，清热解毒。主治咳血，淋证，尿血，目赤肿痛，感冒发热，烧烫伤，蛇虫咬伤。

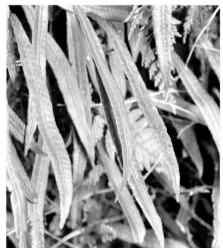

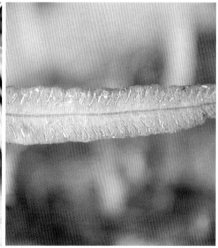

乌毛蕨

乌毛蕨科乌毛蕨属 *Blechnum orientale* L.

常用别名｜鹊不踏、通刺、鸟不宿。
药材名称｜乌毛蕨贯众、东方乌毛蕨叶。
药用部位｜根茎和嫩叶入药，春秋季采收。

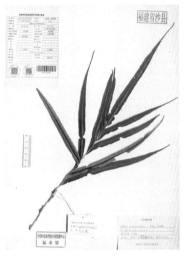

（**植物特征**）植株高0.5～2米。根状茎粗短，木质，黑褐色，先端及叶柄下部密被鳞片；鳞片狭披针形，先端纤维状，全缘，中部深棕色或褐棕色。叶簇生于根状茎顶端；叶片卵状披针形，一回羽状。叶近革质，干后棕色，无毛。孢子囊群线形，连续，紧靠主脉两侧，与主脉平行，仅线形或线状披针形的羽片能育；囊群盖线形，开向主脉，宿存。

（**生境分布**）生长于林下或溪边等阴湿地。分布于西南及浙江、江西、福建、广东、海南等地。

（**性味功效**）根茎味苦，性凉。可清热解毒，活血止血，驱虫。主治感冒，头痛，腮腺炎，痈肿，跌打损伤，鼻衄，吐血，血崩，带下，肠道寄生虫病。嫩叶可清热解毒，主治痈肿疮疖。

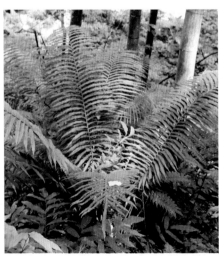

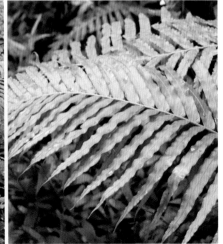

肾蕨

肾蕨科肾蕨属 *Nephrolepis auriculata* (L.) Trimen

常用别名 │ 圆羊齿、篦子草、凤凰蛋。

药材名称 │ 肾蕨。

药用部位 │ 根茎、叶或全草入药，全年采收。

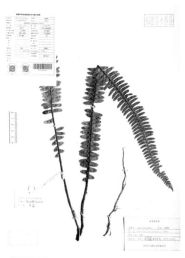

植物特征 附生或土生。根状茎直立，被蓬松的淡棕色长钻形鳞片；匍匐茎棕褐色，不分枝，疏被鳞片，有纤细的褐棕色须根；匍匐茎上生有近圆形的块茎，密被与根状茎上同样的鳞片。叶簇生；叶片线状披针形或狭披针形，先端短尖，叶轴两侧被纤维状鳞片，一回羽状。叶坚草质或草质，干后棕绿色或褐棕色，光滑。孢子囊群成 1 行，位于主脉两侧，肾形，少为圆肾形或近圆形，生于每组侧脉的上侧小脉顶端；囊群盖肾形，褐棕色，边缘色较淡。

生境分布 生长于溪边、树干或石缝中。分布于华南、西南及东南地区。

性味功效 味甘、淡、微涩，性凉。可清热，利湿，消肿，解毒。主治黄疸，淋浊，小便涩痛，痢疾，疝气，乳痈，瘰疬，烫伤，刀伤。

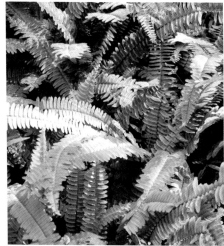

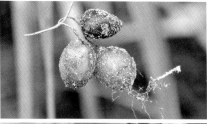

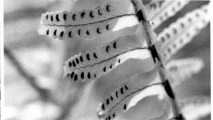

圆盖阴石蕨

骨碎补科阴石蕨属 *Humata tyermanni* Moore

常用别名｜阴石蕨、老鼠尾、白毛骨碎补。
药材名称｜白毛蛇。
药用部位｜根茎入药，夏秋季采收。

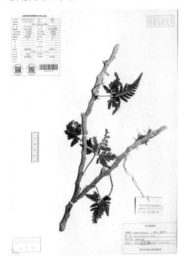

植物特征 小型蕨类。根状茎长而横走，密被蓬松的鳞片，基部圆盾形，淡棕色。叶远生，棕色或深禾秆色，光滑或仅基部被鳞片；叶片长三角状卵形，先端渐尖，基部心脏形，三至四回羽状深裂。叶脉上面隆起，羽状，小脉单一或分叉，不达叶边。叶革质，干后棕色或棕绿色，两面光滑。孢子囊群生于小脉顶端；囊群盖近圆形，全缘，浅棕色。

生境分布 生长于林中树干上或石上。分布于西南、华东、中南地区。

性味功效 味微苦、甘，性凉。可清热解毒，祛风除湿，活血通络。主治肺热咳嗽，咽喉肿痛，风火牙痛，疖肿，带状疱疹，风湿痹痛，湿热黄疸，淋浊，带下，腰肌劳损，跌打骨折。

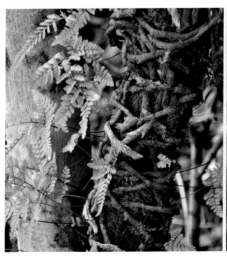

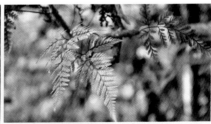

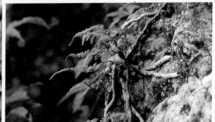

槲蕨

水龙骨科槲蕨属 *Drynaria roosii* Nakaike

常用别名 | 骨碎补、猴姜、飞天扬。
药材名称 | 骨碎补。
药用部位 | 根茎入药，全年采收。

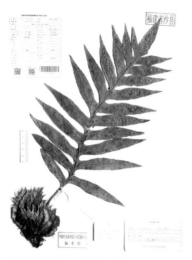

植物特征 通常附生于岩石上，匍匐生长，或附生于树干上，螺旋状攀缘。根状茎密被鳞片。叶二型；基生不育叶圆形，基部心形，浅裂，边缘全缘，黄绿色或枯棕色，厚干膜质，下面有疏短毛；正常能育叶具明显的狭翅，深羽裂，裂片7～13对，互生，披针形，边缘有不明显的疏钝齿，顶端急尖或钝。孢子囊群圆形、椭圆形，遍布于叶片下面，沿裂片中肋两侧各排列成2～4行，混生有大量腺毛。

生境分布 附生于树干或石上，偶生于墙缝。分布于我国南方大部分地区。

性味功效 味苦，性温。归肝、肾经。可疗伤止痛，补肾强骨；外用消风祛斑。主治肾虚腰痛，足膝痿弱，耳鸣耳聋，牙痛，久泄，遗尿，跌打骨折，白癜风，斑秃。

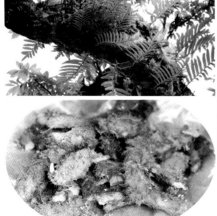

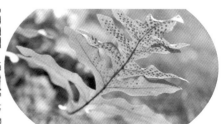

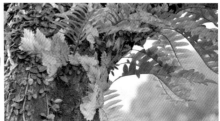

伏石蕨

水龙骨科伏石蕨属 *Lemmaphyllum microphyllum* C. Presl

常用别名 | 飞龙鳞、瓜子莲。

药材名称 | 螺厣草。

药用部位 | 全草入药，全年采收。

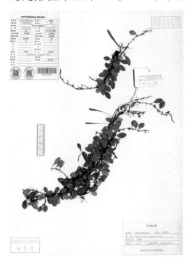

植物特征 小型附生蕨类。根状茎细长横走，淡绿色，疏生鳞片；鳞片粗筛孔，顶端钻状，下部略近圆形，两侧不规则分叉。叶远生，二型；不育叶近无柄，或仅有 2～4 毫米的短柄，近球圆形或卵圆形，基部圆形或阔楔形，全缘；能育叶柄长 3～8 毫米，狭缩成舌状或狭披针形，干后边缘反卷。叶脉网状，内藏小脉单一。孢子囊群线形，位于主脉与叶边之间，幼时被隔丝覆盖。

生境分布 附生于林中树干上或岩石上。分布于我国南方大部分地区。

性味功效 味辛，微苦，性凉。归肺、肝、胃经。可清肺止咳，凉血止血，清热解毒。主治肺热咳嗽，肺痈，咽喉肿痛，腮腺炎，痢疾，痈疮肿毒，皮肤瘙痒。

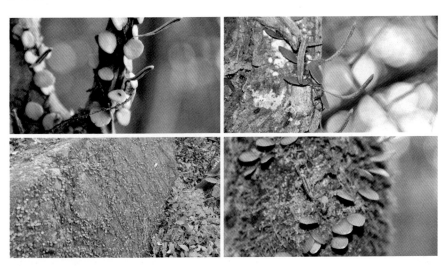

瓦韦

水龙骨科瓦韦属 *Lepisorus thunbergianus* (Kaulf.) Ching

常用别名｜石岩姜、小剑、七星剑。

药材名称｜瓦韦。

药用部位｜全草入药，5—8 月采收。

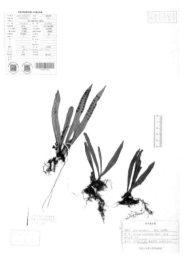

植物特征 植株高 8～20 厘米。根状茎横走，密被披针形鳞片；鳞片褐棕色，下部卵圆形，向顶部渐尖而呈钻形，具锯齿。叶柄禾秆色；叶片革质，线状披针形或狭披针形，先端渐尖，基部渐变狭并下延，边缘反卷，叶背具少数鳞片。干后黄绿色至淡黄绿色，或淡绿色至褐色，纸质。主脉上下均隆起，小脉不见。孢子囊群圆形或椭圆形，黄色，彼此相距较近，成熟后扩展至几密接，幼时被圆形褐棕色的隔丝覆盖。12 月至翌年 4 月生孢子。

生境分布 附生于山坡、林下树干上或岩石上。分布于长江流域以南各地。

性味功效 味苦，性寒。归肺、小肠经。可清热解毒，利尿通淋，止血。主治小儿高热、惊风，咽喉肿痛，痈肿疮疡，毒蛇咬伤，小便淋沥涩痛，尿血，咳嗽咳血。

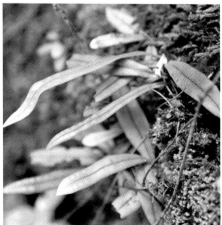

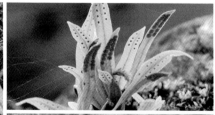

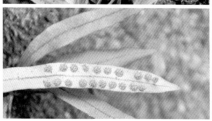

江南星蕨

水龙骨科星蕨属 *Microsorum fortunei* (T. Moore) Ching

常用别名 | 福氏星蕨、大星蕨。
药材名称 | 大叶骨牌草。
药用部位 | 带根茎的全草入药，四季采收。

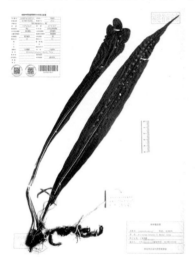

植物特征 附生。根状茎长而横走，顶部被鳞片；鳞片棕褐色，卵状三角形，顶端锐尖，基部圆形，有疏齿，筛孔较密，盾状着生，易脱落。叶远生；叶柄禾秆色，向上近光滑；叶片线状披针形至披针形，顶端长渐尖，基部渐狭，下延于叶柄并形成狭翅，全缘；叶厚纸质，下面淡绿色或灰绿色，两面无毛，幼时下面沿中脉两侧偶有极少数鳞片。孢子囊群大，圆形，沿中脉两侧排列成较整齐的 1 行或有时为不规则的 2 行，靠近中脉。

生境分布 生长于林下、溪边岩石上或树干上。分布于西南和华东地区。

性味功效 味苦，性寒。归肝、脾、心、肺经。可清热利湿，凉血解毒。主治热淋，小便不利，赤白带下，痢疾，黄疸，痔疮出血，瘰疬结核，痈肿疮毒，毒蛇咬伤，风湿疼痛，跌打骨折。

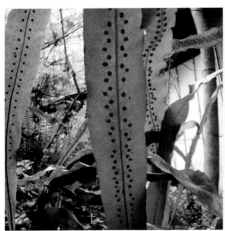

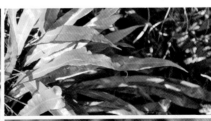

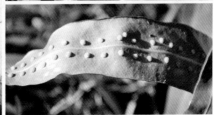

石韦

水龙骨科石韦属 *Pyrrosia lingua* (Thunb.) Farwell

常用别名｜石苇、石剑、石背柳。
药材名称｜石韦。
药用部位｜叶入药，全年采收。

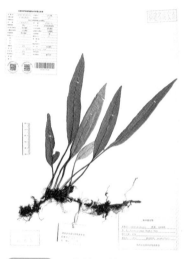

植物特征 多年生草本。根状茎长而横走，密被鳞片。叶远生，近长圆形或长圆披针形，短渐尖头，基部楔形，全缘，干后革质，上面灰绿色，近光滑无毛，下面淡棕色或砖红色，被星状毛。孢子囊群近椭圆形，在侧脉间成多行整齐排列，布满整个叶片下面，或聚生于叶片大上半部，初时为星状毛覆盖而呈淡棕色，成熟后孢子囊开裂外露而呈砖红色。

生境分布 附生于林下树干上或稍干的岩石上。分布于浙江、福建、广东、江西等地。

性味功效 味甘、苦，性微寒。归肺、膀胱经。可利水通淋，清肺化痰，凉血止血。主治淋证，水肿，小便不利，痰热咳嗽，咯血，吐血，衄血，尿血，崩漏及外伤出血。

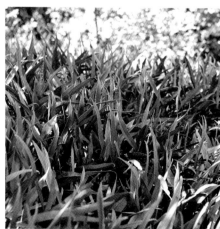
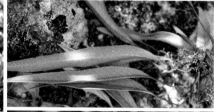
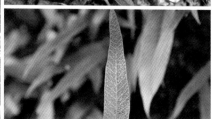

银杏

银杏科银杏属 *Ginkgo biloba* L.

常用别名｜白果、公孙树、鸭脚子。
药材名称｜白果、银杏叶。
药用部位｜种子、叶入药，秋季采收。

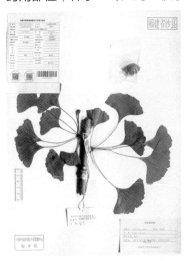

植物特征 乔木。枝近轮生，斜上伸展；短枝密被叶痕，黑灰色。叶扇形，有长柄，淡绿色，无毛，在短枝上常具波状缺刻，在长枝上常 2 裂，基部宽楔形，叶在一年生长枝上螺旋状散生，在短枝上簇生。球花雌雄异株，单性，簇生于短枝顶鳞片状叶的腋内；雄球花菜黄花序状。种子具长梗，下垂，常为卵圆形或近圆球形，外种皮肉质，熟时黄色或橙黄色，外被白粉。花期 3—4 月，种子 9—10 月成熟。

生境分布 生长于排水良好地带的天然林中。分布于我国大部分地区。

性味功效 白果味甘、苦、涩，性平；有毒。归肺、肾经。可敛肺定喘，止带缩尿。主治哮喘痰嗽，带下，白浊，遗精，遗尿尿频，无名肿毒，酒渣鼻，癣疮。

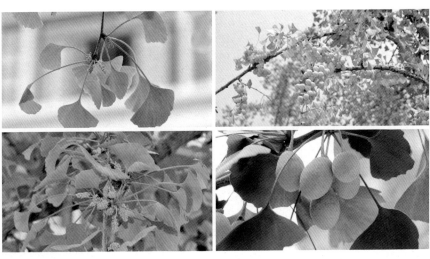

马尾松

松科松属 *Pinus massoniana* Lamb.

常用别名 | 青松、山松、枞松。

药材名称 | 松叶、松花粉、松油、松球、松香。

药用部位 | 针叶、树皮、花粉、幼根或根皮、油树脂和球果入药；花粉春季采收，根、叶全年采收。

（植物特征） 乔木。树皮红褐色至灰褐色，裂成不规则鳞状块片；枝淡黄褐色，稀有白粉。针叶 2 针一束，边缘有细锯齿；叶鞘初呈褐色，后变灰黑色，宿存。雄球花淡红褐色，圆柱形，弯垂，聚生于新枝下部苞腋，穗状；雌球花单生或 2～4 个聚生于新枝近顶端，紫红色，一年生小球果圆球形、卵圆形或圆锥状卵圆形，褐色或紫褐色，有短梗，下垂，成熟前绿色，熟时栗褐色，陆续脱落。种子长卵圆形。花期 4—5 月，果期 10—12 月。

（生境分布） 生长于干旱、瘠薄的红壤、石砾土及砂质土。分布于长江中下游各地。

（性味功效） 味苦，性温。归心、脾经。可祛风燥湿，杀虫止痒，活血安神。主治风湿痹痛，脚气，湿疮，癣，风疹瘙痒，跌打损伤，神经衰弱，慢性肾炎，高血压；预防乙脑，流感。

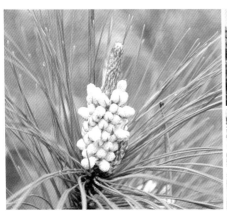
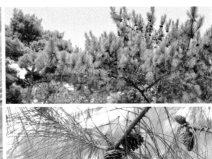

杉木

杉科杉木属 *Cunninghamia lanceolata* (Lamb.) Hook.

常用别名｜沙木、沙树、杉。

药材名称｜杉材、杉木根、杉木节、杉皮。

药用部位｜根、树皮、球果、心材、叶和杉节入药，四季采收。

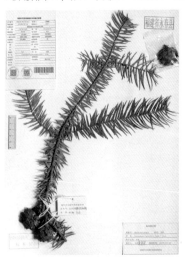

植物特征 乔木。树皮灰褐色，裂成长条片脱落。大枝平展，小枝近对生或轮生，常成二列状。叶在主枝上辐射伸展，侧枝之叶基部扭转成二列状，披针形或条状披针形，有细缺齿。雄球花圆锥状，常簇生于枝顶；雌球花单生或集生，苞鳞横椭圆形，有细齿。球果卵圆形；熟时苞鳞三角状卵形，先端有坚硬的刺状尖头，有锯齿；种鳞先端3裂，腹面着生3粒种子。种子扁平，暗褐色。花期4月，球果10月下旬成熟。

生境分布 生长于中山、丘陵地带。分布于秦岭以南地区。

性味功效 味辛，性微温。可祛风止痛，散湿毒。主治风湿骨节疼痛，胃痛，脚气肿痛，带下，跌打损伤，臁疮，水肿，漆疮，流火，烫伤，金创出血，毒虫咬伤。

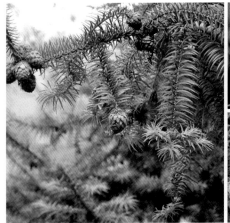

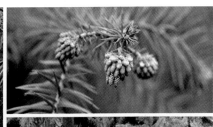

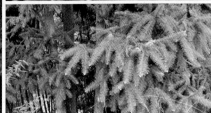

福建柏

柏科福建柏属 *Fokienia hodginsii* (Dunn) Henry et Thomas

常用别名 | 建柏、滇柏、广柏。

药材名称 | 福建柏。

药用部位 | 心材入药，全年采收。

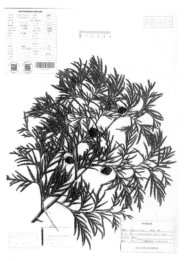

植物特征 乔木。树皮紫褐色，平滑。生鳞叶的小枝扁平，排成一平面；二、三年生枝褐色，光滑，圆柱形。上面叶蓝绿色；下面叶中脉隆起，两侧具凹陷的白色气孔带；侧面之叶对折，背有棱脊，背侧面具1凹陷的白色气孔带。雄球花近球形。球果近球形，熟时褐色；种鳞顶部多角形，表面皱缩，稍凹陷，中间有一小尖头突起。种子顶端尖，具3～4棱，上部有2个大小不等的翅。花期3—4月，种子翌年10—11月成熟。

生境分布 生长于温暖湿润的山地森林中。分布于福建、江西、湖南、广东、广西等地。

性味功效 味苦、辛，性寒。可行气止痛，降逆止呕。主治脘腹疼痛，噎膈，反胃，呃逆，恶心呕吐。

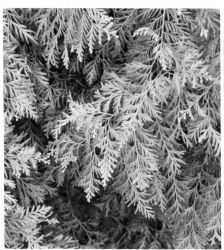

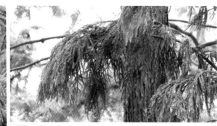

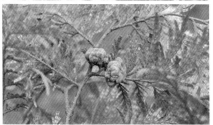

侧柏

柏科侧柏属 *Platycladus orientalis* (L.) Franco

常用别名 | 黄柏、扁柏、香柏、柏树。

药材名称 | 侧柏叶、柏子仁。

药用部位 | 枝梢、叶和种仁入药；枝梢及叶夏秋季采收，种仁秋冬季采收。

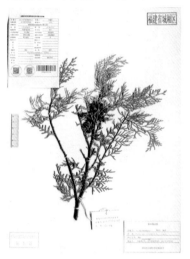

植物特征 乔木。树皮薄，浅灰褐色，纵裂成条片。生鳞叶的小枝细，扁平，排成一平面。叶鳞形，先端微钝；小枝中央的叶的露出部分呈倒卵状菱形或斜方形，背面中间有条状腺槽；两侧的叶船形，先端微内曲，背部有钝脊。雄球花黄色，卵圆形；雌球花近球形，蓝绿色，被白粉。球果近卵圆形，成熟前近肉质，蓝绿色，被白粉，成熟后木质，开裂，红褐色。种子卵圆形或近椭圆形，灰褐色或紫褐色。花期3—4月，球果10月成熟。

生境分布 生长于石灰岩山地、阳坡、石缝或平原上。分布于我国大部分地区。

性味功效 侧柏叶味苦、涩，性寒。归肺、肝、脾经。可凉血止血，化痰止咳，生发乌发。主治吐血，衄血，便血，咯血，崩漏下血，血热脱发，须发早白。柏子仁主治虚烦失眠，心悸怔忡，阴虚盗汗，肠燥便秘。

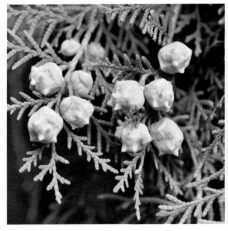

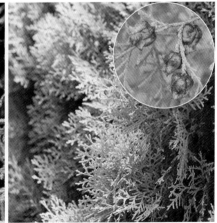

竹柏

罗汉松科罗汉松属 *Podocarpus nagi* (Thunb) Zoll. et Mor. ex Zoll.

常用别名｜罗汉柴、椤树、大果竹柏。

药材名称｜竹柏、竹柏根。

药用部位｜叶、根和树皮入药，全年采收。

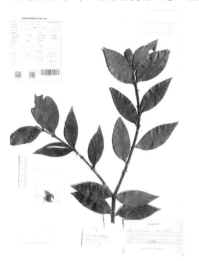

植物特征 乔木。树皮红褐色或暗紫红色。叶对生，革质，长卵形至披针状椭圆形，上面深绿色，有光泽，下面浅绿色，基部楔形或宽楔形。雄球花穗状圆柱形，单生于叶腋，常呈分枝状；雌球花单生于叶腋，稀成对腋生，基部有数枚苞片。种子圆球形，成熟时假种皮暗紫色，有白粉，梗上有苞片脱落的痕迹；骨质外种皮黄褐色，密被细小的凹点，内种皮膜质。花期3—4月。

生境分布 生长于常绿阔叶林中。分布于浙江、江西、福建、湖南、广西、四川等地。

性味功效 味淡、涩，性平。归肝经。叶可止血，接骨；主治外伤出血，骨折。根或树皮可祛风除湿，主治风湿痹痛。

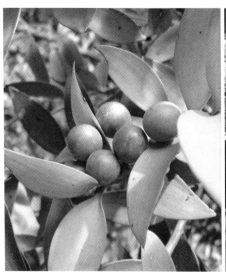

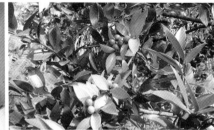

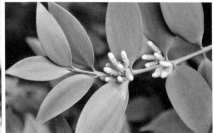

三尖杉

三尖杉科三尖杉属 *Cephalotaxus fortunei* Hook. f.

常用别名｜头形杉、三尖松、山榧树。

药材名称｜三尖杉、三尖杉根、血榧。

药用部位｜枝叶、根、种子入药；枝叶和根全年采收，种子秋季采收。

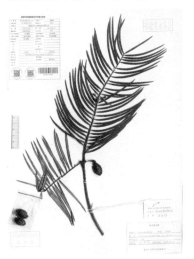

植物特征 乔木。树皮褐色或红褐色，裂成片状脱落。叶排成两列，披针状条形，通常微弯，上部渐窄，先端有渐尖的长尖头，基部楔形或宽楔形，上面深绿色，中脉隆起，下面气孔带白色。雄球花 8～10 聚生成头状，总花梗粗，基部及总花梗上部有 18～24 枚苞片。种子椭圆状卵形或近圆球形，假种皮成熟时紫色或红紫色，顶端有小尖头。花期 4 月，种子 8—10 月成熟。

生境分布 生长于针阔叶混交林中。分布于华东、华中、西南、华南地区。

性味功效 枝叶味苦、涩，性寒；有毒。可抗癌。主治恶性淋巴瘤，白血病，肺癌，胃癌，食管癌，直肠癌，等等。

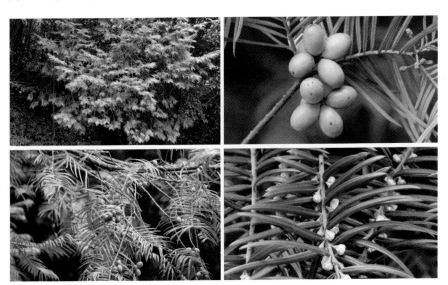

南方红豆杉

红豆杉科红豆杉属 *Taxus wallichiana* var. *mairei* (Lemee & H. Léveillé) L. K. Fu & Nan Li

常用别名│榧子木、美丽红豆杉、红叶水杉。
药材名称│南方红豆杉。
药用部位│叶和种子入药；叶全年采收，种子秋季采收。

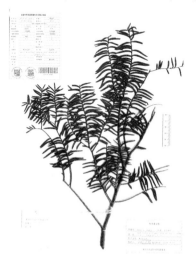

（植物特征）乔木。树皮灰褐色、红褐色或暗褐色，裂成条片脱落。叶多呈弯镰状，上部常渐窄，先端渐尖，常有角质乳头状突起点，中脉带明晰可见，其色泽与气孔带相异，呈淡黄绿色或绿色，绿色边带亦较宽而明显。雄球花淡黄色。种子微扁，生于杯状红色肉质假种皮中，多呈倒卵圆形，上部较宽，稀柱状矩圆形，种脐常呈椭圆形。花期4—5月，果期6—11月。

（生境分布）生长于针阔叶混交林中。分布于福建、浙江、安徽、陕西、四川等地。

（性味功效）味酸、涩，性寒。可抗癌，消食，驱虫。主治恶性肿瘤，虫积腹痛，食积，疮疹，皮炎。

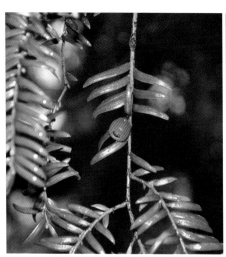

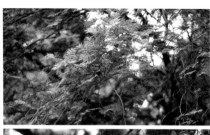

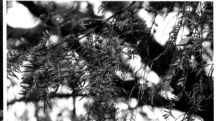

小叶买麻藤

买麻藤科买麻藤属 *Gnetum parvifolium* (Warb.) C. Y. Cheng ex Chun

常用别名 | 山雀生、买子藤、驳骨藤。
药材名称 | 买麻藤。
药用部位 | 藤、根入药，全年采收。

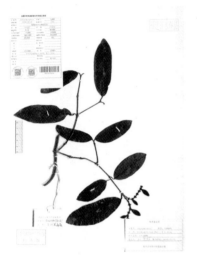

植物特征 缠绕藤本。茎枝圆形，皮土棕色或灰褐色，皮孔常较明显。叶椭圆形、窄长椭圆形或倒卵形，革质，先端急尖或渐尖而钝，基部宽楔形或微圆。雄球花序不分枝或一次分枝，分枝三出或成两对，雄球花穗具 5～10 轮环状总苞，每轮总苞内具雄花 40～70；雌球花序多生于老枝上，一次三出分枝，雌球花穗每轮总苞内有雌花 5～8。成熟种子假种皮红色，长椭圆形。花期 4—6 月，果期 9—11 月。

生境分布 生长于平地或湿润谷地的森林中。分布于福建、广东、广西及湖南等地。

性味功效 味苦，性微温。可祛风活血，消肿止痛，化痰止咳。主治风湿性关节炎，腰肌劳损，筋骨酸软，跌打损伤，支气管炎，溃疡出血，蛇咬伤；外用治骨折。

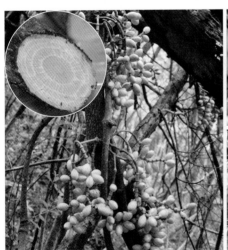

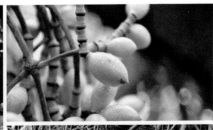

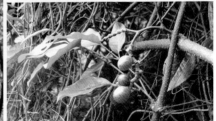

杨梅

杨梅科杨梅属 *Myrica rubra* (Lour.) S. et Zucc.

常用别名 | 朱红、山杨梅、树梅。

药材名称 | 杨梅、杨梅核仁、杨梅树皮、杨梅叶。

药用部位 | 根、叶、树皮及果实入药；根、叶及树皮全年采收，果实夏季采收。

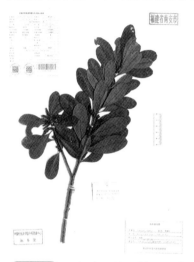

植物特征 常绿乔木。树皮灰色，老时纵向浅裂。叶革质；生于萌发条上者为长椭圆状或楔状披针形，边缘具齿；生于孕性枝上者为楔状倒卵形或长椭圆状倒卵形，全缘或有锯齿。花雌雄异株。雄花序单独或数条丛生于叶腋，常不分枝，呈单穗状；雌花序常单生于叶腋。核果球状，外表面具乳头状凸起，外果皮肉质，成熟时深红色或紫红色；核常为阔椭圆形，内果皮极硬，木质。花期 4 月，果期 6—7 月。

生境分布 生长于低山丘陵的向阳山坡或山谷中。分布于江苏、江西、福建、湖南等地。

性味功效 味酸、甘，性温。归脾、胃、肝经。可生津除烦，和中消食，解酒，涩肠，止血。主治烦渴，呕吐，呃逆，胃痛，食欲不振，跌打损伤，烫火伤。

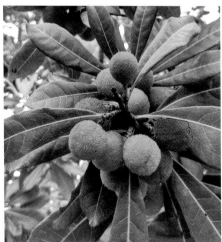

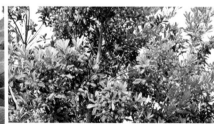

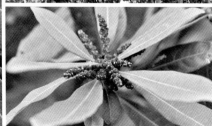

栗

壳斗科栗属 Castanea mollissima Bl.

常用别名｜板栗、魁栗、风栗。

药材名称｜栗子、栗花、栗壳、栗树皮、栗树根。

药用部位｜果实、花序、壳斗、树皮、根皮、叶入药；根皮全年采收，花序春季采收，叶夏秋季采收。

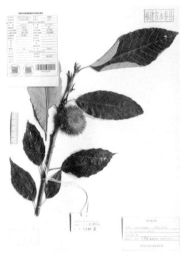

植物特征　高达 20 米的乔木。冬芽长约 5 毫米；小枝灰褐色，托叶长圆形，被疏长毛及鳞腺。叶互生，椭圆至长圆形，顶部短至渐尖，基部近截平或圆，常一侧偏斜而不对称。雄花序轴被毛；花 3 ～ 5 朵聚生成簇，雌花 1 ～ 3（～ 5）朵发育结实。成熟壳斗的锐刺有长有短，有疏有密，密时全遮蔽壳斗外壁，疏时则外壁可见，壳斗连刺径 4.5 ～ 6.5 厘米；坚果。花期 4—6 月，果期 8—10 月。

生境分布　生长于低山丘陵、缓坡及河滩等地带。分布于华北、西南和长江流域地区。

性味功效　味甘、微咸，性平。归脾、肾经。可益气健脾，补肾强筋，活血消肿，止血。主治脾虚泄泻，反胃呕吐，脚膝酸软，筋骨折伤肿痛，瘰疬，吐血，衄血，便血。

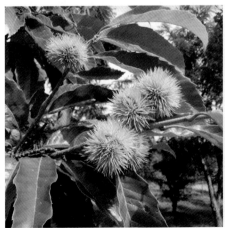

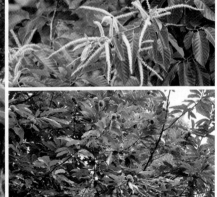

朴树

榆科朴属 *Celtis sinensis* Pers.

常用别名｜黄果朴、紫荆朴、小叶朴。
药材名称｜朴树。
药用部位｜成熟果实、根皮、树皮入药；树皮、根皮全年采收，果实冬季采收。

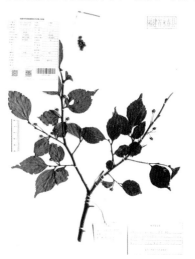

植物特征 落叶乔木。树皮灰色，平滑；一年生枝被密毛，后渐脱落。叶互生，叶片革质，通常卵形或卵状椭圆形，先端急尖至渐尖，基部圆形或阔楔形，偏斜，中部以上边缘有浅锯齿，上面无毛，下面沿脉及脉腋疏被毛。花杂性，生于当年枝的叶腋，黄绿色，花被片4，被毛。核果单生或2个并生，近球形，熟时红褐色；果柄与叶柄近等长；果核有凹陷和棱脊。花期4—5月，果期9—10月。

生境分布 生长于山坡、山沟、丘陵等处。分布于华东、中南及西南地区。

性味功效 味辛、苦，性平。可祛风透疹，消食化滞。主治麻疹透发不畅，消化不良，感冒咳嗽音哑，食积泻痢。

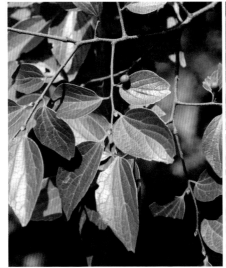

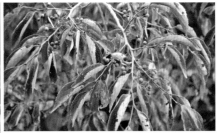

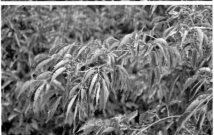

光叶山黄麻

榆科山黄麻属 *Trema cannabina* Lour.

常用别名｜野山麻、尖尾叶谷木树、野谷麻。
药材名称｜光叶山黄麻。
药用部位｜根皮或全株入药，夏秋季采收。

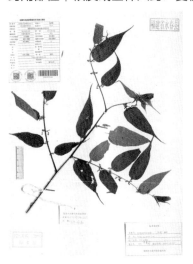

植物特征　灌木或小乔木。小枝纤细，黄绿色，被贴生的短柔毛，后渐脱落。叶互生，近膜质，卵形或卵状矩圆形，稀披针形，先端尾状渐尖或渐尖，基部圆或浅心形，边缘具齿，叶面绿色，近光滑，疏生的糙毛常早落。花单性，雌雄同株，雌花序常生于花枝上部叶腋，雄花序常生于花枝下部叶腋，或雌雄同序，聚伞花序；雄花具梗，花被片5，倒卵形。核果近球形或阔卵圆形，熟时橘红色，有宿存花被。花期3—6月，果期9—10月。

生境分布　生长于山野、路边或沟旁。分布于福建、广西、广东、江西、台湾等地。

性味功效　味甘、淡，性微寒。归脾、肾经。可利水，解毒，活血祛瘀。主治水泻，流感，毒蛇咬伤，筋骨折伤。

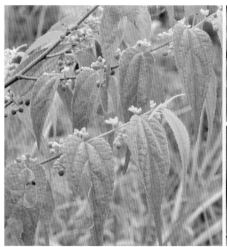

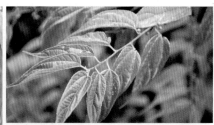

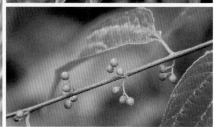

山黄麻

榆科山黄麻属 *Trema tomentosa* (Roxb.) Hara

常用别名｜麻桐树、麻络木、山麻。

药材名称｜山黄麻。

药用部位｜叶和根入药，全年采收。

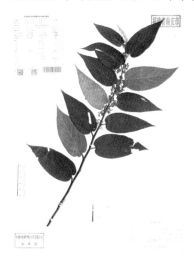

植物特征 小乔木或灌木。树皮灰褐色。小枝密被直立或斜展的灰褐色或灰色短绒毛。叶互生，纸质或薄革质，宽卵形或卵状矩圆形，先端渐尖至尾状渐尖，基部心形，明显偏斜，边缘有细锯齿。雄花几乎无梗，花被片 5，卵状矩圆形。雌花具短梗，花被片 4～5，三角状卵形。核果宽卵珠状，扁压，表面无毛，成熟时具不规则的蜂窝状皱纹，褐黑色或紫黑色，具宿存的花被。种子阔卵珠状，扁压，两侧有棱。花期 3—6 月，果期 9—11 月。

生境分布 生长于湿润的河谷和山坡的混交林中。分布于我国南方大部分地区。

性味功效 味微涩，性平。可散瘀消肿，止痛止血。主治跌打损伤，瘀肿疼痛，腹痛，外伤出血。

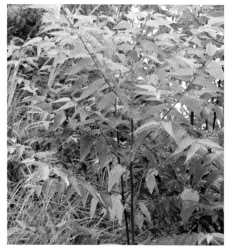

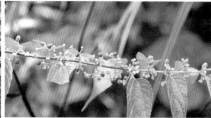

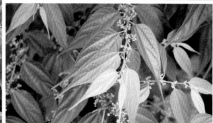

杜仲

杜仲科杜仲属 *Eucommia ulmoides* Oliver

常用别名 │ 树杜仲、丝绵木、阴叶榆。

药材名称 │ 杜仲、櫬芽、杜仲叶。

药用部位 │ 树皮、嫩芽和叶入药；树皮 4—6 月采收，叶秋末采收，嫩芽春季采收。

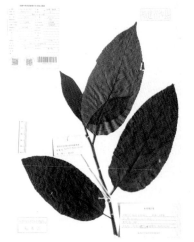

（植物特征） 落叶乔木。树皮灰褐色，粗糙。叶椭圆形、卵形或矩圆形，薄革质，基部圆形或阔楔形，先端渐尖；上面暗绿色，初时有褐色柔毛，后变秃净，老叶略有皱纹，下面淡绿，初时有褐毛，后仅在脉上有毛；边缘有锯齿。花生于当年枝基部，雄花无花被，雌花单生，苞片倒卵形。翅果扁平，长椭圆形，先端 2 裂，周围具薄翅；坚果位于中央，稍突起。种子扁平，线形，两端圆形。花期 4—5 月，果期 9 月。

（生境分布） 生长于低山、谷地或低坡的疏林里。分布于我国大部分地区。

（性味功效） 杜仲味甘，性温。归肝、肾经。可补肝肾，强筋骨，安胎。主治肝肾不足，腰膝酸痛，阳痿，尿频，小便余沥，妊娠漏血，胎动不安，腰背疼痛，足膝酸软乏力，高血压。

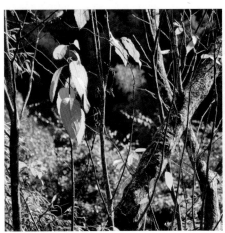

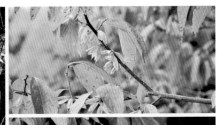

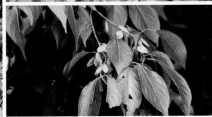

葡蟠

桑科构属 *Broussonetia kaempferi* Sieb.

常用别名 | 藤葡蟠、谷皮藤、乳藤草。

药材名称 | 谷皮藤。

药用部位 | 根、根皮或全株入药；根、根皮春秋季采收，全株四季采收。

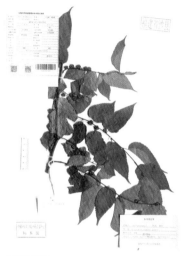

植物特征 蔓生藤状落叶灌木，有乳汁。树皮黑褐色；小枝显著伸长，幼时被浅褐色柔毛，成长脱落。叶粗糙，互生，螺旋状排列，长卵形至椭圆形，先端渐尖至尾尖，基部浅心形或圆，常偏斜，边缘有小锯齿，齿尖具腺体，不裂，稀为 2～3 裂，叶面有毛，叶背较密；叶柄长 8～10 毫米，被毛。花单性，雌雄异株。雄花组成柔荑花序，花被片、雄蕊均 4；雌花集生为球形头状花序，花被管状，先端有 2～3 锐齿。聚花果球形，成熟时红色。花期 4—6 月，果期 5—7 月。

生境分布 生长于山坡灌丛中或路旁。分布于长江中下游以南各地。

性味功效 味甘，性平。归肺、肾、膀胱经。可祛风除湿，散瘀消肿。主治风湿痹痛，泄泻，痢疾，黄疸，浮肿，痈疖，跌打损伤。

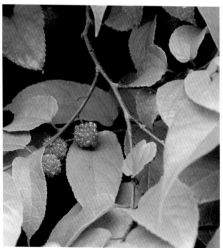
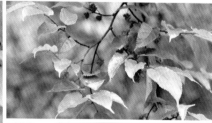
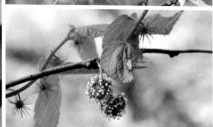

构树

桑科构属 *Broussonetia papyrifera* (Linn.) L' Hér. ex Vent.

常用别名｜楮桃、楮、谷树。
药材名称｜楮实子、楮叶、楮茎、楮树白皮、楮树根。
药用部位｜乳液、根皮、树皮、叶、果实及种子入药；夏秋季采乳液、叶、果实及种子，冬春季采根皮、树皮。

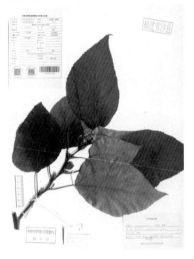

植物特征 乔木。树皮暗灰色，小枝密生柔毛。叶螺旋状排列，广卵形至长椭圆状卵形，先端渐尖，基部心形，边缘具粗锯齿，不分裂或 3 ～ 5 裂，小树之叶常有明显分裂，表面粗糙，疏生糙毛，背面密被绒毛。花雌雄异株；雄花序为柔荑花序，苞片披针形，花被 4 裂，裂片三角状卵形，被毛；雌花序球形头状，苞片棍棒状，花被管状，顶端与花柱紧贴。聚花果，成熟时橙红色，肉质；瘦果表面有小瘤，龙骨双层，外果皮壳质。花期 4—5 月，果期 6—7 月。

生境分布 生长于村旁荒地或小山坡。分布于我国大部分地区。

性味功效 味甘，性寒。归肝、肾经。可滋肾益阴，清肝明目，健脾利水。主治肝肾不足，腰膝酸软，虚劳骨蒸，阳痿，目昏，目翳，尿少，水肿，疝气，痢疾，毒疮，目赤肿痛，小便不利。

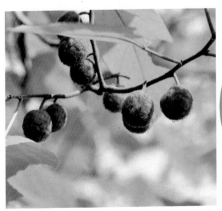

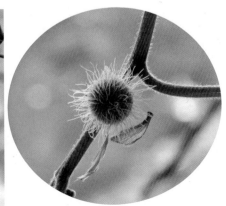

天仙果

桑科榕属 *Ficus erecta* Thunb. var. *beecheyana* (Hook. et Arn.) King

常用别名 | 牛乳榕、毛天仙果、山牛奶。

药材名称 | 牛奶浆、牛奶浆根、牛奶柴。

药用部位 | 果实、根和茎叶入药；果实夏季采收，茎叶夏秋季采收，根全年采收。

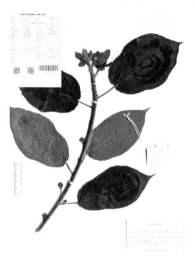

植物特征 落叶小乔木或灌木。树皮灰褐色，小枝密生硬毛。叶互生，厚纸质，倒卵状椭圆形，先端短渐尖，基部圆形至浅心形，全缘或上部偶有疏齿，表面较粗糙，疏生柔毛，背面被柔毛；托叶三角状披针形，膜质，早落。榕果单生于叶腋，具总梗，球形或梨形，幼时被柔毛和短粗毛，顶生苞片脐状，基生苞片3，卵状三角形，成熟时黄红至紫黑色；雄花和瘿花生于同一榕果内壁，雌花生于另一植株的榕果中；雄花有柄或近无柄，花被片3或2～4，椭圆形至卵状披针形；瘿花近无柄或有短柄，花被片3～5，披针形，被毛。花果期5—6月。

生境分布 生长于山坡、林下或溪边。分布于西南及华东地区。

性味功效 味甘、辛，性温。归肺、脾、肾经。可益气健脾，祛风除湿，活血通络。主治劳倦气虚乏力，四肢酸软，风湿痹痛，筋骨不利，跌打损伤，经闭，乳汁不通。

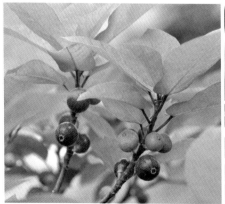
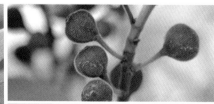
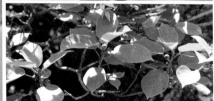

粗叶榕

桑科榕属 *Ficus hirta* Vahl var. *hirta*

常用别名 │ 掌叶榕、五指毛桃、大青叶。
药材名称 │ 五爪龙、五指毛桃。
药用部位 │ 根入药，全年采收。

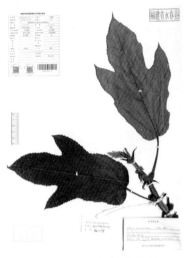

植物特征 灌木或落叶小乔木，全株被黄褐色贴伏短硬毛，有乳汁。根浅黄色，皮柔韧，有香气。嫩枝中空，茎直立，很少分枝。叶互生，纸质，多型，常具 3～5 深裂片，微波状锯齿，两面粗糙，基出脉 3～7 条。隐头花序，花序托对生于叶腋，顶部有苞片形成的脐状突起；雄花、瘿花生于同一花序托内；雄花生于近顶部，花被片 4，雄蕊 1～2；瘿花花被片与雄花相似；雌花生于另一花序托内，花被片 4。瘦果椭圆形。花期 5—7 月，果期 8～10 月。

生境分布 生长于山林中或山谷灌丛中。分布于西南、华南和华中地区。

性味功效 味甘、微苦，性平。可健脾补肺，祛风除湿，祛瘀消肿。主治脾虚浮肿，食少无力，肺痨咳嗽，盗汗，带下，产后无乳，风湿痹痛，水肿，肝硬化腹水，肝炎，跌打损伤。

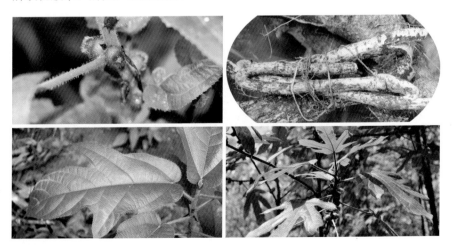

薜荔

桑科榕属 *Ficus pumila* Linn.

常用别名 | 凉粉子、木莲、凉粉果。
药材名称 | 薜荔、薜荔果、薜荔根。
药用部位 | 茎叶、花序托（果实）和根入药；根、茎叶全年采收，果实夏季采收。

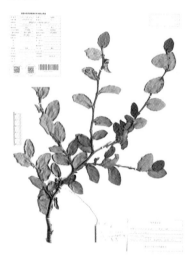

植物特征 攀缘或匍匐灌木。叶两型，不结果枝节上生不定根，叶卵状心形，薄革质，基部稍不对称，尖端渐尖。榕果单生于叶腋，幼时被黄柔毛，成熟时黄绿色或微红，瘿花果梨形，雌花果近球形，基生苞片宿存，三角状卵形；雄花排为几行，有柄，花被片 2 ～ 3，线形；瘿花具柄，花被片 3 ～ 4，线形；雌花生于另一植株的榕果内壁，花柄长，花被片 4 ～ 5。瘦果近球形，有黏液。花果期 5—8 月。

生境分布 附生于树干、岩壁、坡坎和墙壁上。分布于华东、中南、西南地区。

性味功效 味酸，性凉。可祛风除湿，活血通络，解毒消肿。主治风湿痹痛，坐骨神经痛，泻痢，淋证，水肿，咽喉肿痛，痈疖肿毒，跌打损伤。

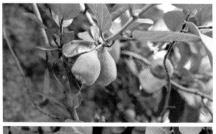
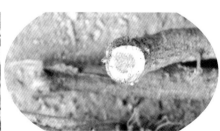
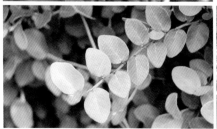
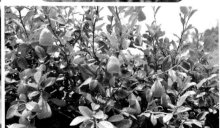

珍珠莲

桑科榕属 *Ficus sarmentosa* Buch.-Ham. ex J. E. Sm. var. *henryi* (King ex Oliv.) Corner

常用别名｜大风藤、冰粉树、岩石榴。
药材名称｜石彭子、珍珠莲。
药用部位｜果实和根藤入药；根藤全年采收，果实秋季采收。

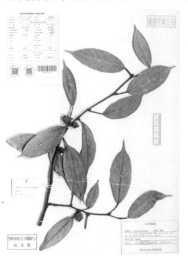

植物特征 木质攀缘匍匐藤状灌木。幼枝密被褐色长柔毛。叶互生，革质，卵状椭圆形，先端渐尖，基部圆形至楔形，表面无毛，背面密被褐色柔毛或长柔毛。榕果成对腋生，圆锥形，表面密被褐色长柔毛，后脱落，顶生苞片直立，基生苞片卵状披针形；榕果内壁散生刚毛，雄花、瘿花同生于一榕果内壁，具柄，花被片匙形；雌花生于另一植株的榕果内。夏季开花结果。

生境分布 生长于阔叶林下或灌丛中。分布于我国南方大部分地区。

性味功效 果实味甘、涩，性平；归肺经；可消肿止痛，止血；主治睾丸偏坠，跌打损伤。根藤味微辛，性平；可祛风除湿，消肿止痛，解毒杀虫；主治风湿关节痛，脱臼，乳痈，疮疖，癣症。

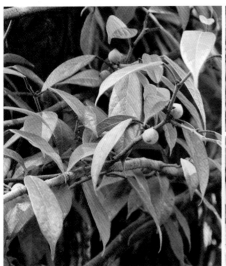

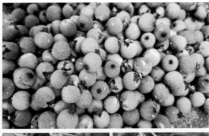

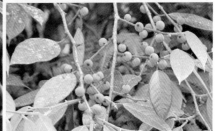

竹叶榕

桑科榕属 *Ficus stenophylla* Hemsl.

常用别名 | 竹叶牛奶子、狭叶榕、水稻清。

药材名称 | 竹叶榕。

药用部位 | 根、茎或全株入药，全年采收。

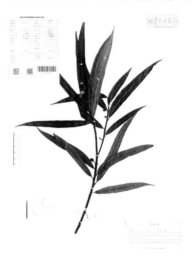

植物特征 小灌木。小枝散生灰白色硬毛。叶纸质，干后灰绿色，线状披针形，先端渐尖，基部楔形至近圆形，表面无毛，背面有小瘤体，全缘背卷；托叶披针形，红色，无毛。榕果椭圆状球形，表面稍被柔毛，成熟时深红色，顶端脐状突起；雄花和瘿花同生于雄株的榕果中；雄花生内壁口部，有短柄，花被片 3～4，卵状披针形，红色；瘿花具柄，花被片 3～4，倒披针形，内弯；雌花生于另一植株的榕果中，近无柄，花被片 4，线形，先端钝。花果期 5—7 月。

生境分布 生长于山谷小河、溪旁和林中湿润地。分布于福建、广东、广西、云南等地。

性味功效 味苦，性温。归肺、肝、肾经。可祛痰止咳，行气活血，祛风除湿，安胎通乳。主治咳嗽胸痛，风湿骨痛，胎动不安，肾炎，乳痈，跌打肿痛。

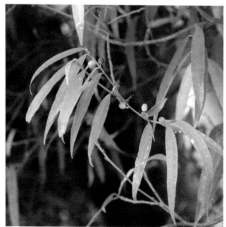

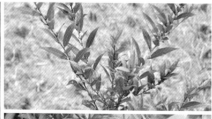

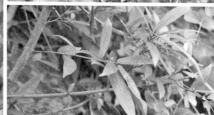

变叶榕

桑科榕属 *Ficus variolosa* Lindl. ex Benth.

常用别名｜击常木、天仙果、金不换。
药材名称｜变叶榕。
药用部位｜根入药，全年采收。

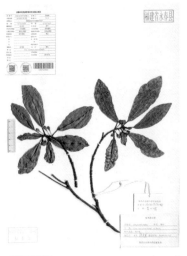

植物特征　灌木或小乔木，高 3～10 米。树皮灰褐色，光滑；小枝节间短。叶薄革质，狭椭圆形至椭圆状披针形，先端钝或钝尖，基部楔形，全缘，侧脉与中脉略成直角展出；叶柄长 6～10 毫米；托叶长三角形。榕果成对或单生于叶腋，球形，表面有瘤体，顶部苞片脐状突起，基生苞片 3，卵状三角形，基部微合生；瘿花子房球形，花柱短，侧生；雌花生于另一植株的榕果内壁，花被片 3～4，子房肾形，花柱侧生，细长。瘦果表面有瘤体。花期 12 月至翌年 6 月。

生境分布　生长于溪边、林下潮湿处。分布于福建、湖南、广东、海南、广西、云南等地。

性味功效　味微苦、辛，性微温。可祛风除湿，活血止痛，催乳。主治风湿痹痛，胃痛，疖肿，跌打损伤，乳汁不下。

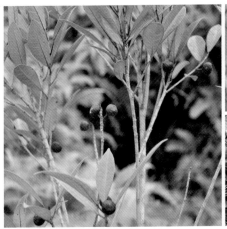

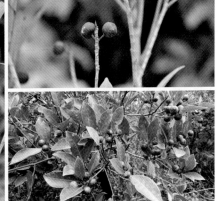

琴叶榕

桑科榕属 *Ficus pandurata* Hance

常用别名 | 裂叶奶浆树、牛奶柴、山沉香。

药材名称 | 琴叶榕。

药用部位 | 根和叶入药；根全年采收，叶夏季采收。

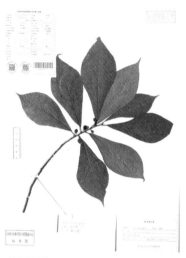

植物特征 小灌木。小枝及叶柄幼时生短柔毛，后变无毛。叶纸质，互生，提琴形或倒卵形，先端急尖且有短尖，基部圆形至宽楔形，中部缢缩，表面无毛，背面叶脉有疏毛和小瘤点；托叶披针形，迟落。榕果单生于叶腋，鲜红色，椭圆形或球形，顶部脐状突起，基生苞片3，卵形，总梗纤细；雄花有柄，生榕果内壁口部，花被片4，线形；瘿花有柄或无柄，花被片3～4，倒披针形至线形，子房近球形，花柱短，侧生；雌花花被片3～4，椭圆形。瘦果。花期6—8月。

生境分布 生长于山地、旷野或灌丛、林下。分布于广西、云南、江西、福建、浙江等地。

性味功效 味甘、微辛，性平。可祛风利湿，清热解毒，活血通经。主治风湿痹痛，黄疸，疟疾，背痛，乳痈，齿龈炎，毒蛇咬伤。

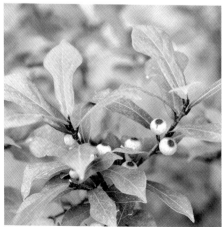

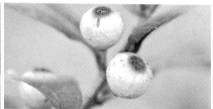

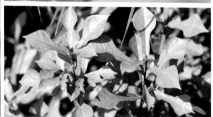

葎草

桑科葎草属 *Humulus scandens* (Lour.) Merr.

常用别名 | 勒草、五爪龙、锯锯藤。

药材名称 | 葎草。

药用部位 | 全草入药，夏秋季采收。

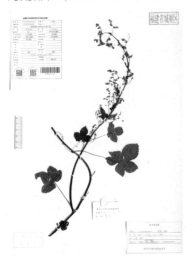

植物特征 一年生缠绕草本。茎、枝、叶柄、花序柄均具倒钩刺。叶对生，纸质，肾状五角形，掌状 5～7 深裂，基部心脏形，表面粗糙，疏生糙伏毛，背面有柔毛和黄色腺体，裂片卵状三角形，边缘具锯齿。花单性，雌雄异株；雄花小，黄绿色，组成圆锥花序，花瓣 5，有疏毛和腺点；雌花序球果状，苞片纸质，三角形，顶端渐尖，具白色绒毛；每苞内具 2 花，花被单一，膜质。瘦果成熟时露出苞片外。花期 6—7 月，果期 7—10 月。

生境分布 生长于沟边、路旁、荒地。分布于我国大部分地区。

性味功效 味甘、苦，性寒。归肺、肾经。可清热解毒，利尿通淋。主治肺热咳嗽，肺痈，虚热烦咳，热淋，水肿，小便不利，湿热泻痢，热毒疮疡，皮肤瘙痒。

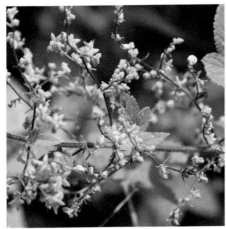

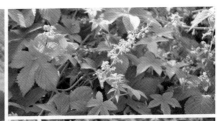

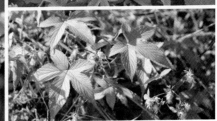

桑

桑科桑属 *Morus alba* L.

常用别名 | 桑树、家桑、蚕叶。

药材名称 | 桑枝、桑叶、桑椹、桑白皮。

药用部位 | 嫩枝、叶、果实、根皮入药；嫩枝春末夏初采收，叶初霜后采收，果实4—6月采收，根皮全年采收。

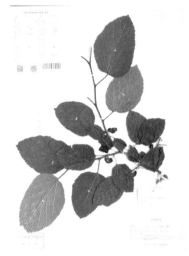

植物特征 乔木或灌木。树皮厚，灰色，具不规则浅纵裂。叶互生，卵形或广卵形，先端急尖、渐尖或圆钝，基部圆形至浅心形，边缘锯齿粗钝，有时叶为各种分裂，无毛，背面沿脉有疏毛，脉腋有簇毛；托叶早落。花单性，腋生或生于芽鳞腋内，与叶同时生出。雄花序下垂，密被白色柔毛；雄花花被片宽椭圆形，淡绿色。雌花序被毛；雌花无梗，花被片倒卵形，顶端圆钝。聚花果卵状椭圆形，成熟时红色或暗紫色。花期4—5月，果期5—8月。

生境分布 生长于丘陵、山坡、村旁、田野。分布于我国大部分地区。

性味功效 桑叶味苦、甘，性寒。归肺、肝经。可疏散风热，清肺润燥，清肝明目。主治风热感冒，风温初起，发热头痛，汗出恶风，咳嗽胸痛；或肺燥干咳无痰，咽干口渴，风热及肝阳上扰，目赤肿痛。

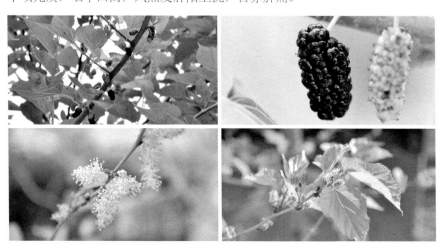

苎麻

荨麻科苎麻属 *Boehmeria nivea* (L.) Gaudich.

常用别名｜野麻、野苎麻、青麻。

药材名称｜苎麻。

药用部位｜茎皮、花、带叶嫩茎入药；嫩茎春季采，花夏季采，茎皮夏秋季采。

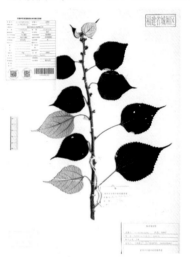

植物特征 亚灌木或灌木。叶互生，草质，圆卵形或宽卵形，顶端骤尖，基部近截形或宽楔形，边缘有牙齿，上面稍粗糙，疏被短伏毛，下面密被雪白色毡毛；托叶分生，钻状披针形。圆锥花序腋生，雄团伞花序有少数雄花，雌团伞花序有多数密集的雌花。雄花花被片4，狭椭圆形，合生至中部，顶端急尖。雌花花被椭圆形，顶端有2～3小齿。瘦果近球形，光滑，基部突缩成细柄。花期8—10月。

生境分布 生长于山谷、林边或草坡。分布于河南、山东及陕西以南各地。

性味功效 味甘、微苦，性寒。归肝、心经。可凉血止血，散瘀消肿，解毒。主治咯血，外伤出血，跌扑肿痛，脱肛不收，丹毒，疮肿，乳痈，湿疹，蛇虫咬伤。

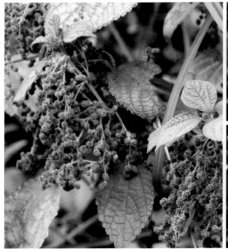

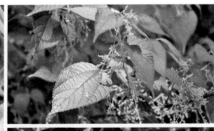

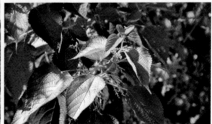

糯米团

荨麻科糯米团属 *Gonostegia hirta* (Bl.) Miq.

常用别名 | 糯米草、猪粥菜、蔓苎麻、乌蛇草。
药材名称 | 糯米藤。
药用部位 | 带根的全草入药，全年采收。

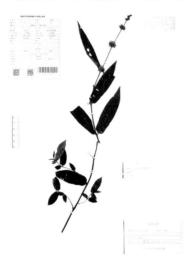

植物特征 多年生草本，有时茎基部变木质。茎蔓生、铺地或渐升，上部带四棱形，有短柔毛。叶对生，草质或纸质，宽披针形至椭圆形，顶端长渐尖至短渐尖，基部浅心形或圆形，全缘。团伞花序，花小，常两性，雌雄同株，簇生于叶腋，黄绿色；苞片三角形。雄花花被片5，倒披针形，顶端短骤尖。雌花花被菱状狭卵形，顶端有2小齿，果期呈卵形，有10条纵肋。瘦果卵球形，白色或黑色。花期5—9月。

生境分布 生长于溪谷、林下阴湿处或山麓、水沟边。分布于长江流域及其以南各地。

性味功效 味甘、微苦，性凉。可健脾消食，清热利湿，解毒消肿。主治消化不良，食积胃痛，带下；外用治血管神经性水肿，疔疮疖肿，乳腺炎，跌打肿痛，外伤出血。

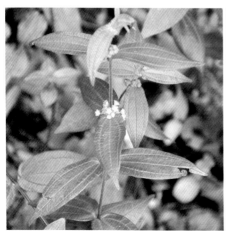
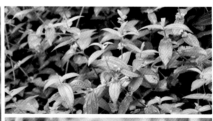
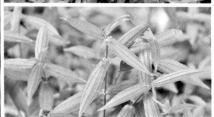

赤车

荨麻科赤车属 *Pellionia radicans* (Sieb. et Zucc.) Wedd.

常用别名｜赤车使者、岩下青、乌梗子。

药材名称｜赤车。

药用部位｜全草或根入药，春夏秋季采收。

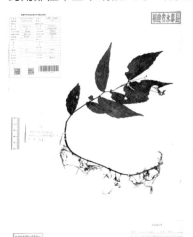

植物特征 多年生草本。茎下部卧地，偶尔木质，在节处生根，通常分枝，无毛或疏被小毛。叶互生，草质，斜狭菱状卵形或披针形，顶端短渐尖至长渐尖，基部在狭侧钝，边缘自基部之上有小牙齿。花序常雌雄异株。雄花序为聚伞花序；雄花花被片5，椭圆形，顶部有角状突起。雌花序常有短梗，有多数密集的花；苞片条状披针形；雌花花被片5，3个较大，外面顶部有角状突起，2个较小，无突起。瘦果近椭圆球形，有小瘤状突起。花期5—10月。

生境分布 生长于山地、山谷、林下、灌丛中阴湿处或溪边。分布于浙江、广东、广西、江西、福建等地。

性味功效 味辛、苦，性温；有小毒。可祛风胜湿，活血行瘀，解毒止痛。主治挫伤肿痛，牙痛，疖子，毒蛇咬伤。

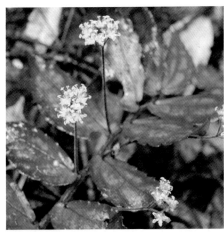

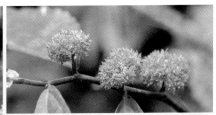

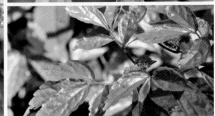

蔓赤车

荨麻科赤车属 *Pellionia scabra* Benth.

常用别名 | 岩苋菜、粗糙楼梯草、头序赤车。

药材名称 | 蔓赤车。

药用部位 | 全草入药，全年均可采收。

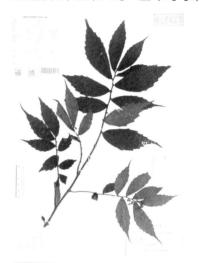

植物特征 亚灌木。叶片草质，斜狭菱状倒披针形或斜狭长圆形，顶端渐尖，基部在狭侧微钝，在宽侧宽楔形、圆形或耳形，边缘下部全缘，其上有少数小牙齿，钟乳体不明显或稍明显；托叶钻形。花序常雌雄异株。雄花为聚伞花序，苞片条状披针形。雄花花被片5，椭圆形，基部合生，顶部有角状突起。雌花序有多数密集的花，花序梗密被短毛，苞片条形。雌花花被片4～5，外面顶部有角状突起。瘦果近椭圆球形，有小瘤状突起。花期春季至夏季。

生境分布 生长于山谷、溪边或林中。分布于我国南方大部分地区。

性味功效 味淡，性凉。归肝、胃经。可清热解毒，散瘀消肿，凉血止血。主治目赤肿痛，痄腮，蛇缠疮，牙痛，扭挫伤，闭经，疮疖肿痛，烧烫伤，毒蛇咬伤，外伤出血。

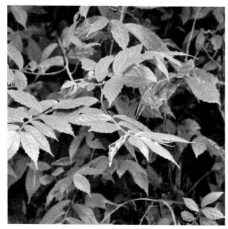

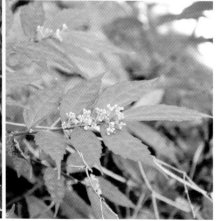

小叶冷水花

荨麻科冷水花属 *Pilea microphylla* (L.) Liebm.

常用别名 │ 透明草、小叶冷水麻。

药材名称 │ 透明草。

药用部位 │ 全草入药，夏秋季采收。

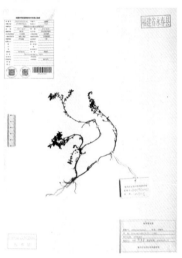

植物特征 　纤细小草本，无毛，铺散或直立。茎肉质，多分枝，干时常变蓝绿色，密布条形钟乳体。叶很小，同对的不等大，倒卵形至匙形，先端钝，基部楔形或渐狭，边缘全缘，上面绿色，下面浅绿色。雌雄同株，有时同序，聚伞花序密集成近头状，具梗。雄花具梗；花被片4，卵形，外面近先端有短角状突起。雌花更小；花被片3，果时中间1枚长圆形，稍增厚，侧生2枚卵形，先端锐尖，薄膜质。瘦果卵形，熟时变褐色。花期夏秋季，果期秋季。

生境分布 　生长于湿墙上或村舍旁。分布于广东、广西、福建、江西、浙江和台湾等地。

性味功效 　味淡、涩，性凉。归心经。可清热解毒。主治痈疮肿痛，无名肿毒，烧伤烫伤，毒蛇咬伤。

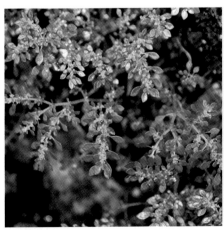

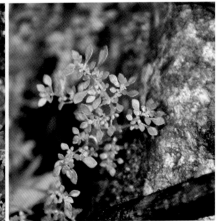

短毛金线草

蓼科金线草属 *Antenoron filiforme* (Thunb.) Rob. et Vaut. var. *neofiliforme* (Nakai) A. J. Li

常用别名｜蓼子七、金线草、短毛金钱草。

药材名称｜金线草、金线草根。

药用部位｜全草或根茎入药，秋季采收。

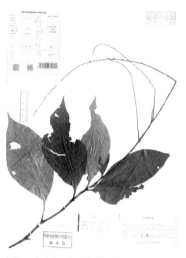

植物特征 多年生草本。根状茎粗壮。茎直立，具糙伏毛，有纵沟，节部膨大。叶椭圆形或长椭圆形，顶端长渐尖，基部楔形，全缘，两面疏生短糙伏毛；托叶鞘筒状，膜质，褐色，具短缘毛。总状花序呈穗状，通常数个，顶生或腋生，花序轴延伸，花排列稀疏；花被4深裂，红色，花被片卵形，果时稍增大。瘦果卵形，双凸镜状，褐色，有光泽，包于宿存花被内。花期7—8月，果期9—10月。

生境分布 生长于山坡、林下、林缘、山谷等湿地。分布于河南、陕西、湖北、四川、贵州、福建等地。

性味功效 味辛、苦，性凉；有小毒。可凉血止血，清热利湿，散瘀止痛。主治咳血，吐血，便血，血崩，泄泻，痢疾，胃痛，经期腹痛，产后血瘀腹痛，跌打损伤，风湿痹痛，瘰疬，痈肿。

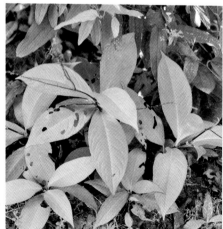

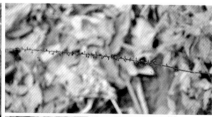

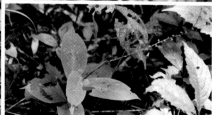

火炭母

蓼科蓼属 *Polygonum chinense* L.

常用别名 | 白饭藤、赤地利、山荞麦草、乌白饭草。

药材名称 | 火炭母草、火炭母草根。

药用部位 | 全草或根入药，夏秋季采收。

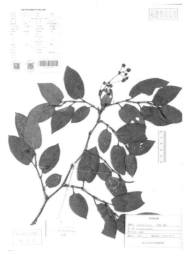

植物特征 多年生草本，基部近木质。根状茎粗壮。茎直立，具纵棱，多分枝，斜上；嫩枝紫红色。单叶互生，叶卵形或长卵形，顶端短渐尖，基部截形或宽心形，边缘全缘，下部叶具叶柄；托叶鞘膜质，具脉纹，顶端偏斜。花序头状，常数个排成圆锥状，顶生或腋生；花被 5 深裂，白色或淡红色，裂片卵形，果时增大，呈肉质，蓝黑色。瘦果宽卵形，具 3 棱，黑色，包于宿存花被内。花期 7—9 月，果期 8—10 月。

生境分布 生长于丘陵地带的向阳草坡、林边、路旁的湿润土壤。分布于我国南方大部分地区。

性味功效 味辛、苦，性凉；有毒。可清热利湿，凉血解毒。主治泄泻，痢疾，黄疸，风热咽疼，虚弱头昏，惊搐，带下，痈肿湿疮，跌打损伤。

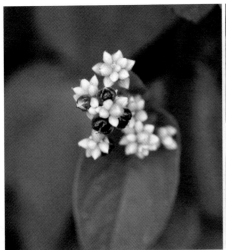

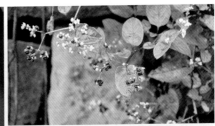

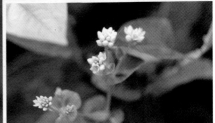

杠板归

蓼科蓼属 *Polygonum perfoliatum* L.

常用别名 | 河白草、蛇倒退、梨头刺、蛇不过。

药材名称 | 杠板归。

药用部位 | 全草入药，夏秋季采收。

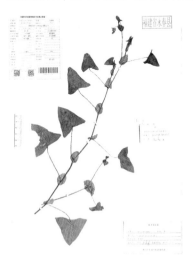

植物特征 一年生草本，全体无毛。茎攀缘，多分枝，具纵棱，红褐色，沿棱具稀疏的倒生皮刺。叶互生，盾状着生；叶片近三角形，先端尖，基部近心形或截形，下面沿脉疏生钩刺；托叶鞘叶状，近圆形，抱茎；叶柄长，疏生倒钩刺。总状花序呈短穗状，不分枝，顶生或腋生；苞片卵圆形，每苞含 2～4 朵花；花被 5 深裂，白色或淡红色，结果时增大，肉质，深蓝色。瘦果球形，黑色，有光泽，包于宿存花被内。花期 6—8 月，果期 9—10 月。

生境分布 生长于山谷、灌丛中或水沟旁。分布于江苏、福建、广东、四川、贵州等地。

性味功效 味酸，性微寒。归肺、膀胱经。可清热解毒，利湿消肿，止咳。主治上呼吸道感染，百日咳，急性扁桃体炎，肠炎，痢疾，肾炎水肿，带状疱疹，湿疹，痈疖肿毒，毒蛇咬伤。

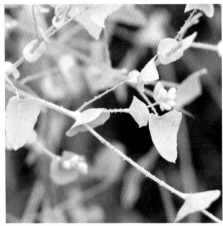

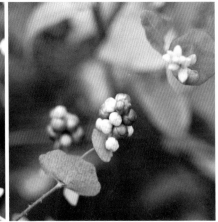

刺蓼

蓼科蓼属 *Polygonum senticosum* (Meisn.) Franch. et Sav.

常用别名｜廊茵、红花蛇不过、猫儿刺。

药材名称｜廊茵。

药用部位｜全草入药，夏秋季采收。

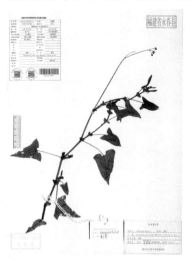

植物特征　多年生草本。茎攀缘，多分枝，被短柔毛，四棱形，沿棱具倒生皮刺。叶互生，三角形或长三角形，顶端急尖或渐尖，基部戟形，两面被短柔毛，下面沿叶脉具稀疏的倒生皮刺，边缘具缘毛；叶柄具倒生皮刺；托叶鞘筒状，边缘具叶状翅，翅肾圆形，草质，绿色，具短缘毛。花序头状，顶生或腋生；花被片淡红色，椭圆形。瘦果近球形，微具3棱，黑褐色，无光泽，包于宿存花被内。花期6—7月，果期7—9月。

生境分布　生长于山坡、山谷及林下。分布于我国南方大部分地区。

性味功效　味苦、酸、微辛，性平。可清热解毒，利湿止痒，散瘀消肿。主治痈疮疔疖，毒蛇咬伤，湿疹，黄水疮，带状疱疹，跌打损伤，内痔外痔。

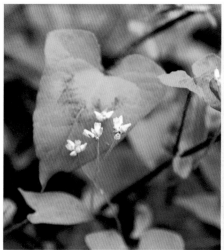
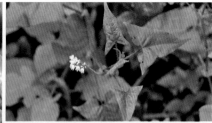
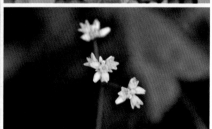

虎杖

蓼科虎杖属 *Reynoutria japonica* Houtt.

常用别名 | 酸筒杆、酸桶芦、大接骨。

药材名称 | 虎杖、虎杖叶。

药用部位 | 根茎、根和叶入药，春秋季采收。

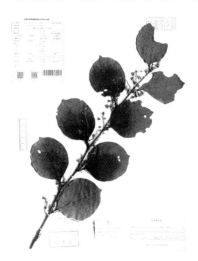

植物特征 多年生草本。根状茎粗壮，横走。茎直立，散生红色或紫红斑点。叶互生，宽卵形或卵状椭圆形，近革质，顶端渐尖，基部宽楔形、截形或近圆形，边缘全缘，疏生小突起，两面无毛；托叶鞘膜质，偏斜，褐色，顶端截形，无缘毛，早落。花单性，雌雄异株，花序圆锥状，腋生；花被5深裂，淡绿色，雄花花被片具绿色中脉，无翅。瘦果卵形，具3棱，黑褐色，有光泽，包于宿存花被内。花期8—9月，果期9—10月。

生境分布 生长于山坡灌丛、山谷、路旁、田边。分布于江苏、浙江、江西、福建、山东等地。

性味功效 虎杖味微苦，性微寒。归肝、胆、肺经。可利湿退黄，清热解毒，散瘀止痛，止咳化痰。主治关节痹痛，湿热黄疸，淋浊，带下，经闭，癥瘕，水火烫伤，跌扑损伤，痈肿疮毒，咳嗽痰多。

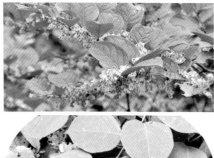

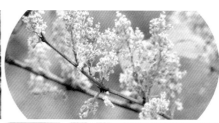

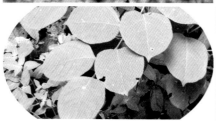

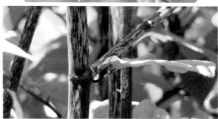

垂序商陆

商陆科商陆属 *Phytolacca americana* L.

常用别名｜洋商陆、美洲商陆、美商陆。

药材名称｜商陆。

药用部位｜根入药，秋冬季或春季采收。

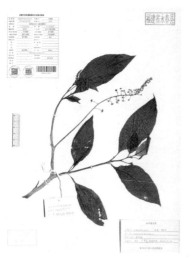

植物特征 多年生草本。根粗壮，肥大，倒圆锥形。茎直立，分枝多，圆柱形而稍具棱角，老枝带紫红色。叶互生；叶片椭圆状卵形或卵状披针形，顶端急尖，基部楔形，质软，羽状网脉；老叶柄及主脉带红色。总状花序顶生或侧生，花白色，微带红晕；花被片 5，雄蕊、心皮及花柱通常均为 10，心皮合生。果序下垂；浆果扁球形，熟时紫黑色。种子肾圆形。花期 6—8 月，果期 8—10 月。

生境分布 生长于疏林下、林缘、路旁、山沟等地。分布于我国大部分地区。

性味功效 味苦，性寒；有毒。归肺、脾、肾、大肠经。可逐水消肿，通利二便；外用解毒散结。主治水肿胀满，二便不通，癥瘕，疙癣，瘰疬，疮毒。

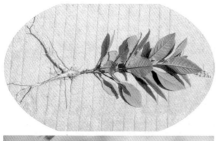

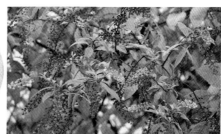

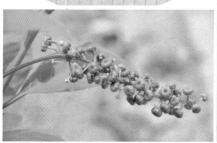

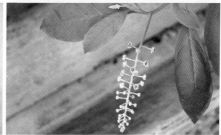

紫茉莉

紫茉莉科紫茉莉属 *Mirabilis jalapa* L.

常用别名｜胭脂花、粉豆花、丁香叶。

药材名称｜紫茉莉根、紫茉莉叶、紫茉莉子。

药用部位｜根、叶、果实入药；根和果实秋季采收，叶全年采收。

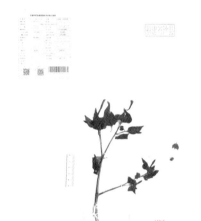

植物特征 一年生草本。根肥粗，倒圆锥形，黑色或黑褐色。茎直立，圆柱形，多分枝，无毛或疏生细柔毛，节稍膨大。叶片卵形或卵状三角形，顶端渐尖，基部截形或心形，全缘，两面无毛，脉隆起；上部叶几无柄。花常数朵簇生于枝端；花被紫红色、黄色、白色或杂色，高脚碟状，檐部5浅裂；花午后开放，有香气，次日午前凋萎。瘦果球形，革质，黑色，表面具皱纹。花期6—10月，果期8—11月。

生境分布 生长于水沟边、房前屋后墙脚下或庭园中。分布于我国大部分地区。

性味功效 味甘、淡，性凉。可清热利湿，活血调经，解毒消肿。主治扁桃体炎，月经不调，带下，子宫颈糜烂，前列腺炎，尿路感染，风湿关节痛。

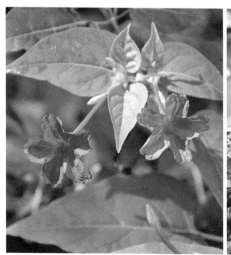

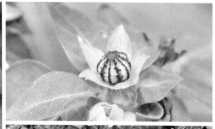

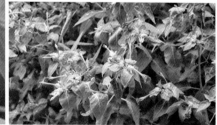

马齿苋

马齿苋科马齿苋属 *Portulaca oleracea* L.

常用别名 | 马苋、五行草、长命菜、瓜子菜。
药材名称 | 马齿苋、马齿苋子。
药用部位 | 地上部分、种子入药，夏秋季采收。

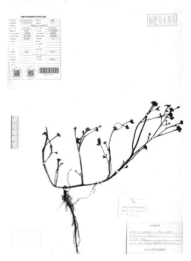

植物特征 一年生肉质草本，全株无毛。茎平卧或斜倚，伏地铺散，多分枝，圆柱形，淡绿色或带暗红色。叶互生，有时近对生；叶片肥厚肉质，倒卵形，似马齿状，顶端圆钝或平截，有时微凹，基部楔形，全缘，上面暗绿色，下面淡绿色或带暗红色；叶柄粗短。花无梗，常3～5朵簇生于枝端；花瓣5，黄色，倒卵形。蒴果卵球形，盖裂。种子多数，黑褐色，具小疣状突起。花期5—8月，果期6—9月。

生境分布 生长于田野、荒芜地及路旁。分布于我国大部分地区。

性味功效 味酸，性寒。归大肠、肝经。可清热解毒，凉血止痢，止血。主治热毒泻痢，热淋，尿闭，赤白带下，崩漏，痔血，疮疡痈疖，丹毒，瘰疬，湿疹，蛇虫咬伤，便血。

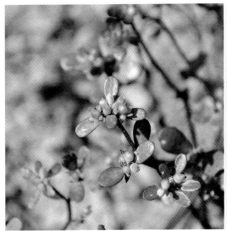
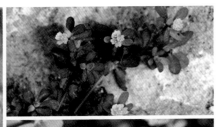
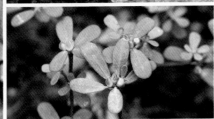

土人参

马齿苋科土人参属 *Talinum paniculatum* (Jacq.) Gaertn.

常用别名 | 栌兰、参草、紫人参、煮饭花。
药材名称 | 土人参、土人参叶。
药用部位 | 根和叶入药，全年采收。

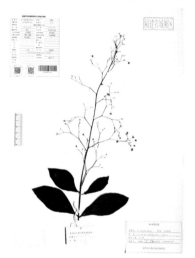

植物特征 一年生草本，肉质，无毛。主根粗壮，分枝如人参，外表棕褐色。茎直立，有分枝，圆柱形，基部稍木质化。叶互生，倒卵形或倒卵状长圆形，先端渐尖或钝圆，全缘。圆锥花序顶生或侧生，二歧状分枝，花粉红色或淡紫红色；萼片卵形，紫红色，早落；花瓣 5，倒卵形或椭圆形；雄蕊 10 枚以上；子房球形，花柱线形，柱头 3 深裂，先端外展而微弯。蒴果近球形，3 瓣裂，熟时灰褐色。种子多数，黑色，有光泽。花期 6—8 月，果期 9—11 月。

生境分布 生长于田野、路边、墙脚石旁、山坡、沟边等潮湿处。分布于我国中部和南部地区。

性味功效 味甘、淡，性平。归脾、肺、肾经。根可补中益气，润肺生津；主治气虚乏力，体虚自汗，脾虚泄泻，肺燥咳嗽，乳汁稀少。叶可通乳汁，消肿毒；主治乳汁不足，痈肿疔毒。

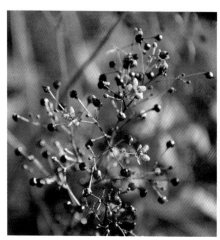

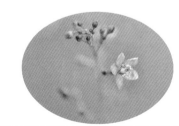

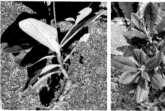

落葵薯

落葵科落葵薯属 *Anredera cordifolia* (Tenore) Steenis.

常用别名 | 藤子三七、藤七、洋落葵、田三七、川七。

药材名称 | 藤三七。

药用部位 | 瘤块状珠芽、叶、根入药；珠芽在形成后采摘，叶、根全年采收。

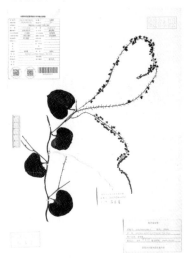

植物特征 缠绕藤本，长可达数米。根状茎粗壮。叶具短柄，叶片卵形至近圆形，稍肉质，腋生小块茎（珠芽）。总状花序具多花，花序轴纤细，下垂；苞片狭，不超过花梗的长度，宿存；花托顶端杯状，花常由此脱落；花被片白色；雄蕊白色，花丝顶端在芽中反折，开花时伸出花外；花柱白色，分裂成 3 个柱头臂，每臂具棍棒状或宽椭圆形柱头。果实、种子未见。花期 6—10 月。

生境分布 栽培或逸为野生。分布于长江流域及其以南各地。

性味功效 味微苦，性温。归肝、肾经。可补肾强腰，散瘀消肿。主治腰膝酸软，病后体弱，跌打损伤，骨折。

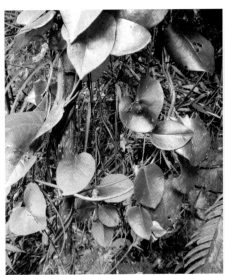

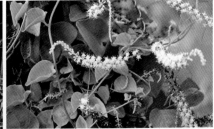

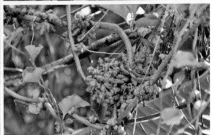

繁缕

石竹科繁缕属 *Stellaria media* (L.) Cyr.

常用别名 | 鹅肠菜、鹅耳伸筋、鸡儿肠。
药材名称 | 繁缕。
药用部位 | 全草入药，夏秋季采收。

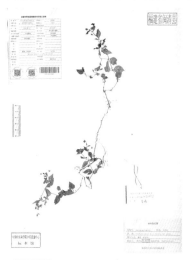

植物特征 一年生或二年生草本。茎俯仰或上升，基部多少分枝，常带淡紫红色，被1（～2）列毛。叶对生，宽卵形或卵形，顶端渐尖或急尖，基部渐狭或近心形，全缘。疏聚伞花序顶生；花瓣白色，长椭圆形，比萼片短，深2裂达基部，裂片近线形。蒴果卵形，顶端6裂，具多数种子。种子卵圆形至近圆形，稍扁，红褐色，表面具半球形瘤状突起，脊较显著。花期6—7月，果期7—8月。

生境分布 生长于原野及耕地上。分布于我国大部分地区。

性味功效 味微苦、甘、酸，性凉。归肝、大肠经。可清热解毒，凉血消痈，活血止痛，下乳。主治痢疾，肠痈，肺痈，乳痈，疔疮肿毒，痔疮，出血，跌打伤痛，产后瘀滞腹痛，乳汁不下。

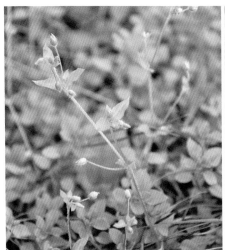

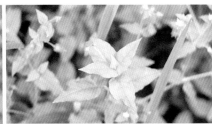

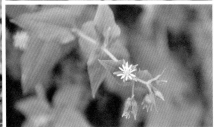

土荆芥

藜科藜属 *Chenopodium ambrosioides* L.

常用别名｜鹅脚草、臭草、杀虫芥、钩虫草、虎骨香。

药材名称｜土荆芥。

药用部位｜带果穗的全草入药，8—9 月开花时采收。

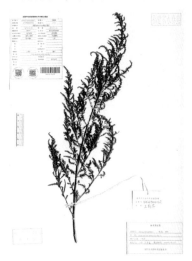

植物特征 一年生或多年生草本，有强烈香味。茎直立，多分枝，有色条及钝条棱；枝有短柔毛和具节的长柔毛，或近无毛。单叶互生，具短柄；叶片矩圆状披针形至披针形，先端急尖或渐尖，边缘具齿，基部渐狭并具短柄，上面平滑无毛，下面有散生油点并沿叶脉稍有毛。花轮集成间断的总状花序，顶生于枝梢，花两性及雌性，花被 5 裂。胞果扁球形，完全包于花被内。种子横生或斜生，黑色或暗红色，平滑，有光泽，边缘钝。花期夏秋季。

生境分布 生长于村旁、路边、河岸等处。分布于福建、江苏、浙江、江西、台湾、湖北等地。

性味功效 味辛、苦，性微温；有毒。归脾、胃经。可杀虫祛风，通经止痛。主治钩虫病，蛔虫病，蛲虫病，皮肤湿疹，风湿痹痛，经闭，痛经，蛇虫咬伤。

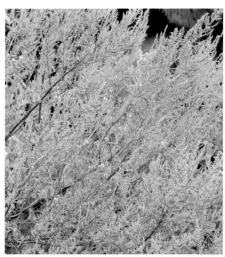

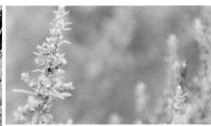

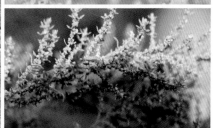

土牛膝

苋科牛膝属 *Achyranthes aspera* L.

常用别名 │ 倒钩草、倒梗草、粗毛牛膝、倒扣草。

药材名称 │ 倒扣草。

药用部位 │ 全草入药，夏秋季采收。

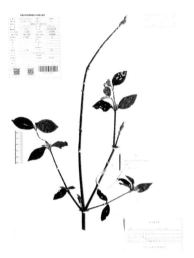

植物特征 多年生草本。根细长，土黄色。茎四棱形，紫红色，常有黄褐色纵行纹理，节明显而膨大，分枝对生。叶片对生，宽卵状倒卵形或椭圆状矩圆形，先端渐尖，基部楔形或圆形，全缘，两面密生柔毛。穗状花序顶生，直立；总花梗具棱角，密生白色伏贴或开展柔毛；花疏生；苞片披针形，顶端长渐尖，小苞片刺状，全缘；花被片披针形，长渐尖。胞果卵形。种子卵形，不扁压，棕色。花期夏秋季至翌年春季。

生境分布 生长于山坡疏林、村边路旁、空旷草地上。分布于福建、广西、广东、四川和云南等地。

性味功效 味苦、辛，性微寒。归肝、肺、膀胱经。可通经利尿，清热解毒。主治淋证，尿血，经闭，癥瘕，风湿关节痛，脚气，水肿，痢疾，疟疾，白喉，痈肿，跌打损伤。

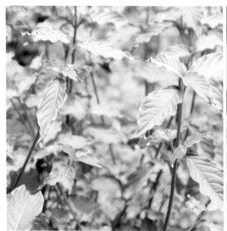

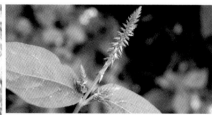

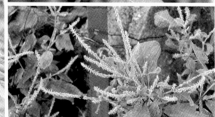

牛膝

苋科牛膝属　*Achyranthes bidentata* Blume

常用别名｜牛磕膝、百倍、怀牛膝、鸡胶骨。
药材名称｜牛膝、牛膝茎叶。
药用部位｜根和茎叶入药；根冬季采收，茎叶春夏秋季采收。

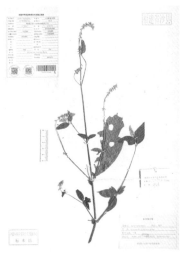

植物特征　多年生草本。根细长，外皮土黄色。茎直立，四棱形，具条纹，疏被柔毛，节略膨大，节上对生分枝。叶对生；叶片椭圆形或椭圆状披针形，先端长尖，基部楔形，全缘，两面被柔毛。穗状花序腋生兼顶生；花皆下折，贴近花梗；苞片宽卵形，上部突尖成粗刺状；花被绿色，边缘膜质。胞果长圆形，光滑。种子矩圆形，黄褐色。花期7—9月，果期9—10月。

生境分布　生长于屋旁、林缘、山坡草丛中。分布于除东北以外的我国大部分地区。

性味功效　味苦、甘、酸，性平。归肝、肾经。可补肝肾，强筋骨，逐瘀通经，利尿通淋，引血下行。主治腰膝酸痛，筋骨无力，经闭，癥瘕，肝阳眩晕，痛经，淋证，水肿，头痛，牙痛，口疮，吐血，衄血。

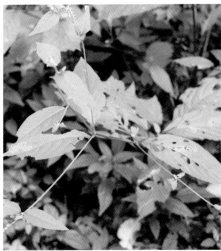

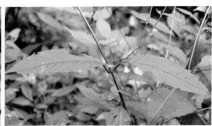

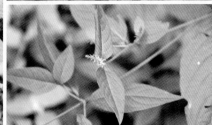

喜旱莲子草

苋科莲子草属 *Alternanthera philoxeroides* (Mart.) Griseb.

常用别名 | 空心莲子草、空心苋、水蕹菜、水花生、螃蜞菊。
药材名称 | 空心苋。
药用部位 | 全草入药，秋季采收。

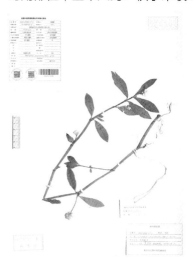

植物特征 多年生草本。茎基部匍匐，管状，不明显4棱，具分枝，幼茎及叶腋有白色或锈色柔毛，茎老时无毛，仅在两侧纵沟内保留。叶对生，矩圆形至倒卵状披针形，顶端圆钝，具短尖，基部渐狭，全缘，上面有贴生毛及缘毛，下面有颗粒状突起。花密生，成具总花梗的头状花序，单生于叶腋，球形；苞片及小苞片白色，顶端渐尖，苞片卵形，小苞片披针形；花被片矩圆形，白色，光亮，顶端急尖，背部侧扁。花期5—10月。

生境分布 生长于池沼、水沟内。分布于福建、江苏、浙江、江西等地。

性味功效 味苦、甘，性寒。归肺、心、肝、膀胱经。可清热凉血，解毒，利尿。主治麻疹，乙型脑炎，肺结核咳血，淋浊，带状疱疹，疔疖，蛇咬伤。

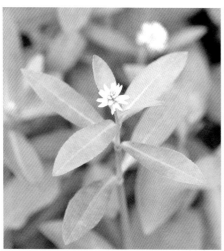
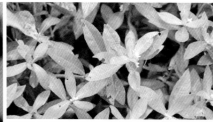
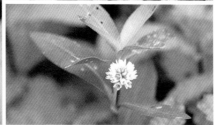

莲子草

苋科莲子草属 *Alternanthera sessilis* (L.) DC.

常用别名｜虾钳菜、满天星、水牛膝。
药材名称｜莲子草。
药用部位｜全草入药，夏秋季采收。

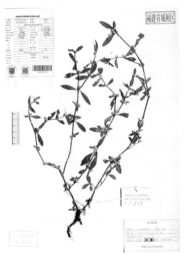

植物特征 多年生草本。圆锥根粗。茎上升或匍匐，绿色或稍带紫色，有条纹及纵沟，沟内有柔毛，节处有 1 行横生柔毛。叶对生，叶片形状及大小有变化，条状披针形至倒卵形，顶端急尖、圆形或圆钝，基部渐狭，全缘或有不显明锯齿，两面无毛或疏生柔毛。头状花序腋生，无总花梗，初为球形，后渐成圆柱形；苞片及小苞片白色；花被片卵形，白色。胞果倒心形，侧扁，翅状，深棕色，包在宿存花被片内。种子卵球形。花期 5—7 月，果期 7—9 月。

生境分布 生长于水边、田边等潮湿地。分布于东南、中南、西南、华南地区。
性味功效 味甘，性寒。归心、胃、小肠经。可清热，利尿，解毒。主治咳嗽吐血，痢疾，肠风下血，淋证，痈疽肿毒，湿疹。

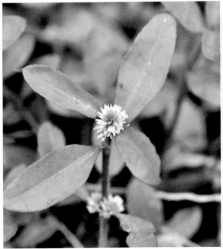

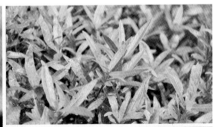

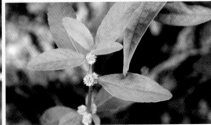

刺苋

苋科苋属 *Amaranthus spinosus* L.

常用别名 | 笋苋菜、勒苋菜、母猪刺。
药材名称 | 簕苋菜。
药用部位 | 全草或根入药，夏秋季采收。

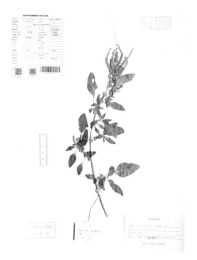

植物特征 一年生草本。茎直立，圆柱形或钝棱形，多分枝，有纵条纹，绿色或带紫色，无毛或稍有柔毛。叶片菱状卵形或卵状披针形，顶端圆钝，具微凸头，基部楔形，全缘。圆锥花序腋生及顶生，下部顶生花穗常全为雄花；苞片变成尖锐直刺，或在顶生花穗的上部者成狭披针形；花被片绿色，在雄花者矩圆形，在雌花者矩圆状匙形。胞果矩圆形，包裹在宿存花被片内。种子近球形，黑色或带棕黑色。花果期 7—11 月。

生境分布 生长于荒地或园圃地。分布于华东、中南、西南地区。

性味功效 味甘，性微寒。可凉血止血，清利湿热，解毒消痈。主治痢疾，肠炎，胃和十二指肠溃疡出血，痔疮便血；外用治毒蛇咬伤，皮肤湿疹，疖肿脓疡。

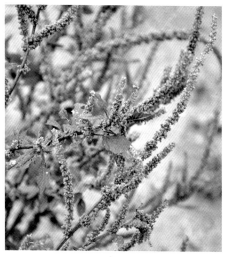

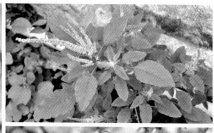

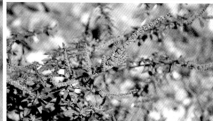

苋

苋科苋属 *Amaranthus tricolor* L.

常用别名｜雁来红、老少年、三色苋。

药材名称｜苋、苋实、苋根。

药用部位｜茎叶、种子和根入药；茎叶春夏季采收，种子秋季采收，根春夏秋季采收。

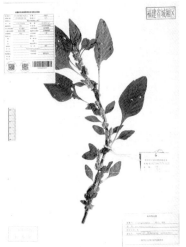

植物特征 一年生草本。茎粗壮，绿色或红色，常分枝。叶片卵形、菱状卵形或披针形，绿色，或常成红色、紫色或黄色，或部分绿色夹杂其他颜色，顶端圆钝或尖凹，具凸尖，基部楔形，全缘或波状缘，无毛。花簇腋生或顶生，成下垂穗状花序；花簇球形，雄雌花混生；花被片绿色或黄绿色。胞果卵状矩圆形，环状横裂，包裹在宿存花被片内。种子近圆形，黑色或黑棕色。花期5—8月，果期7—9月。

生境分布 生长于山坡灌丛或小河边。分布于我国大部分地区。

性味功效 味辛，性微寒。归肝、大肠经。可清热解毒，散瘀止痛。主治痢疾，泄泻，痔疮，牙痛，漆疮，阴囊肿痛，跌打损伤，崩漏，带下。

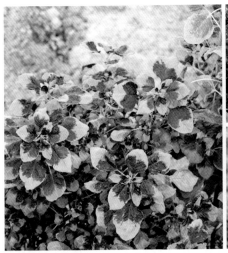

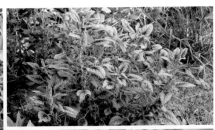

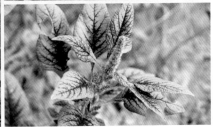

皱果苋

苋科苋属 *Amaranthus viridis* L.

常用别名｜绿苋、假苋菜、野苋。
药材名称｜白苋。
药用部位｜全草或根入药，春夏秋季采收。

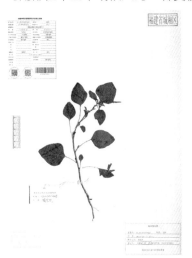

植物特征 一年生草本，全体无毛。茎直立，有不显明棱角，稍有分枝，绿色或带紫色。叶片卵形、卵状矩圆形或卵状椭圆形，顶端尖凹或凹缺，少数圆钝，有一芒尖，基部宽楔形或近截形，全缘或微呈波状缘。圆锥花序顶生，花被片矩圆形或宽倒披针形，背部有一绿色隆起中脉。胞果扁球形，绿色，不裂，极皱缩。种子近球形，黑色或黑褐色，具薄且锐的环状边缘。花期6—8月，果期8—10月。

生境分布 生长于杂草地上或田野间。分布于东北、华北、华东、中南地区。

性味功效 味甘、淡，性寒。归大肠、小肠经。可清热，利湿，解毒。主治痢疾，泄泻，小便赤涩，疮肿，蛇虫咬伤，牙疳。

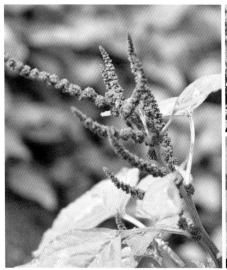

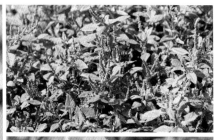

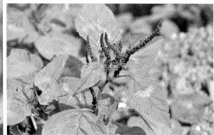

青葙

苋科青葙属 *Celosia argentea* L.

常用别名 | 鸡冠花、百日红、狗尾草、指天笔。

药材名称 | 青葙子、青葙。

药用部位 | 种子、茎叶和根入药；茎叶、根夏季采收，种子秋季采收。

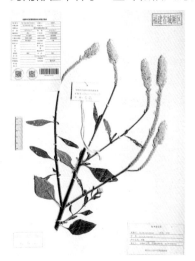

植物特征 一年生草本，全体无毛。茎直立，有分枝，绿色或红色，具显明条纹。叶互生，矩圆披针形至披针状条形，绿色，常带红色，顶端急尖，具小芒尖，基部渐狭，全缘。花多数，密生，在茎端或枝端成单一、无分枝的塔状或圆柱状穗状花序；苞片及小苞片披针形，白色，光亮，顶端渐尖，延长成细芒；花被片矩圆状披针形，初为白色、顶端带红色，或全部粉红色，后成白色。胞果球形盖裂。种子肾形。花期5—8月，果期6—10月。

生境分布 生长于平原、田边、丘陵、山坡。分布于我国大部分地区。

性味功效 青葙子味苦，性微寒。归肝经。可清肝泻火，明目退翳。主治目赤肿痛，眼生翳膜，视物昏花，高血压，鼻衄，皮肤风热瘙痒，疮癣。

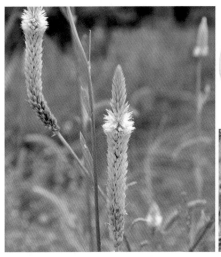

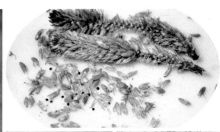

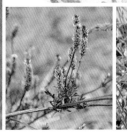

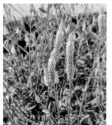

厚朴

木兰科木兰属 *Magnolia officinalis* Rehd. et Wils.

常用别名 │ 凹叶厚朴、赤朴、玉朴。

药材名称 │ 厚朴、厚朴花、厚朴果。

药用部位 │ 树皮、根皮和枝皮、花蕾和果实入药；花蕾春季采收，树皮、根皮和枝皮夏季采收，果实秋季采收。

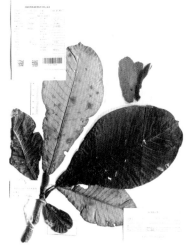

植物特征 落叶乔木。树皮褐色，小枝淡黄色或灰黄色。叶大，近革质，聚生于枝端，长圆状倒卵形，先端具短急尖或圆钝，基部楔形，全缘而微波状，上面绿色，无毛，下面灰绿色，被灰色柔毛，有白粉；具托叶痕。花白色，外轮 3 片淡绿色，长圆状倒卵形，内 2 轮白色，倒卵状匙形，基部具爪，花盛开时中、内轮直立。聚合果长圆状卵圆形，蓇葖具喙。种子三角状倒卵形。花期 5—6 月，果期 8—10 月。

生境分布 生长于温凉湿润气候和排水良好的酸性土壤。分布于福建、浙江、江西、湖南等地。

性味功效 厚朴味苦、辛，性温。归脾、胃、肺、大肠经。可燥湿消痰，下气除满。主治食积气滞，腹胀便秘，湿阻中焦，脘痞吐泻，痰壅气逆，胸满喘咳。

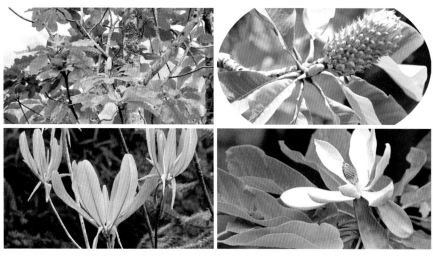

瓜馥木

番荔枝科瓜馥木属 *Fissistigma oldhamii* (Hemsl.) Merr.

常用别名｜山龙眼藤、狗夏茶、毛瓜馥木。
药材名称｜广香藤。
药用部位｜根入药，全年采收。

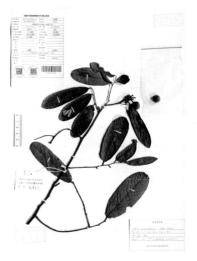

（植物特征）　攀缘灌木。枝黑褐色，小枝被黄褐色柔毛。叶互生，革质，倒卵状椭圆形或长圆形，顶端圆形或微凹，有时急尖，基部阔楔形或圆形，叶面无毛，叶背被黄褐色短柔毛，老渐几无毛。花被黄褐色柔毛，1～3朵集成密伞花序；总花梗被黄褐色柔毛；萼片阔三角形，顶端急尖；花瓣6，成2轮。果圆球状，密被黄棕色绒毛。种子圆形。花期4—9月，果期7月至翌年2月。

（生境分布）　生长于山谷、溪边或潮湿的疏林中。分布于浙江、江西、福建、湖南、广东等地。

（性味功效）　味微辛，性平。归肝、胃经。可祛风除湿，活血止痛。主治风湿痹痛，腰痛，胃痛，跌打损伤。

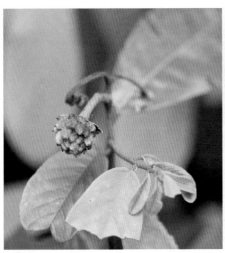

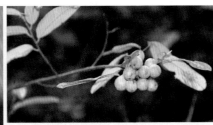

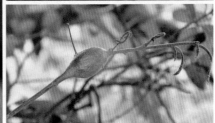

南五味子

五味子科冷饭藤属 *Kadsura longipedunculata* Finet et Gagnep.

常用别名│红木香、秤砣子、长梗南五味子。
药材名称│红木香。
药用部位│根和根茎入药，全年采收。

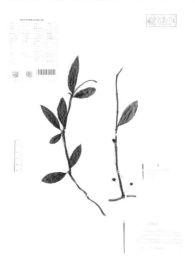

植物特征 藤本，无毛。叶互生，长圆状披针形、倒卵状披针形或卵状长圆形，先端渐尖或尖，基部狭楔形或宽楔形，边有疏齿，上面具淡褐色透明腺点。花单生于叶腋，雌雄异株；雄花花被片白色或淡黄色，8～17片，中轮最大1片椭圆形；雌花花被片与雄花相似。聚合果球形；小浆果倒卵圆形，外果皮薄革质，干时显出种子。种子2～3，稀4～5，肾形或肾状椭圆体形。花期6—9月，果期9—12月。

生境分布 生长于山坡或溪旁。分布于我国西南、中部、东南地区。

性味功效 味辛、苦，性温。归脾、胃、肝经。可理气止痛，祛风通络，活血消肿。主治胃痛，腹痛，风湿痹痛，痛经，月经不调，产后腹痛，咽喉肿痛，痔疮，无名肿毒，跌打损伤。

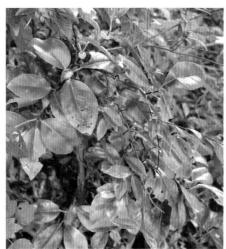
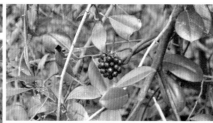
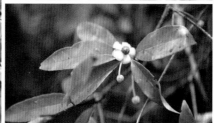

华中五味子

五味子科五味子属 *Schisandra sphenanthera* Rehd. et Wils.

常用别名 | 红铃子、活血藤、山包谷。

药材名称 | 南五味子。

药用部位 | 果实入药，秋季采收。

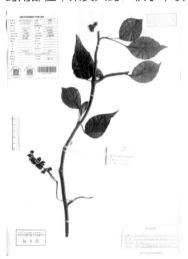

植物特征 落叶木质藤本，全株无毛。小枝红褐色，具颇密而凸起的皮孔。叶纸质，倒卵形或倒卵状长椭圆形，先端短急尖或渐尖，基部楔形或阔楔形，干膜质边缘至叶柄成狭翅，上面深绿色，下面淡灰绿色，有白色点，边缘具波状齿。花生于近基部叶腋，花被片橙黄色。雄花雄蕊群倒卵圆形，雌花雌蕊群卵球形。聚合果，成熟时红色，具短柄。种子长圆体形或肾形，种脐斜 V 形；种皮褐色。花期 5—7 月，果期 8—10 月。

生境分布 生长于向阳的空旷地及灌丛中。分布于河南、陕西、甘肃、福建等地。

性味功效 味酸、甘，性温。归肺、心、肾经。可收敛固涩，益气生津，补肾宁心。主治久咳虚喘，梦遗滑精，尿频遗尿，久泻不止，自汗盗汗，津伤口渴，内热消渴，心悸失眠。

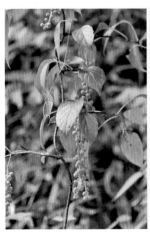
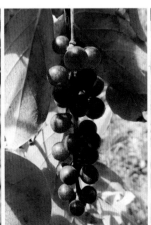
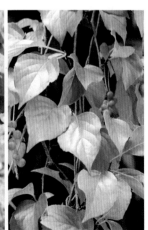

阴香

樟科樟属 *Cinnamomum burmanni* (Nees et T.Nees) Blume

常用别名 | 桂树、山肉桂、香胶叶。
药材名称 | 阴香皮、阴香叶、阴香根。
药用部位 | 树皮、根皮、叶、枝入药，夏秋季采收。

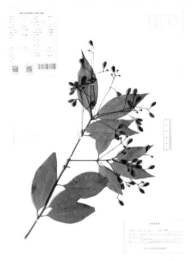

植物特征 乔木。树皮光滑，灰褐色至黑褐色，内皮红色，味似肉桂。枝条纤细，绿色或褐绿色，具纵向细条纹。叶互生或近对生，卵圆形、长圆形至披针形，先端短渐尖，基部宽楔形，革质，上面绿色，光亮，下面粉绿色，晦暗，两面无毛。圆锥花序腋生或近顶生，花绿白色，花被内外密被灰白微柔毛，花被裂片长圆状卵圆形，先端锐尖。果卵球形，果托具齿裂，齿顶端截平。花期3—4月，果期4—10月。

生境分布 生长于疏林、密林或灌丛中。分布于广东、广西、江西、浙江、福建等地。

性味功效 味辛、微甘，性温。归脾经。可祛风散寒，温中止痛。主治虚寒胃痛，腹泻，风湿关节痛；外用治跌打肿痛，疮疖肿毒，外伤出血。

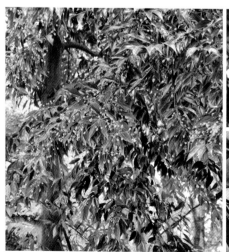

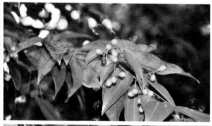

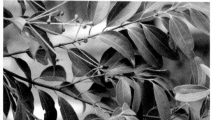

樟

樟科樟属 *Cinnamomum camphora* (L.) presl

常用别名 | 香樟、芳樟、樟木。

药材名称 | 樟木、香樟根、樟树皮、樟树叶、樟木子。

药用部位 | 根、木材、树皮、叶及果实入药；根、叶、木材及树皮全年采收，果实秋季采收。

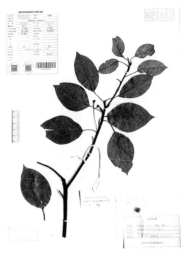

植物特征 常绿大乔木。枝、叶均有樟脑气味；树皮黄褐色，有不规则的纵裂。枝条圆柱形，淡褐色，无毛。叶互生，卵状椭圆形，先端急尖，基部宽楔形至近圆形，边缘全缘，上面绿色或黄绿色，有光泽，下面黄绿色或灰绿色，两面无毛。圆锥花序腋生，花绿白或带黄色，花被裂片椭圆形。果卵球形或近球形，紫黑色；果托杯状，顶端截平，具纵向沟纹。花期4—5月，果期8—11月。

生境分布 生长于较为湿润的平地。分布于长江流域及其以南地区。

性味功效 味辛，性温。归肝、脾经。可祛风散寒，温中理气，活血通络。主治风寒感冒，胃寒胀痛，寒湿吐泻，风湿痹痛，脚气，跌打伤痛，疥癣风痒。

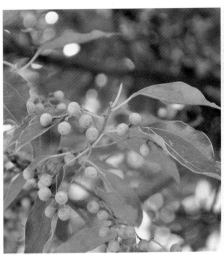

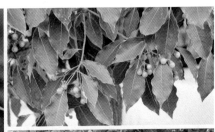

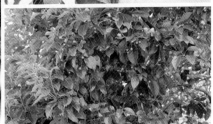

肉桂

樟科樟属 *Cinnamomum cassia* Presl

常用别名｜中国肉桂、玉桂、牡桂、菌桂。

药材名称｜肉桂、桂枝、桂叶、桂丁。

药用部位｜树皮、嫩枝、叶入药，秋季采收。

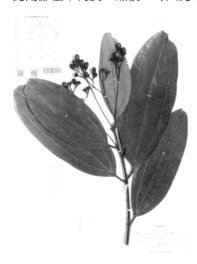

（植物特征）中等大乔木。树皮灰褐色。一年生枝条圆柱形，黑褐色，有纵向细条纹，略被短柔毛；当年生枝条四棱形，黄褐色，具纵向细条纹，密被灰黄色短绒毛。叶互生或近对生，长椭圆形至近披针形，先端稍急尖，基部急尖，革质，边缘软骨质，上面绿色，有光泽，无毛，下面淡绿色，晦暗，疏被黄色短绒毛。圆锥花序腋生或近顶生，三级分枝。花白色，内外两面密被黄褐色短绒毛。果椭圆形，成熟时黑紫色。花期6—8月，果期10—12月。

（生境分布）生长于砂土及斜坡、山地。分布于福建、广东、广西、云南等地。

（性味功效）味辛、甘，性大热。归肾、脾、心、肝经。可补火助阳，引火归元，散寒止痛，温通经脉。主治阳痿，宫冷，腰膝冷痛，肾虚作喘，阳虚眩晕，目赤咽痛，心腹冷痛，虚寒吐泻，寒疝腹痛，经闭，痛经。

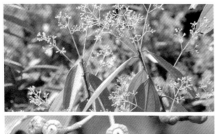
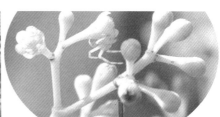
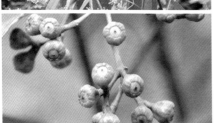
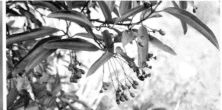

乌药

樟科山胡椒属 *Lindera aggregata* (Sims) Kosterm

常用别名 | 鲫鱼树、白叶子树、土木香。

药材名称 | 乌药、乌药叶、乌药子。

药用部位 | 块根、叶、果实入药；块根、叶全年采收，果实 10 月采收。

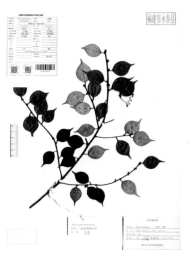

植物特征 常绿灌木或小乔木。树皮灰褐色。根有纺锤状或结节状膨胀。幼枝青绿色，具纵向细条纹，密被金黄色绢毛，后渐脱落，干时褐色。叶互生，卵形，先端长渐尖或尾尖，基部圆形，革质或有时近革质。伞形花序腋生，常 6～8 花序集生于短枝上，每花序有 1 苞片；花被片 6，黄色或黄绿色，偶有外乳白内紫红者。果卵形或近圆形。花期 3—4 月，果期 5—11 月。

生境分布 生长于荒山的灌木林中或高草丛中。分布于安徽、江苏、浙江、福建、广东、江西等地。

性味功效 味辛，性温。归肺、脾、肾、膀胱经。可行气止痛，温肾散寒。主治寒凝气滞，胸胁满闷，脘腹胀痛，气逆喘急，膀胱虚冷，寒疝疼痛，痛经及产后腹痛，小便频数，风湿痹痛，跌打伤痛，烫伤。

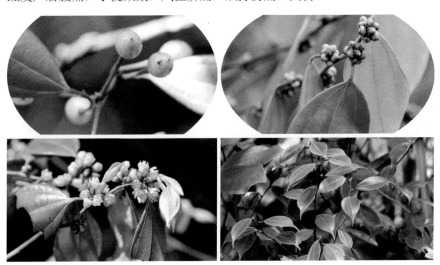

山鸡椒

樟科木姜子属 *Litsea cubeba* (Lour.) Pers.

常用别名｜山苍树、木姜子、毕澄茄。
药材名称｜荜澄茄、豆豉姜、山苍子。
药用部位｜果实、根及叶入药；果实秋季采收，根、叶全年可采。

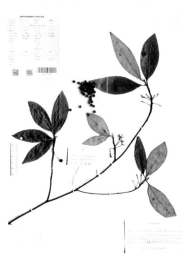

植物特征 落叶灌木或小乔木。幼树树皮黄绿色，光滑，老树树皮灰褐色。小枝细长，绿色，无毛，枝、叶具芳香味。叶互生，披针形或长圆形，先端渐尖，基部楔形，纸质，上面深绿色，下面粉绿色，两面均无毛。伞形花序单生或簇生，每花序有花4～6朵，先叶开放或与叶同时开放，花被裂片6，宽卵形。果近球形，无毛，幼时绿色，成熟时黑色，果梗长2～4毫米，先端稍增粗。花期2—3月，果期7—8月。

生境分布 生长于向阳山坡、林缘、灌丛或杂木林中。分布于广西、福建、台湾、江苏、安徽、湖北、四川、云南、西藏等地。

性味功效 荜澄茄味辛，性温。归脾、胃、肾、膀胱经。可温中散寒，行气止痛。主治胃寒呕逆，脘腹冷痛，寒疝腹痛，寒湿郁滞，小便浑浊，感冒头痛，消化不良，胃痛。

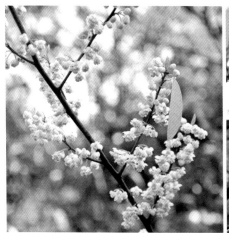

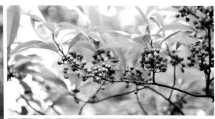

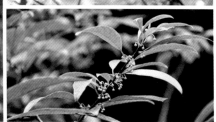

豺皮樟

樟科木姜子属 *Litsea rotundifolia* Hemsl. var. *oblongifolia* (Nees) Allen

常用别名｜白叶仔、硬钉树、圆叶木姜子。

药材名称｜豺皮樟。

药用部位｜根入药，全年采收。

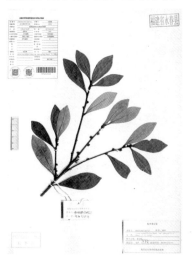

植物特征 常绿灌木或小乔木。树皮灰色或灰褐色，常有褐色斑块。小枝灰褐色，纤细，无毛或近无毛。叶散生，卵状长圆形，先端钝或短渐尖，基部楔形或钝，薄革质，上面绿色，光亮，无毛，下面粉绿色，无毛，羽状脉；叶柄粗短，初时有柔毛，后毛脱落。伞形花序常3个簇生于叶腋；每一花序有花3～4朵，花被筒杯状，被柔毛；花被裂片6，倒卵状圆形，大小不等。果球形，成熟时灰蓝黑色。花期8—9月，果期9—11月。

生境分布 生长于灌木林中、疏林中和山地、路旁。分布于福建、广西、湖南、江西、台湾等地。

性味功效 味辛、苦，性温。归脾、胃经。可温中止痛，理气行水，活血通经。主治胃痛，腹痛，痢疾，腹泻，痛经，风湿痹痛，跌打损伤。

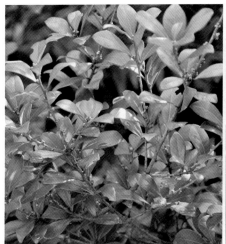

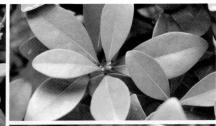

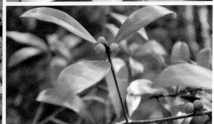

威灵仙

毛茛科铁线莲属 *Clematis chinensis* Osbeck

常用别名 ｜ 铁脚威灵仙、青风藤、华铁线莲。

药材名称 ｜ 威灵仙。

药用部位 ｜ 根及根茎入药，秋季采收。

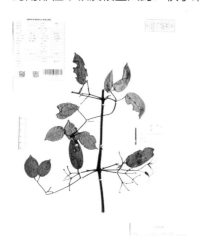

植物特征　木质藤本，干后变黑色。茎、小枝近无毛或疏生短柔毛。一回羽状复叶常有5小叶，有时3或7；小叶片纸质，卵形至卵状披针形，或线状披针形，顶端锐尖至渐尖，偶有微凹，基部圆形、宽楔形至浅心形，全缘，两面近无毛。常为圆锥状聚伞花序，多花，腋生或顶生；花萼片4～5，白色，长圆形或长圆状倒卵形，顶端常凸尖，外面边缘密生绒毛或中间有短柔毛。瘦果扁，卵形至宽椭圆形，有柔毛和宿存花柱。花期6—9月，果期8—11月。

生境分布　生长于山坡、山谷的灌丛中或沟边、路旁的草丛中。分布于四川、广西、广东、湖北、福建、台湾、浙江等地。

性味功效　味辛、咸，性温。归膀胱经。可祛风除湿，通络止痛。主治风湿痹痛，肢体麻木，筋脉拘挛，屈伸不利，脚气肿痛，疟疾，骨鲠咽喉，痰饮积聚。

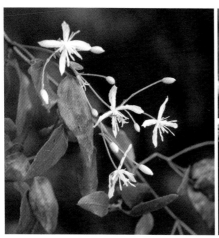

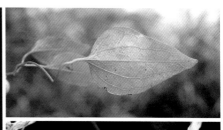

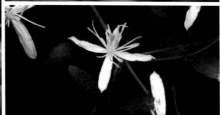

山木通

毛茛科铁线莲属 *Clematis finetiana* Levl. et Vaniot

常用别名｜老虎须、冲倒山、千金拔、搜山虎、大叶光板力刚。
药材名称｜山木通、山木通根。
药用部位｜茎叶和根入药，四季采收。

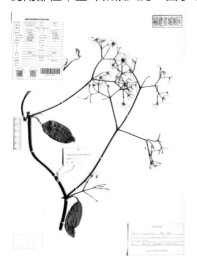

植物特征 半常绿攀缘灌木。茎红褐色，有条纹，无毛，有时稀生短毛。三出复叶，对生；叶柄旋卷；小叶披针形至卵状长方形，基部心形或圆形，先端尖或长尖；全缘，革质。单花或3花，有时5花成总状花序，腋生；花白色，狭椭圆形或披针形，下面沿边有密绒毛，雄蕊多数，花丝扁；雌蕊甚密，子房及花柱均有长直毛。瘦果镰刀状狭卵形，有柔毛，宿存花柱有黄褐色长柔毛。花期4—6月，果期7—11月。

生境分布 生长于山坡疏林、溪边或路旁灌丛中。分布于西南、华中、华南、华东地区。

性味功效 味辛、苦，性温。归肝、膀胱经。可祛风活血，利尿通淋。主治关节肿痛，跌打损伤，小便不利，乳汁不通。

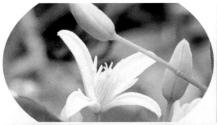
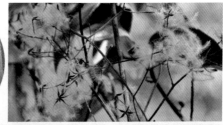
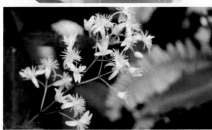
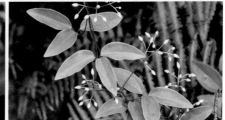

毛茛

毛茛科毛茛属 *Ranunculus japonicus* Thunb.

常用别名 | 老虎脚迹、五虎草、野芹菜。

药材名称 | 毛茛、毛茛实。

药用部位 | 全草或根入药，夏秋季采收。

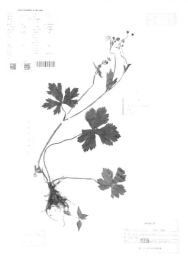

植物特征 多年生草本。茎直立，中空，有槽，具分枝，生开展或贴伏的柔毛。基生叶多数，叶片 3 深裂不达基部，中裂片倒卵状楔形、宽卵圆形或菱形，3 浅裂，边缘有粗齿或缺刻，两面贴生柔毛；下部叶与基生叶相似，叶片较小，3 深裂，裂片披针形，有尖齿牙或再分裂；最上部叶线形，全缘，无柄。聚伞花序有多数花；花瓣 5，倒卵状圆形，基部有爪；花托短小。聚合果近球形；瘦果扁平，边缘有棱，无毛，喙短直或外弯。花期 4—8 月，果期 6—8 月。

生境分布 生长于田沟旁和林缘、路边的湿草地上。分布于我国大部分地区。

性味功效 味辛，性温；有毒。可退黄，定喘，截疟，镇痛，消翳。主治黄疸，哮喘，疟疾，偏头痛，牙痛，鹤膝风，风湿关节痛，目生翳膜，瘰疬，痈疮肿毒。

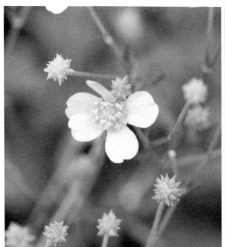

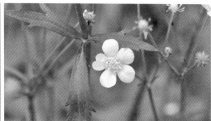

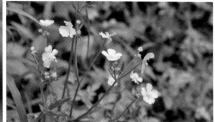

十大功劳

小檗科十大功劳属 *Mahonia fortunei* (Lindl.) Fedde

常用别名｜细叶十大功劳、黄天竹、土黄柏。

药材名称｜功劳木。

药用部位｜茎、根、叶、果实入药；果实6月采收，叶全年采收，茎、根秋冬季采收。

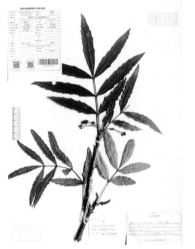

植物特征 常绿灌木。茎皮褐色，老茎有栓皮，断面黄色。叶倒卵形至倒卵状披针形，具2～5对小叶，上面暗绿至深绿色，背面淡黄色，偶稍苍白色，往上渐短；小叶狭披针形至狭椭圆形，基部楔形，边缘每边具5～10刺齿，先端急尖或渐尖。总状花序4～10个簇生；花黄色；外萼片卵形或三角状卵形，中萼片长圆状椭圆形，内萼片长圆状椭圆形；花瓣长圆形，基部腺体明显，先端微缺裂，裂片急尖。浆果球形，紫黑色，被白粉。花期7—9月，果期9—11月。

生境分布 生长于山坡和沟谷的林中、灌丛中或路边、河边。分布于我国南方地区。

性味功效 味苦，性寒。归肝、胃、大肠经。可清热燥湿，泻火解毒。主治肺热咳嗽，黄疸尿赤，泄泻，痢疾，目赤肿痛，胃火牙痛，疮疡，湿疹，烫伤。

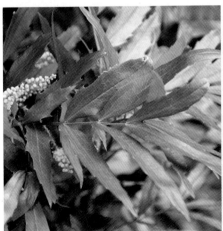

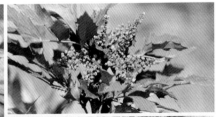

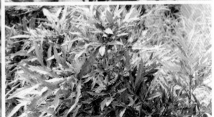

木通

木通科木通属 *Akebia quinata* (Houtt.) Decne.

常用别名 | 山通草、野木瓜、八月炸藤、五叶木通。
药材名称 | 木通、八月札。
药用部位 | 藤茎和果实入药，秋冬季采收。

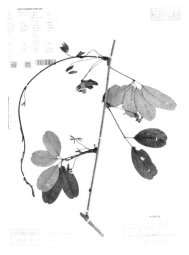

植物特征 落叶木质藤本。茎纤细，圆柱形，缠绕。掌状复叶互生或在短枝上簇生，通常有小叶 5 片；小叶纸质，倒卵形或倒卵状椭圆形，先端圆或凹入，基部圆或阔楔形。总状花序腋生，总花梗着生于短缩侧枝上。雄花花梗纤细，萼片通常 3，淡紫色。雌花花梗细长，萼片暗紫色，偶有绿色或白色，阔椭圆形至近圆形。果孪生或单生，长圆形或椭圆形，成熟时紫色，腹缝开裂。种子多数，卵状长圆形，略扁平。花期 4—5 月，果期 6—8 月。

生境分布 生长于山地灌丛、林缘和沟谷中。分布于长江流域各地。

性味功效 味苦，性寒。归心、小肠、膀胱经。可利尿通淋，清心除烦，通经下乳。主治小便短赤，淋浊，水肿，胸中烦热，咽喉疼痛，口舌生疮，湿热痹痛，乳汁不通，经闭。

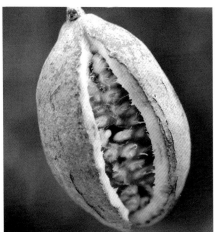

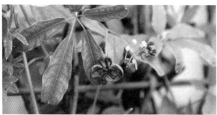

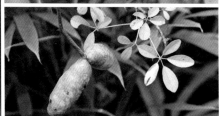

三叶木通

木通科木通属 *Akebia trifoliata* (Thunb.) Koidz.

常用别名 | 八月瓜藤、八月瓜、拿藤、八月楂、牛腰子。

药材名称 | 木通、八月札。

药用部位 | 藤茎和果实入药，秋冬季采收。

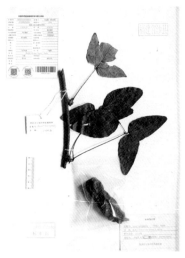

植物特征 落叶木质藤本。掌状复叶互生或在短枝上簇生；小叶3片，纸质或薄革质，卵形至阔卵形，先端通常钝或略凹入，基部截平或圆形，边缘具波状齿或浅裂，上面深绿色，下面浅绿色。总状花序自短枝上簇生叶中抽出，总花梗纤细。雄花花梗丝状，萼片3，淡紫色，阔椭圆形或椭圆形。雌花花梗较雄花的稍粗，萼片3，紫褐色，近圆形。果长圆形，直或稍弯，成熟时灰白，略带淡紫色。种子极多数，扁卵形。花期4—5月，果期7—8月。

生境分布 生长于山地、沟谷边疏林或丘陵灌丛中。分布于河北、山西、山东、河南及长江流域各地。

性味功效 味苦，性寒。归心、小肠、膀胱经。可利尿通淋，清心除烦，通经下乳。主治小便短赤，淋浊，水肿，胸中烦热，咽喉疼痛，口舌生疮，湿热痹痛，乳汁不通，经闭。

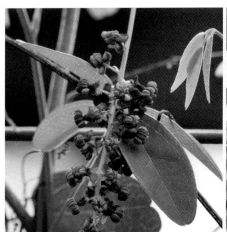

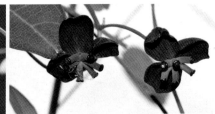

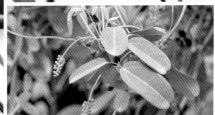

木防己

防己科木防己属 *Cocculus orbiculatus* (L.) DC.

常用别名｜土木香、青藤、葛条。

药材名称｜木防己、小青藤、木防己花。

药用部位｜根、茎和花入药；花秋季采收，根春秋季采收，茎秋季采收。

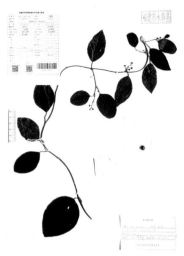

植物特征 木质藤本。小枝被绒毛至疏柔毛，或近无毛，有条纹。叶片纸质至近革质，形状变异极大，自线状披针形至阔卵状近圆形，两面被密柔毛至疏柔毛。聚伞花序腋生，或排成狭窄聚伞圆锥花序，顶生或腋生；雄花小苞片紧贴花萼，萼片6，花瓣6，下部边缘内折，抱着花丝，顶端2裂；雌花的萼片和花瓣与雄花相同。核果近球形，红色至紫红色；果核骨质，背部有小横肋状雕纹。花期5—8月，果期8—10月。

生境分布 生长于灌丛、村边、林缘等处。分布于长江流域及其以南各地。

性味功效 味苦、辛，性寒。归膀胱、肾、脾经。可祛风除湿，通经活络，解毒消肿。主治风湿痹痛，水肿，小便淋痛，闭经，跌打损伤，咽喉肿痛，疮疡肿毒，湿疹，毒蛇咬伤。

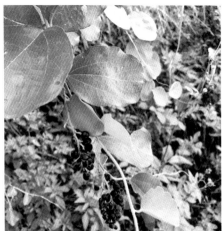

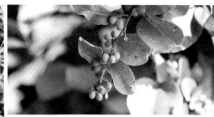

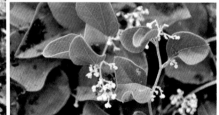

粪箕笃

防己科千金藤属 *Stephania longa* Lour.

常用别名｜犁壁藤、千金藤、田鸡草。
药材名称｜粪箕笃。
药用部位｜全草或根茎、根入药，全年采收。

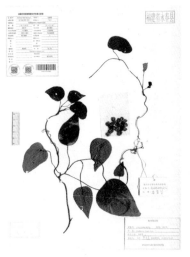

植物特征 草质藤本，除花序外，全株无毛。枝纤细，有条纹。叶纸质，三角状卵形，顶端钝，有小凸尖，基部近截平或微圆，很少微凹，上面深绿色，下面淡绿色，有时粉绿色；叶柄基部常扭曲。复伞形聚伞花序腋生，雄花序较纤细，被短硬毛；雄花萼片8，偶有6，排成2轮，楔形或倒卵形；雌花萼片和花瓣均4，很少3。核果红色；果核背部有2行小横肋，小横肋中段稍低平，胎座迹穿孔。花期春末夏初，果期秋季。

生境分布 生长于山地、疏林中干燥处，常缠绕于灌木上。分布于福建、广东、广西及云南东南部等地。

性味功效 味苦，性寒。归大肠、膀胱、肝经。可清热解毒，利湿消肿，祛风活络。主治泻痢，小便淋涩，水肿，黄疸，风湿痹痛，喉痹，脓耳，疮痈肿毒，毒蛇咬伤。

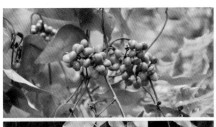
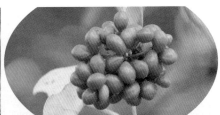
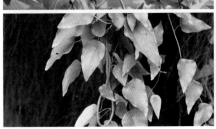
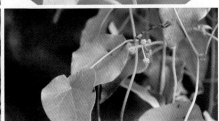

莲

睡莲科莲属 *Nelumbo nucifera* Gaertn.

常用别名｜莲花、荷花、芙蓉。

药材名称｜莲子、莲衣、莲子心、莲花、莲房、荷叶、藕。

药用部位｜种子、花、花托、叶和根茎入药；叶、花及花托夏秋季采收，种子秋季采收，根茎冬季采收。

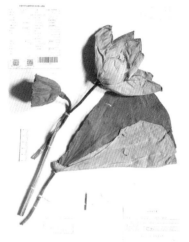

植物特征　多年生水生草本。根状茎横生，肥厚。叶圆形，盾状，全缘而稍呈波状，上面光滑，具白粉；叶柄粗壮，圆柱形，中空，外面散生小刺。花梗和叶柄等长或稍长，也散生小刺；花瓣红色、粉红色或白色，矩圆状椭圆形至倒卵形，先端圆钝或微尖。坚果椭圆形或卵形，果皮革质，坚硬，熟时黑褐色。种子卵形或椭圆形，种皮红色或白色。花期6—8月，果期8—10月。

生境分布　生长于池塘或水田内。分布于福建、湖南、湖北、江苏、浙江等地。

性味功效　莲子味甘、涩，性平。归脾、肾、心经。可补脾止泻，止带，益肾固精，养心安神。主治脾虚久泻，久痢，肾虚遗精，滑泄，小便不禁，崩漏带下，心神不宁，惊悸不眠。

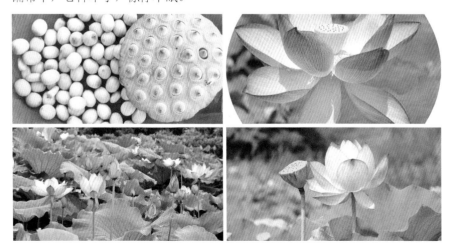

蕺菜

三白草科蕺菜属 *Houttuynia cordata* Thunb.

常用别名 | 鱼腥草、折耳根、狗贴耳。

药材名称 | 鱼腥草。

药用部位 | 带根的全草入药，夏秋季采收。

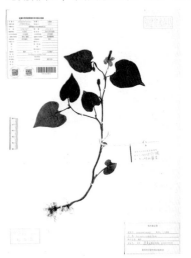

植物特征 多年生草本，全株有腥臭味。茎下部伏地，节上轮生小根，上部直立，无毛或节上被毛，有时带紫红色。叶互生，薄纸质，有腺点，背面尤甚，卵形或阔卵形，顶端短渐尖，基部心形，两面有时除叶脉被毛外余均无毛，背面常呈紫红色。花序长约2厘米；总花梗无毛；总苞片长圆形或倒卵形，顶端钝圆。蒴果顶端有宿存的花柱。花期4—7月。

生境分布 生长于沟边、溪边或林下湿地上。分布于四川、浙江、江苏、湖北、福建等地。

性味功效 味辛，性微寒。归肺经。可清热解毒，排脓消痈，利尿通淋。主治肺痈吐脓，痰热喘咳，乳蛾，热痢，痈肿疮毒，热淋。

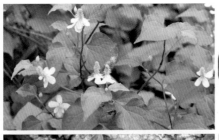
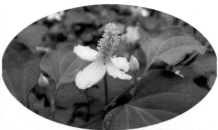
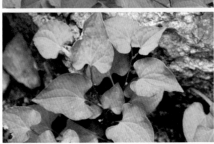
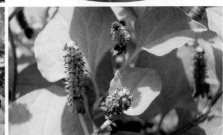

草胡椒

胡椒科草胡椒属 *Peperomia pellucida* (L.) Kunth

常用别名｜透明草、豆瓣绿。

药材名称｜草胡椒。

药用部位｜全草入药，夏秋季采收。

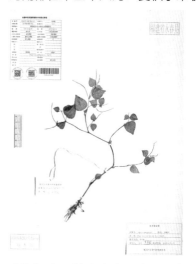

植物特征 一年生肉质草本。茎直立或基部有时平卧，分枝，无毛，下部节上常生不定根。叶互生，膜质，半透明，阔卵形或卵状三角形，长和宽近相等，顶端短尖或钝，基部心形，两面均无毛。穗状花序顶生，与叶对生，细弱，与花序轴均无毛；花疏生；苞片近圆形，中央有细短柄，盾状。浆果球形，顶端尖。花期4—7月。

生境分布 生长于林下湿地、石缝中或宅舍墙脚下。分布于福建、广东、湖南、广西、云南等地。

性味功效 味辛，性凉。归肝、肺经。可清热解毒，散瘀止痛，止血。主治痈肿疮毒，烧烫伤，跌打损伤，外伤出血。

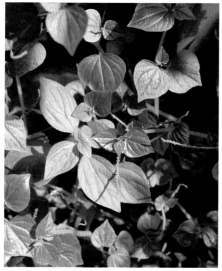

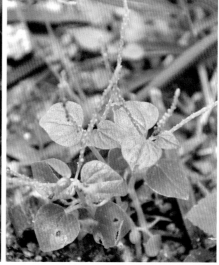

山蒟

胡椒科胡椒属 *Piper hancei* Maxim.

常用别名｜山蒌、寸香、风气药。
药材名称｜山蒟。
药用部位｜茎叶和根入药，秋季采收。

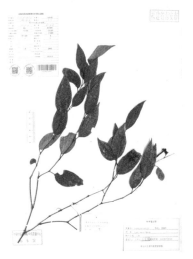

植物特征 攀缘藤本。茎、枝具细纵纹，节上生根。叶纸质或近革质，卵状披针形或椭圆形，顶端短尖或渐尖，基部渐狭或楔形。花单性，雌雄异株，聚集成与叶对生的穗状花序。雄花序轴被毛；苞片近圆形，近无柄或具短柄，盾状，向轴面和柄上被柔毛。浆果球形，黄色。花期3—8月。

生境分布 生长于山地溪涧边、密林或疏林中，攀缘于树上或石上。分布于我国南方大部分地区。

性味功效 味辛，性温。归肝、肺经。可祛风除湿，活血消肿，行气止痛，止咳化痰。主治风寒湿痹，胃痛，痛经，跌打损伤。

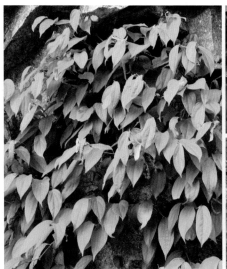

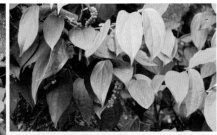

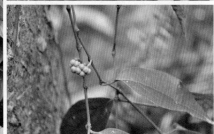

风藤

胡椒科胡椒属 *Piper kadsura* (Choisy) Ohwi

常用别名｜细叶青蒌藤、巴岩香、大风藤。

药材名称｜海风藤。

药用部位｜藤茎入药，夏秋季采收。

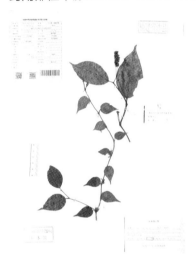

植物特征　木质藤本。茎有纵棱，幼时被疏毛，节上生根。叶近革质，具白色腺点，卵形或长卵形，顶端短尖或钝，基部心形，稀钝圆。花单性，雌雄异株，聚集成与叶对生的穗状花序。雄花序总花梗略短于叶柄，花序轴被微硬毛；苞片圆形，近无柄，盾状，边缘不整齐，腹面被白色粗毛。雌花序短于叶片，苞片和花序轴与雄花序相同。浆果球形，褐黄色。花期5—8月。

生境分布　生长于海岸或深山的树林中。分布于福建、浙江、广东、台湾等地。

性味功效　味辛、苦，性微温。归肝经。可祛风湿，通经络，止痹痛。主治风寒湿痹，肢节疼痛，筋脉拘挛，屈伸不利，腹脘冷痛，水肿。

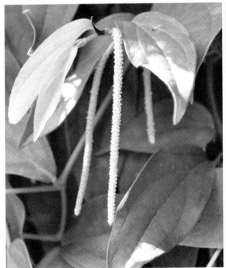

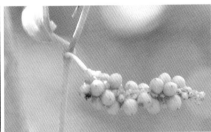

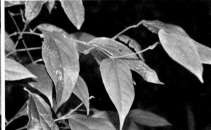

草珊瑚

金粟兰科草珊瑚属 *Sarcandra glabra* (Thunb.) Nakai

常用别名 | 接骨金粟兰、肿节风、节骨茶。

药材名称 | 肿节风。

药用部位 | 全株或根入药，夏秋季采收。

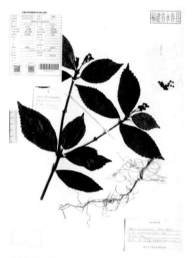

植物特征 常绿半灌木。茎直立，绿色，无毛，节间有纵行较明显的脊和沟；茎与枝均有膨大的节。单叶对生，具柄；叶片革质，椭圆形、卵形至卵状披针形，顶端渐尖，基部尖或楔形，边缘具粗锐锯齿，齿尖有一腺体，两面均无毛；叶柄基部合生成鞘状；托叶钻形。穗状花序顶生，通常分枝，多少成圆锥花序状；苞片三角形；花小，黄绿色。核果球形，熟时亮红色。花期6月，果期8—10月。

生境分布 生长于山沟、溪谷、林阴湿地。分布于我国南方大部分地区。

性味功效 味辛、苦，性平。归肝、心经。可祛风通络，活血消斑，清热凉血。主治风湿痹痛，肢体麻木，跌打损伤，痛经，产后瘀滞腹痛，肺炎，急性阑尾炎，急性胃肠炎，胆囊炎。

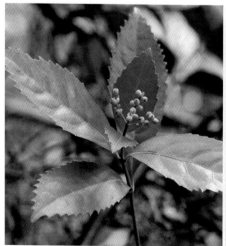
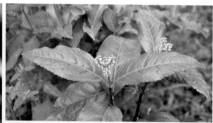
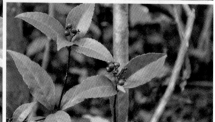

管花马兜铃

马兜铃科马兜铃属 *Aristolochia tubiflora* Dunn

常用别名 ｜ 一点血、红白药、独一味。

药材名称 ｜ 鼻血雷。

药用部位 ｜ 根入药，冬季采收。

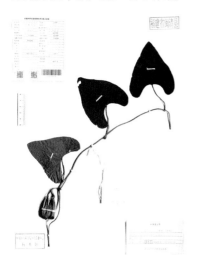

植物特征 草质藤本。嫩枝、叶柄折断后渗出微红色汁液。叶纸质或近膜质，卵状心形或卵状三角形，顶端钝而具凸尖，基部浅心形至深心形，边全缘，上面深绿色，下面浅绿色或粉绿色。花单生或2朵聚生于叶腋；小苞片卵形，无柄；花被基部膨大，呈球形；舌片卵状狭长圆形，深紫色，具平行脉纹。蒴果长圆形，6棱，成熟时黄褐色，6瓣开裂；果梗常随果实开裂成6条。种子卵形或卵状三角形，褐色。花期4—8月，果期10—12月。

生境分布 生长于山坡阴湿处。分布于福建、浙江、江西、湖南、湖北、广西、贵州、四川等地。

性味功效 味辛、苦，性寒。归心、胃经。可清热解毒，行气止痛。主治疮疡疔肿，毒蛇咬伤，胃脘疼痛，肠炎痢疾，腹泻，风湿关节疼痛，痛经，跌打损伤。

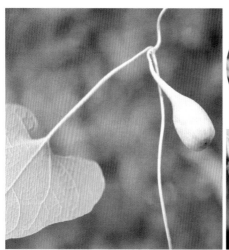

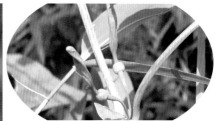

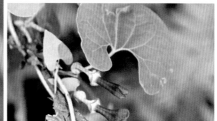

福建细辛

马兜铃科细辛属 *Asarum fukienense* C. Y. Cheng et C. S. Yang

常用别名 | 土里开花、薯叶细辛、马脚蹄。

药材名称 | 土细辛。

药用部位 | 全草入药，夏秋季采收。

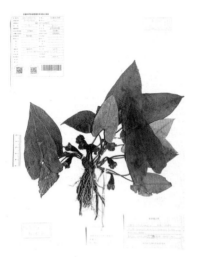

植物特征 多年生草本。根状茎短，根肉质。叶片近革质，三角状卵形或长卵形，先端急尖或短尖，基部耳状心形，两侧有裂片，叶面深绿色，偶有白色云斑，仅沿中脉散生短毛，叶背密生黄棕色柔毛。花绿紫色；花梗密生棕黄色柔毛，通常向下弯垂；花被管圆筒状，外面被黄色柔毛，喉部不缢缩或稍缢缩，无膜环，内壁有纵行脊状皱褶，花被裂片阔卵形，开花时两侧反折，中部至基部有一半圆形淡黄色垫状斑块。果卵球状。花期4—11月。

生境分布 生长于山谷、林下阴湿地。分布于福建、安徽、浙江、江西等地。

性味功效 味辛，性温。归心、肺、肾经。可祛风散寒，止痛，温肺化饮。主治风寒感冒，头痛，牙痛，风湿痹痛，痰饮喘咳。

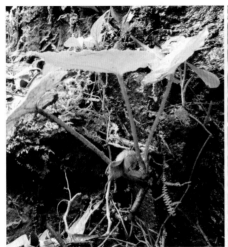

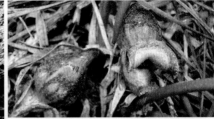

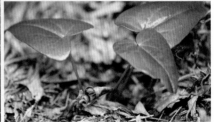

毛花猕猴桃

猕猴桃科猕猴桃属 *Actinidia eriantha* Benth.

常用别名｜毛花杨桃、毛冬瓜、白藤梨。

药材名称｜毛冬瓜根、毛冬瓜叶。

药用部位｜根及根皮、叶入药；根全年采收，叶夏秋季采收。

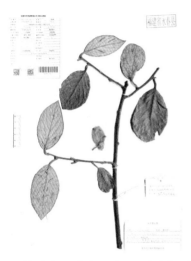

（植物特征） 大型落叶藤本。小枝、叶柄、花序和萼片密被乳白色或淡污黄色直展的绒毛或交织压紧的绵毛。叶软纸质，卵形至阔卵形，边缘具硬尖小齿，腹面草绿色，幼嫩时散被糙伏毛，背面粉绿色，密被乳白色或淡污黄色星状绒毛。聚伞花序，苞片钻形；萼片淡绿色，瓢状阔卵形；花瓣顶端和边缘橙黄色，中央和基部桃红色，倒卵形。果柱状卵珠形，密被不脱落的乳白色绒毛，宿存萼片反折。花期5月上旬至6月上旬，果熟期11月。

（生境分布） 生长于山地上的高草灌丛或灌木丛林中。分布于浙江、福建、江西、湖南、广东等地。

（性味功效） 味淡、微辛，性寒。可解毒消肿，清热利湿。主治热毒痈肿，乳痈，肺热失音，湿热痢疾，淋浊，带下，风湿痹痛，胃癌，食管癌，乳癌，跌打损伤，骨折，刀伤。

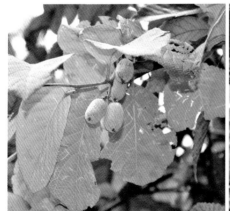

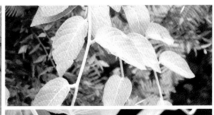

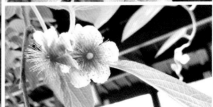

杨桐

山茶科杨桐属 *Adinandra millettii* (Hook. et Arn.) Benth. et Hook. f. ex Hance

常用别名｜黄瑞木、鸡仔茶、乌珠子。

药材名称｜黄瑞木。

药用部位｜根、嫩叶入药；根全年采收，嫩叶夏秋季采收。

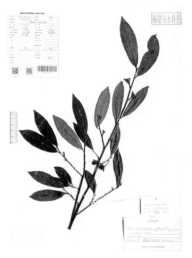

植物特征 灌木或小乔木。嫩枝和顶芽疏生柔毛。单叶互生；叶具短柄；叶片厚革质，长圆状椭圆形，先端短尖，基部渐狭，边缘全缘，少有在上半部略有细牙齿，幼时有密集的柔毛，后变无毛。花两性，单生于叶腋；花冠裂片5，无毛；雄蕊约25枚，花药密生白色柔毛；子房上位，3室，有白色柔毛，花柱无毛。浆果近球形，直径7～8毫米，有柔毛或近于无毛。种子细小，黑色，光亮。

生境分布 生长于山地林荫处或水边。分布于我国南方大部分地区。

性味功效 味甘、微苦，性凉。可凉血止血，消肿解毒。主治鼻衄，睾丸炎，腮腺炎，疖肿，毒蛇咬伤，毒蜂蜇伤。

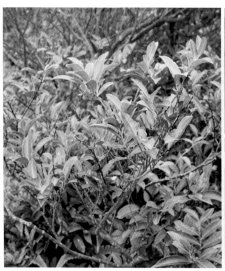

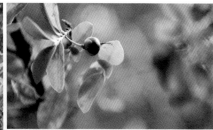

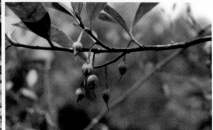

油茶

山茶科山茶属 *Camellia oleifera* Abel.

常用别名｜茶籽树、茶油树、白花茶。

药材名称｜油茶子、油茶根、油茶叶、油茶花、茶油。

药用部位｜种子、根、叶、花入药；叶和根全年采收，花冬季采收，种子秋季采收。

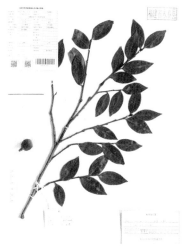

植物特征 灌木或中乔木。嫩枝有粗毛。叶革质，椭圆形、长圆形或倒卵形，先端尖而有钝头，有时渐尖或钝，基部楔形，上面深绿色，发亮，中脉有粗毛或柔毛，下面浅绿色，无毛或中脉有长毛，边缘有细锯齿，有时具钝齿。花顶生，花瓣白色，5～7片，倒卵形，先端凹入或2裂，基部狭窄，近于离生，背面有丝毛。蒴果球形或卵圆形，3室或1室，3片或2片裂开，木质，中轴粗厚；果柄有环状短节。花期冬春间。

生境分布 生长于山坡灌丛中。分布于长江流域及其以南各地。

性味功效 味苦、甘，性平。归脾、胃、大肠经。可行气，润肠，杀虫。主治气滞腹痛，肠燥便秘，蛔虫病，钩虫病，疥癣瘙痒，鼻衄，疮疽。

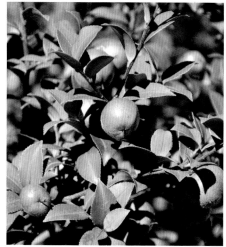

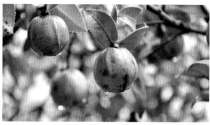

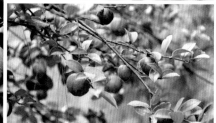

茶

山茶科山茶属 *Camellia sinensis* (L.) O. Ktze.

常用别名 | 茶叶、槚、茗。

药材名称 | 茶叶、茶树根、茶花、茶籽。

药用部位 | 嫩叶或嫩芽、花、果实和根入药；清明时采嫩芽、嫩叶，夏秋季采花，冬季采果实，根全年可采。

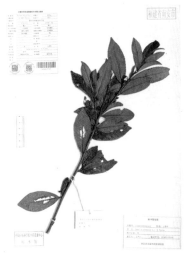

植物特征 常绿灌木。嫩枝、嫩叶具细柔毛。单叶互生；叶片薄革质，椭圆形或倒卵状椭圆形，先端短尖或钝尖，基部楔形，边缘有锯齿，下面无毛或微有毛，侧脉约 8 对，明显。花两性，白色，芳香，通常单生或 2 朵生于叶腋。蒴果近球形或扁形，果皮革质，较薄。种子近球形或微有棱角。花期 10—11 月，果期次年 10—11 月。

生境分布 生长于丘陵山地的酸性土壤中。分布于长江流域及其以南各地。

性味功效 味苦、甘，性凉。归心、脾、胃、肾经。可清头目，除烦渴，消食，化痰，利尿，解毒。主治头痛目赤，感冒，心烦口渴，食积，口臭，癫痫，小便不利，泄泻，疮疡疖肿，水火烫伤。

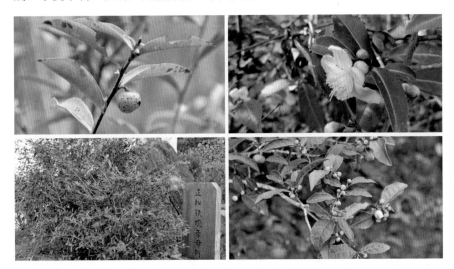

细齿叶柃

山茶科柃木属 *Eurya nitida* Korthals

常用别名 | 黄背叶柃。

药材名称 | 细齿叶柃。

药用部位 | 全株入药，全年采收。

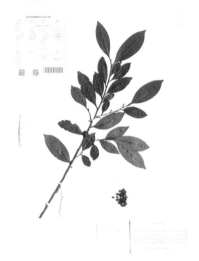

植物特征 灌木或小乔木，全株无毛。树皮灰褐色或深褐色，平滑。嫩枝具2棱，黄绿色，无毛；顶芽线状披针形，无毛。叶互生，革质，椭圆形、长圆状椭圆形或倒卵状长圆形，顶端渐尖或短渐尖，尖头钝，基部楔形，边缘密生锯齿或细钝齿，中脉在表面下凹。花1～4朵簇生于叶腋，单性，雌雄异株；雄花萼片近圆形，花瓣倒卵形，基部合生。果实圆球形，成熟时蓝黑色。种子肾形或圆肾形，亮褐色。花期11月至次年1月，果期次年7—9月。

生境分布 生长于山地林中、沟谷、溪边、林缘及山坡路旁灌丛中。分布于我国南方大部分地区。

性味功效 味苦、涩，性平。归肝、胃、大肠经。可祛风除湿，解毒敛疮，止血。主治风湿痹痛，泄泻，无名肿毒，疮疡溃烂，外伤出血。

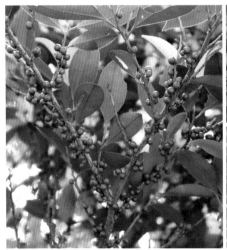

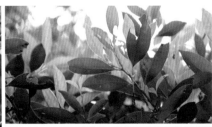

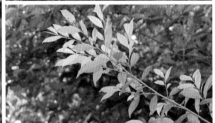

地耳草

藤黄科金丝桃属 *Hypericum japonicum* Thunb. ex Murray

常用别名 | 犁头草、雀舌草、上天梯、小还魂。

药材名称 | 田基黄。

药用部位 | 全草入药，春夏季开花时采收。

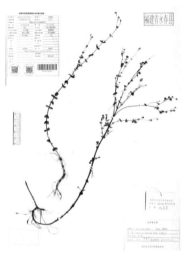

植物特征 一年生或多年生草本。茎单一或簇生，具4纵线棱，散布淡色腺点。单叶对生；叶无柄，卵形或椭圆形，先端近锐尖，基部心形抱茎至截形，边缘全缘，叶面散布透明腺点。花序两歧状或多少呈单歧状，苞片及小苞片线形；萼片5，披针形或椭圆形，先端急尖，上部有腺点；花瓣5，黄色，卵状长椭圆形，约与萼片等长；雄蕊5～30枚，基部连合成3束；花柱3，丝状。蒴果椭圆形，成熟时开裂为3果瓣。种子多数。花期5—6月，果期9—10月。

生境分布 生长于田边、沟边、草地及撂荒地上。分布于辽宁、山东至长江以南各地。

性味功效 味甘、苦，性凉。归肺、肝、胃经。可清热利湿，解毒，散瘀消肿。主治湿热黄疸，泄泻，痢疾，肠痈，痈疖肿毒，乳蛾，口疮，目赤肿痛，毒蛇咬伤，跌打损伤。

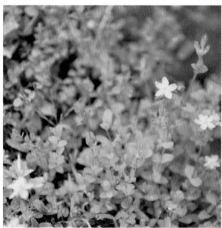

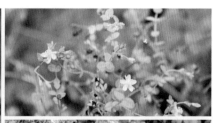

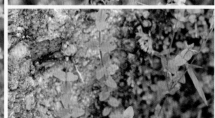

元宝草

藤黄科金丝桃属 *Hypericum sampsonii* Hance

常用别名 | 散血丹、对月草、合掌草、大还魂、黄叶连翘。

药材名称 | 元宝草。

药用部位 | 全草入药，夏秋季采收。

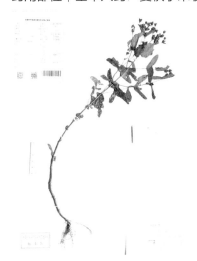

植物特征 多年生草本，全体无毛。茎单一或少数，圆柱形。叶对生，基部完全合生为一体而茎贯穿其中心，披针形至长圆形，先端钝或圆形，基部较宽，全缘，坚纸质，上面绿色，下面淡绿色，边缘密生黑色腺点，全面散生透明腺点或间有黑色腺点。伞房状花序顶生，与多个腋生花枝形成伞房状至圆柱状圆锥花序；花瓣淡黄色，椭圆状长圆形，宿存。蒴果宽卵珠形，散布黄褐色囊状腺体。种子黄褐色，长卵柱形。花期5—6月，果期7—8月。

生境分布 生长于路旁、山坡、草地、灌丛、田边、沟边等处。分布于陕西至长江以南各地。

性味功效 味苦、辛，性寒。归肝、脾经。可凉血止血，清热解毒，通经活络。主治小儿高热，痢疾，肠炎，吐血，衄血，月经不调，带下，外伤出血，跌打损伤，乳腺炎，烧烫伤，毒蛇咬伤。

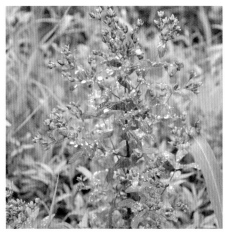
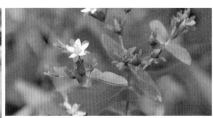
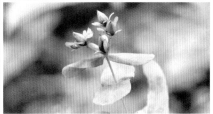

金丝梅

藤黄科金丝桃属 *Hypericum patulum* Thumb. ex Murray

常用别名｜金丝桃、芒种花、过路黄、断痔果。
药材名称｜金丝梅。
药用部位｜全株入药，夏季采收。

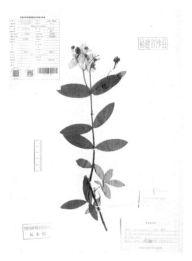

（植物特征） 灌木。茎红色。叶对生，倒披针形或椭圆形至长圆形，或披针形至卵状三角形或卵形，先端锐尖至圆形，常具细小尖突，基部楔形至圆形，坚纸质，上面绿色，下面淡绿色，叶片腺体小而点状。花序近伞房状；花瓣金黄色至柠檬黄色，三角状倒卵形，全缘，有侧生的小尖突。蒴果宽卵珠形。种子深红褐色，圆柱形，有狭的龙骨状突起，有浅的线状网纹至线状蜂窝纹。花期5—8月，果期8—9月。

（生境分布） 生长于山坡、路旁或灌丛中。分布于我国南方大部分地区。

（性味功效） 味苦，性凉。可清热解毒，散瘀止痛，祛风湿。主治肝炎，肝脾大，急性咽喉炎，结膜炎，疮疖肿毒，蛇咬及蜂蜇伤，跌打损伤，风湿性腰痛。

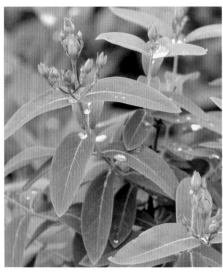

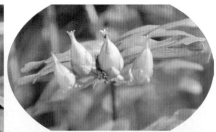

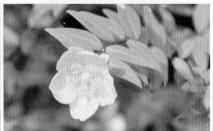

博落回

罂粟科博落回属 *Macleaya cordata* (Willd.) R. Br.

常用别名｜菠萝筒、勃勒回、号筒管、大叶莲、黄薄荷。

药材名称｜博落回。

药用部位｜带根的全草入药，9—12 月采收。

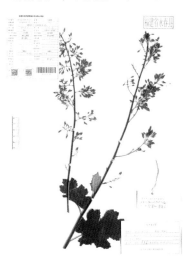

植物特征 多年生草本，全株带有白粉，折断后有黄汁流出。茎圆柱形，中空。单叶互生，阔卵形，5～7 裂或 9 浅裂，裂片有不规则波状齿；叶柄基部膨大而抱茎。圆锥花序顶生或腋生，花萼 2 片，白色，倒披针形，边缘薄膜质，早落；无花瓣。雄蕊多数，花丝细而扁；雌蕊 1，子房倒卵形，扁平，花柱短，柱头 2 裂。蒴果下垂，倒卵状长椭圆形，扁平，红色，表面带白粉，花柱宿存。种子矩圆形，褐色而有光泽。花期 6—7 月，果期 8—11 月。

生境分布 生长于丘陵或低山的林中、灌丛中或草丛间。分布于长江中下游各地。

性味功效 味苦、辛，性寒；有大毒。可祛风解毒，散瘀消肿。主治跌打肿痛，风湿关节痛，痈疖肿毒，下肢溃疡，阴道滴虫，湿疹，烧烫伤，蛇虫咬伤。

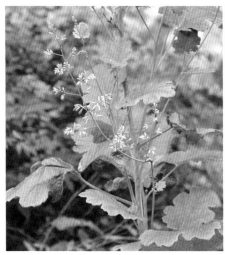

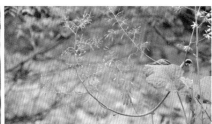

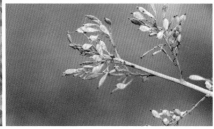

蔊菜

十字花科蔊菜属 *Rorippa indica* (L.) Hiern.

常用别名｜葶苈、塘葛菜、野菜子。

药材名称｜蔊菜。

药用部位｜全草入药，夏秋季采收。

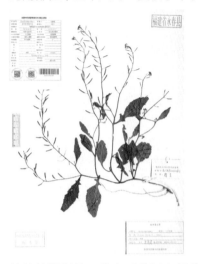

植物特征　一、二年生直立草本。茎单一或分枝，表面具纵沟。叶互生，叶形多变化，常大头羽状分裂，顶端裂片大，卵状披针形，边缘具不整齐牙齿，侧裂片 1～5 对；茎上部叶片宽披针形或匙形，边缘具疏齿，具短柄或基部耳状抱茎。总状花序顶生或侧生；花瓣 4，黄色，匙形，基部渐狭成短爪。长角果线状圆柱形，短而粗，直立或稍内弯，成熟时果瓣隆起。种子每室 2 行，多数，细小，卵圆形而扁，表面褐色，具细网纹。花期 4—6 月，果期 6—8 月。

生境分布　生长于路旁、田边、河边及山坡等较潮湿处。分布于我国大部分地区。

性味功效　味辛、苦，性微温。归肺、肝经。可祛痰止咳，解表散寒，活血解毒，利湿退黄。主治咳嗽痰喘，感冒发热，麻疹透发不畅，风湿痹痛，疔疮痈肿，经闭，跌打损伤，黄疸，水肿。

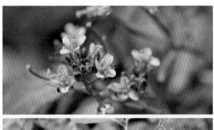

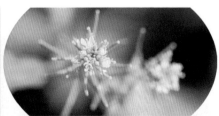

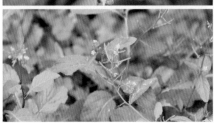

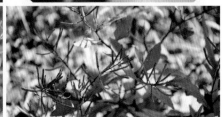

枫香树

金缕梅科枫香树属 *Liquidambar formosana* Hance

常用别名｜枫树、鸡爪枫、枫香。

药材名称｜枫香脂、枫香树根、枫香树皮、路路通。

药用部位｜叶、果序、树脂、根和树皮入药；夏季采叶，冬季采果序，全年采根，树脂 7—8 月采收。

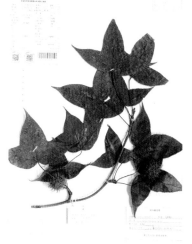

（**植物特征**）落叶乔木。树皮灰褐色。叶薄革质，阔卵形，掌状 3 裂，中央裂片较长，先端尾状渐尖，上面绿色，干后灰绿色，下面有短柔毛，边缘有锯齿，齿尖有腺状突；托叶线形，红褐色，被毛，早落。雄性短穗状花序常多个排成总状。雌性头状花序有花 24～43 朵，花序柄偶有皮孔。头状果序圆球形，木质；蒴果下半部藏于花序轴内，有宿存花柱及针刺状萼齿。种子多数，褐色，多角形或有窄翅。花期 2—4 月，果期 5—11 月。

（**生境分布**）生长于山地的常绿阔叶林中。分布于秦岭及淮河以南各地。

（**性味功效**）路路通味苦，性平。归肝、肾经。可祛风活络，利水通经。主治关节痹痛，麻木拘挛，水肿胀满，乳少经闭。枫香脂主治跌扑损伤，痈疽肿痛，吐血，衄血，外伤出血。

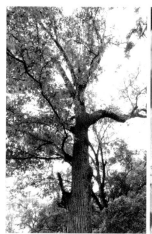
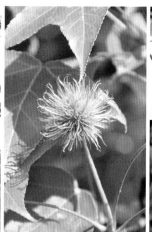
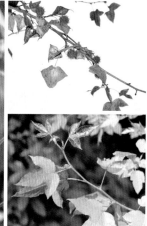

檵木

金缕梅科檵木属 *Loropetalum chinense* (R. Br.) Oliver

常用别名 | 白花檵木、檵柴、坚漆。
药材名称 | 檵木、檵花根。
药用部位 | 根、叶和花入药；根、叶全年采收，花于清明前后采收。

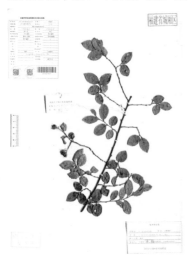

植物特征 灌木，有时为小乔木。多分枝，小枝有星毛。叶革质，卵形，先端尖锐，基部钝，不等侧，上面略有粗毛或秃净，干后暗绿色，无光泽，下面被星毛，稍带灰白色，侧脉约 5 对，在上面明显，在下面突起，全缘；叶柄有星毛；托叶膜质，三角状披针形，早落。花 3～8 朵簇生，有短花梗，白色，先叶开放。蒴果卵圆形，先端圆，被褐色星状绒毛。种子圆卵形，黑色，发亮。花期 3—4 月。

生境分布 生长于向阳的丘陵山地、马尾松林及杉林下。分布于我国中部、南部及西南地区。

性味功效 味苦、甘、涩，性平。可清热止血，止痛生肌。主治血瘀经闭，跌打损伤，慢性关节炎，外伤出血。

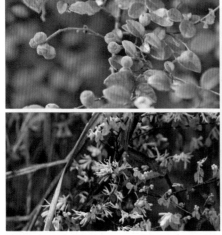

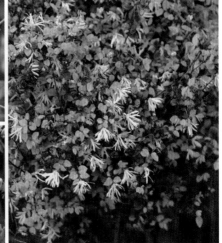

佛甲草

景天科景天属 *Sedum lineare* Thunb.

常用别名 | 佛指甲、狗牙菜、金莿插。
药材名称 | 佛甲草。
药用部位 | 茎叶入药，夏秋季采收。

植物特征 多年生肉质草本，全体无毛。茎纤细倾卧，着地部分节节生根。3叶轮生，少有4叶轮生或对生的，叶线形至倒披针形，近无柄，长2～2.5厘米，先端近短尖，基部有短距。聚伞花序顶生，花黄色，细小，花瓣5，矩圆形，先端短尖，基部渐狭；雄蕊10，心皮5个，成熟时分离，长4～5毫米，花柱短。蓇葖果。花期4—5月，果期6—7月。

生境分布 生长于山野的湿地及岩石上。分布于我国西南、中南、东南地区。

性味功效 味甘、淡，性寒。归肺、肝经。可清热解毒，利湿，止血。主治咽喉肿痛，痈肿，疔疮，丹毒，烫伤，蛇咬伤，黄疸，痢疾。

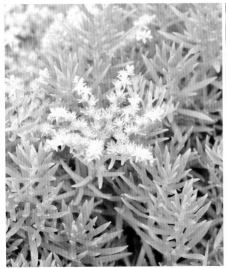

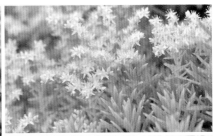

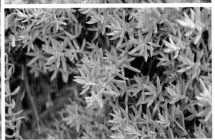

垂盆草

景天科景天属 *Sedum sarmentosum* Bunge

常用别名｜狗牙齿、鼠牙半枝莲、白蜈蚣。

药材名称｜垂盆草。

药用部位｜全草入药，夏秋季采收。

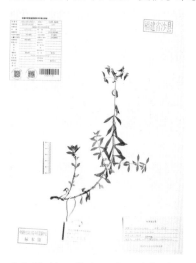

植物特征 多年生肉质草本。不育枝及花茎细，茎匍匐，着地生根，上部斜举，直到花序之下，长10～25厘米。叶3枚轮生，绿色，肉质，倒披针形至长圆形，先端近急尖，基部急狭，有白色膜质短距。聚伞花序，有3～5分枝，花少；花无梗，萼片5，披针形至长圆形，先端钝，基部无距；花瓣5，黄色，披针形至长圆形，先端有稍长的短尖；雄蕊较花瓣短。蓇葖果5枚，基部稍合生。种子卵形。花期5—7月，果期8月。

生境分布 生长于山坡向阳处、石上或路旁湿润处。分布于我国大部分地区。

性味功效 味甘、淡，性凉。归肝、胆、小肠经。可利湿退黄，消热解毒。主治湿热黄疸，淋证，泻痢，肺痈，肠痈，疮疖肿毒，蛇虫咬伤，水火烫伤，咽喉肿痛，口腔溃疡，湿疹，带状疱疹。

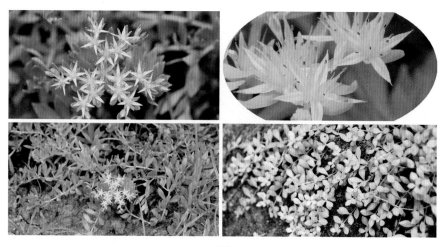

常山

虎耳草科常山属 *Dichroa febrifuga* Lour.

常用别名 | 土常山、黄常山、白常山。

药材名称 | 常山、蜀漆。

药用部位 | 根、嫩枝叶入药；根秋季采收，嫩枝叶夏季采收。

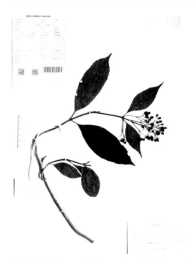

植物特征 灌木。小枝常呈紫红色。叶对生，形状大小变异大，常椭圆形、倒卵形、椭圆状长圆形或披针形，先端渐尖，基部楔形，边缘具锯齿或粗齿。伞房状圆锥花序顶生，有时叶腋有侧生花序，花蓝色或白色；花蕾倒卵形；花萼倒圆锥形，4～6裂；裂片阔三角形，急尖；花瓣长圆状椭圆形，稍肉质，花后反折。浆果蓝色，干时黑色。种子具网纹。花期2—4月，果期5—8月。

生境分布 生长于阴湿林中。分布于江西、贵州、云南、广东、广西、福建等地。

性味功效 味苦、辛，性寒；有毒。归肺、肝、心经。可涌吐痰涎，截疟。主治疟疾，痰饮积聚，胸膈痞塞。

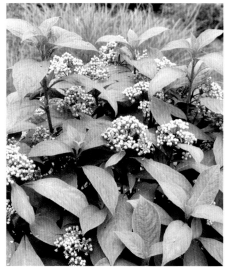

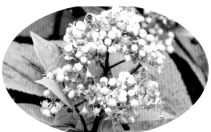

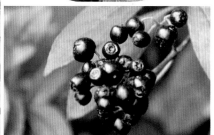

绣球

虎耳草科绣球属 *Hydrangea macrophylla* (Thunb.) Ser.

常用别名 | 八仙花、紫绣球、粉团花。

药材名称 | 绣球花。

药用部位 | 花入药，夏秋季采收。

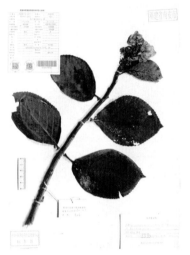

植物特征 小灌木。茎常于基部发出多数放射枝而形成一圆形灌丛。枝圆柱形，紫灰色至淡灰色，无毛，具少数长形皮孔。叶对生，纸质或近革质，倒卵形或阔椭圆形，先端骤尖，具短尖头，基部钝圆或阔楔形，边缘于基部以上具粗齿，两面无毛或仅下面中脉两侧被稀疏卷曲短柔毛。伞房状聚伞花序近球形，密被紧贴短柔毛，花密集，多数不育；不育花萼片4，阔倒卵形、近圆形或阔卵形，粉红色、淡蓝色或白色；花瓣长圆形。花期6—8月。

生境分布 生长于山谷溪旁或山顶疏林中。分布于我国大部分地区。

性味功效 味苦、微辛，性寒；有小毒。可清热解毒，抗疟杀虫。主治疟疾，心热惊悸，烦躁，喉痹，阴囊湿疹，疥癞。

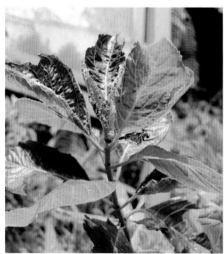

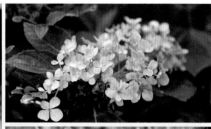

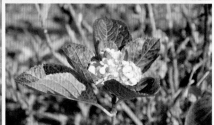

龙芽草

蔷薇科龙芽草属 *Agrimonia pilosa* Ldb.

常用别名 | 瓜香草、老鹳嘴、仙鹤草、路边黄。

药材名称 | 仙鹤草、鹤草芽、龙芽草根。

药用部位 | 地上部分、带短小根茎的冬芽和根入药；地上部分夏秋季采收，冬芽冬春季采收。

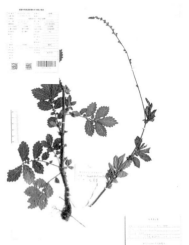

植物特征 多年生草本。根多呈块茎状。茎被疏柔毛及短柔毛，稀下部被稀疏长硬毛。叶为奇数羽状复叶，互生，通常有小叶 3 ～ 4 对。花序穗状、总状顶生，分枝或不分枝；苞片通常深 3 裂，小苞片对生，卵形；萼片 5，三角卵形；花瓣黄色，长圆形。果实倒卵圆锥形，外面有 10 条肋，被疏柔毛，顶端有数层钩刺，幼时直立，成熟时靠合。花果期 5—12 月。

生境分布 生长于溪边、路旁、草地、灌丛、林缘及疏林下。分布于我国大部分地区。

性味功效 仙鹤草味苦、涩，性平。归心、肝经。可收敛止血，截疟，止痢，解毒，补虚。主治各种出血症，崩漏带下，血痢，劳伤脱力，痈肿疮毒，跌打、创伤出血，疟疾。

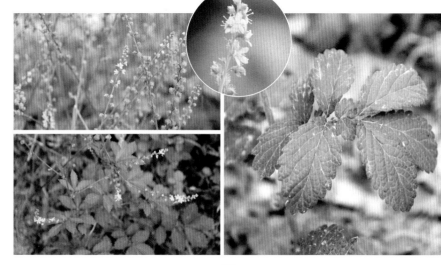

桃

蔷薇科桃属 *Amygdalus persica* L.

常用别名｜桃树、毛桃、普通桃。

药材名称｜桃仁、桃子、桃花。

药用部位｜种子、幼果、成熟果实、花入药，夏季采收。

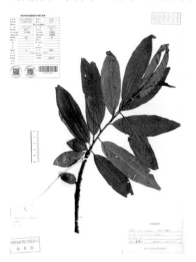

植物特征 乔木。树皮暗红褐色，老时粗糙，呈鳞片状。小枝细长，无毛，有光泽，绿色，具大量小皮孔。叶片长圆披针形或倒卵状披针形，边缘具细锯齿或粗锯齿。花单生，先叶开放；萼片卵形至长圆形；花瓣宽倒卵形，粉红色。果实形状和大小均有变异，色泽变化由淡绿白色至橙黄色，向阳面常具红晕，外面密被短柔毛，腹缝明显；果肉白色、黄色或红色；核大，椭圆形或近圆形，两侧扁平，顶端渐尖。花期3—4月，果期8—9月。

生境分布 生长于山坡、山谷、沟底或荒野的疏林及灌丛内。分布于我国大部分地区。

性味功效 桃仁味苦、甘，性平。归心、肝、大肠经。可活血祛瘀，润肠通便，止咳平喘。主治经闭痛经，癥瘕痞块，跌扑损伤，肠燥便秘，津少口渴，咳嗽气喘，水肿，腹水。

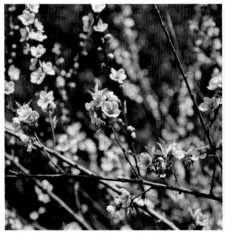

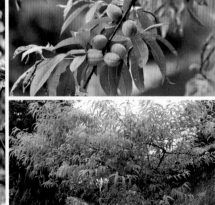

枇杷

蔷薇科枇杷属 *Eriobotrya japonica* (Thunb.) Lindl.

常用别名｜卢桔、芦橘、枇杷果。

药材名称｜枇杷叶、枇杷、枇杷核、枇杷根、枇杷花。

药用部位｜叶、果实、种子、根和花入药，全年采收。

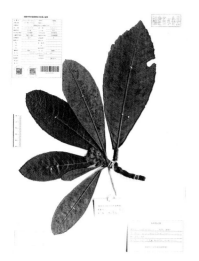

植物特征　常绿小乔木。小枝被锈色绒毛。单叶互生；叶片革质，长椭圆形至倒卵状披针形，先端短尖，基部楔形，边缘有疏锯齿，上面深绿色，有光泽，下面密被锈色绒毛；叶柄极短或无柄；托叶2枚，三角形，渐尖。花每数十朵聚合为顶生圆锥花序，花序有分枝，密被绒毛；花瓣5，白色，倒卵形，内面近基部有毛。果为浆果状梨果，圆形或近圆形，黄色或橙黄色。花期9—11月，果期翌年4—5月。

生境分布　生长于村边、平地或坡地。分布于甘肃、河南、安徽、江西、湖南、四川、广西、广东、福建、台湾等地。

性味功效　枇杷叶味苦，性微寒。归肺、胃经。可清肺止咳，降逆止呕。主治肺热咳嗽，气逆喘急，胃热呕逆，烦热口渴。

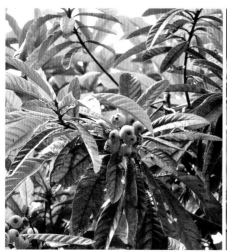

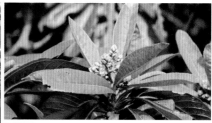

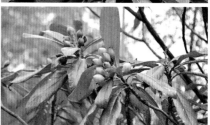

月季花

蔷薇科蔷薇属 *Rosa chinensis* Jacq.

常用别名｜月月红、月季、艳雪红、月光花、四季春。
药材名称｜月季花、月季花叶、月季花根。
药用部位｜花、叶和根入药；叶春至秋季采收，花微开时采摘，根春季采收。

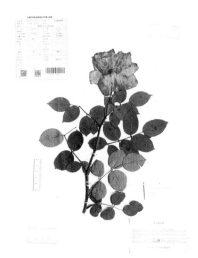

植物特征 矮小直立灌木。小枝粗壮而有略带钩状的皮刺或无刺。羽状复叶；小叶3～5，宽卵形或卵状长圆形，先端渐尖，基部宽楔形或近圆形，边缘有锐锯齿，两面无毛；叶柄及叶轴疏生皮刺及腺毛；托叶大部附生于叶柄上，边缘有腺毛或羽裂。花单生或数朵聚生成伞房状；花瓣红色或玫瑰色，重瓣，微香；花柱分离，子房被柔毛。果卵圆形或梨形，红色；萼片宿存。花期4—9月，果期6—11月。

生境分布 生长于山坡或路旁。分布于我国大部分地区。

性味功效 味甘，性温。归肝经。可活血调经，疏肝解郁。主治气滞血瘀，月经不调，痛经，闭经，胸胁胀痛，痈疽肿毒，淋巴结结核。

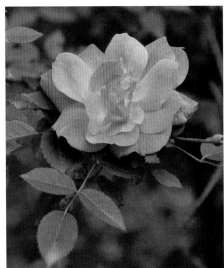

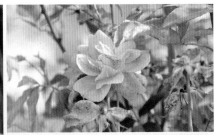

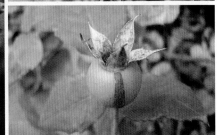

小果蔷薇

蔷薇科蔷薇属 *Rosa cymosa* Tratt.

常用别名 | 倒钩笋、红荆藤、山木香。

药材名称 | 小果蔷薇。

药用部位 | 根和叶入药，四季采收。

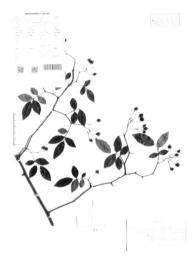

植物特征 攀缘灌木。小枝圆柱形，无毛或稍有柔毛，有钩状皮刺。小叶 3～5；小叶片卵状披针形或椭圆形，先端渐尖，基部近圆形，边缘有齿，两面均无毛，上面亮绿色，下面颜色较淡，中脉突起，沿脉有稀疏长柔毛；小叶柄和叶轴无毛或柔毛，有稀疏皮刺和腺毛；托叶膜质，离生，线形，早落。花多朵成复伞房花序；花瓣白色，倒卵形，先端凹，基部楔形。果球形，红色至黑褐色，萼片脱落。花期5—6月，果期7—11月。

生境分布 生长于向阳山坡、路旁、溪边或丘陵地。分布于华东、中南和西南地区。

性味功效 味苦，性平。归肝经。可解毒，活血散瘀，消肿散结。主治疮痈肿痛，烫火伤，跌打损伤，风湿痹痛。

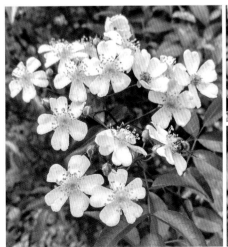

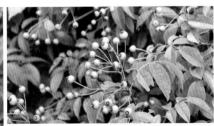

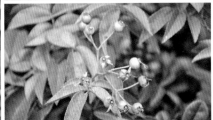

金樱子

蔷薇科蔷薇属 *Rosa laevigata* Michx.

常用别名│刺梨子、山石榴、山鸡头子。

药材名称│金樱子、金樱叶、金樱花、金樱根。

药用部位│果实、叶、花和根入药；果实 10—11 月采收，叶和根全年采收，花 4—6 月采收。

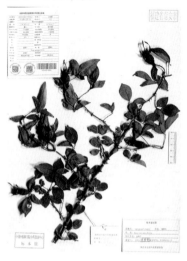

植物特征 常绿攀缘灌木。小枝粗壮，散生扁弯皮刺，幼时被腺毛，老时逐渐脱落减少。小叶革质，通常 3，倒卵形或披针状卵形，先端急尖或圆钝，边缘有锐锯齿；小叶柄和叶轴有皮刺和腺毛；托叶离生或基部与叶柄合生，披针形，边缘有细齿，齿尖有腺体，早落。花单生于叶腋；花瓣白色，宽倒卵形，先端微凹。果梨形或倒卵形，紫褐色，外面密被刺毛，萼片宿存。花期 4—6 月，果期 7—11 月。

生境分布 生长于山野多石地方。分布于华中、华南、华东及四川、贵州等地。

性味功效 金樱子味酸、甘、涩，性平。归肾、膀胱、大肠经。可固精缩尿止带，涩肠止泻。主治遗精滑精，遗尿尿频，带下，久泻久痢，崩漏，脱肛，子宫脱垂。

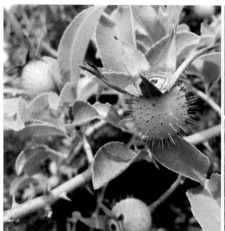

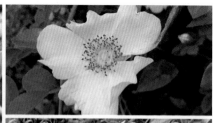

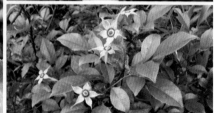

粗叶悬钩子

蔷薇科悬钩子属 *Rubus alceaefolius* Poir.

常用别名 | 流苏莓、羽萼悬钩子、大乌泡。

药材名称 | 粗叶悬钩子。

药用部位 | 根和叶入药，全年采收。

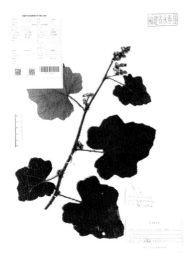

植物特征 攀缘灌木。枝被黄灰色至锈色绒毛状长柔毛，有稀疏皮刺。单叶，近圆形或宽卵形，顶端圆钝，基部心形，上面疏生长柔毛，有囊泡状小突起，下面密被黄灰色至锈色绒毛，边缘不规则 3～7 浅裂，有粗锯齿；裂片线形或线状披针形。花成顶生狭圆锥花序或近总状，也成腋生头状花束，稀单生；花瓣宽倒卵形或近圆形，白色。果实近球形，肉质，红色；核有皱纹。花期 7—9 月，果期 10—11 月。

生境分布 生长于山坡、丘陵、路旁、旷野灌丛中。分布于福建、广西、湖南、贵州、江西等地。

性味功效 味甘、淡，性平。可清热利湿，止血，散瘀。主治肝炎，痢疾，肠炎，乳腺炎，口腔炎，行军性血红蛋白尿症，外伤出血，肝脾大，跌打损伤，风湿骨痛。

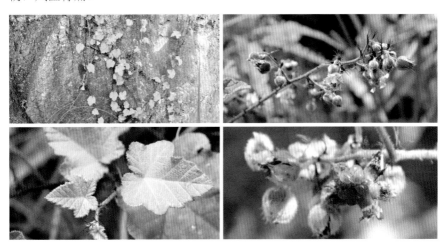

寒莓

蔷薇科悬钩子属 Rubus buergeri Miq.

常用别名｜地莓、大叶寒莓、寒刺泡。
药材名称｜寒莓、寒莓根。
药用部位｜茎叶和根入药，全年采收。

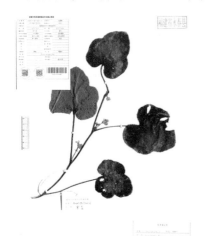

植物特征 直立或匍匐小灌木。茎常伏地生根，出长新株；匍匐枝与花枝均密被绒毛状长柔毛，无刺或具稀疏小皮刺。单叶，卵形至近圆形，顶端圆钝或急尖，基部心形，上面微具柔毛或沿叶脉具柔毛，下面密被绒毛，沿叶脉具柔毛，边缘5～7浅裂，裂片圆钝，有不整齐锐锯齿。花成短总状花序，顶生或腋生，或数朵簇生于叶腋；花瓣倒卵形，白色。果实近球形，紫黑色；核具粗皱纹。花期7—8月，果期9—10月。

生境分布 生长于阔叶林下或山地疏密杂木林内。分布于浙江、江苏、湖北、四川、福建等地。

性味功效 味苦、酸，性凉。可清热解毒，活血止血。根主治黄疸性肝炎，胃痛，月经不调，产后发热，小儿高热，痔疮。茎叶主治肺结核咯血；外用治创伤出血，黄水疮。

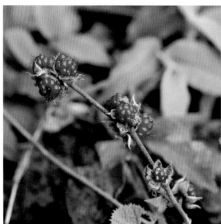

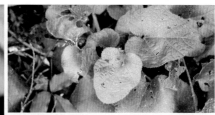

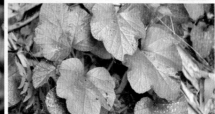

山莓

蔷薇科悬钩子属 *Rubus corchorifolius* L. f.

常用别名 | 高脚波、树莓、三月泡。

药材名称 | 山莓、山莓根、山莓叶。

药用部位 | 根和叶入药；叶春秋季采收，根秋季采收。

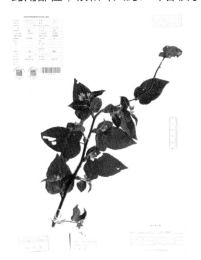

植物特征 直立灌木。枝具皮刺，幼时被柔毛。单叶，卵形至卵状披针形，顶端渐尖，基部微心形，沿叶脉有细柔毛，下面色稍深，幼时密被细柔毛，后近无毛，沿中脉疏生小皮刺，边缘不分裂或3裂，通常不育枝上的叶3裂，具齿；叶柄疏生小皮刺；托叶线状披针形。花生于短枝上；花瓣长圆形或椭圆形，白色，顶端圆钝。果实由很多小核果组成，近球形或卵球形，红色，密被细柔毛；核具皱纹。花期2—3月，果期4—6月。

生境分布 生长于向阳山坡、溪边、山谷、荒地和疏密灌丛中潮湿处。分布于我国大部分地区。

性味功效 味苦、涩，性平。可活血止血，祛风利湿，清热利咽，解毒敛疮。主治咽喉肿痛，疮痈疖肿，乳腺炎，湿疹，黄水疮。

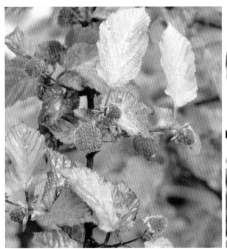

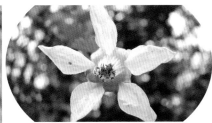

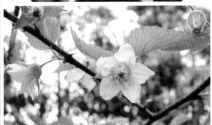

蓬蘽

蔷薇科悬钩子属 *Rubus hirsutus* Thunb.

常用别名 | 泼盘、三月泡、野杜利。

药材名称 | 托盘、托盘叶。

药用部位 | 根和叶入药，夏秋季采收。

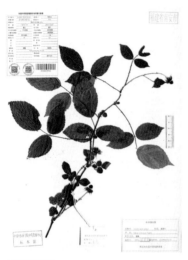

植物特征 灌木。枝红褐色或褐色，被柔毛和腺毛，疏生皮刺。小叶 3～5 枚，卵形或宽卵形，顶端急尖，顶生小叶顶端常渐尖，基部宽楔形至圆形，两面疏生柔毛，边缘具不整齐尖锐重锯齿；叶柄具柔毛和腺毛，疏生皮刺；托叶披针形或卵状披针形，两面具柔毛。花常单生于侧枝顶端，也有腋生的；花瓣倒卵形或近圆形，白色，基部具爪。果实近球形，无毛。花期 4 月，果期 5—6 月。

生境分布 生长于山坡疏林、溪边、路旁。分布于江苏、浙江、江西、福建和广东等地。

性味功效 味酸、苦，性平。可清热解毒，消肿止痛，止血。主治流行性感冒，感冒，小儿高热惊厥，咽喉肿痛，牙痛，头痛，风湿筋骨痛，瘰疬，疮疡疖肿，外伤出血。

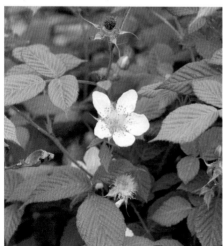

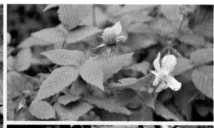

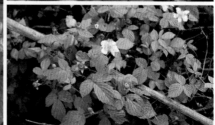

高粱泡

蔷薇科悬钩子属 *Rubus lambertianus* Ser.

常用别名 | 蓬蘽、冬菠、刺五泡藤。

药材名称 | 高粱泡、高粱泡叶。

药用部位 | 根和叶入药，秋季采收。

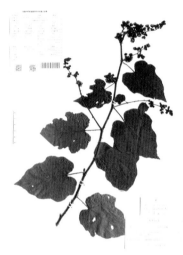

植物特征 半落叶藤状灌木。枝幼时有细柔毛或近无毛，有微弯小皮刺。单叶宽卵形，顶端渐尖，基部心形，上面疏生柔毛或沿叶脉有柔毛，下面被疏柔毛，沿叶脉毛较密，中脉常疏生小皮刺，边缘明显3～5裂或呈波状，有细锯齿。圆锥花序顶生，有时仅数朵花簇生于叶腋；花瓣白色，倒卵形，无毛。果实近球形，由多数小核果组成，无毛，熟时红色；核有明显皱纹。花期7—8月，果期9—11月。

生境分布 生长于山间、路旁、沟旁及灌丛中。分布于我国中部及南部各地。

性味功效 味苦、涩，性平。可祛风清热，凉血止血，活血祛瘀。主治风热感冒，风湿痹痛，半身不遂，咳血，衄血，便血，崩漏，经闭，痛经，产后腹痛，疮疡。

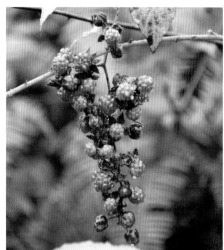

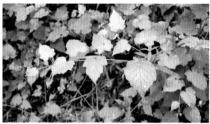

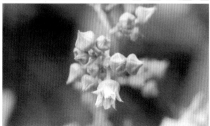

茅莓

蔷薇科悬钩子属 *Rubus parvifolius* L.

常用别名 | 红梅消、小叶悬钩子、蛇泡簕。

药材名称 | 薅田藨、薅田藨根。

药用部位 | 根和茎叶入药；秋季挖根，夏秋季采茎叶。

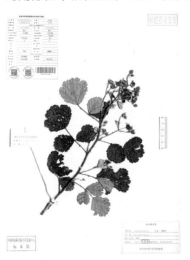

植物特征 灌木。枝呈弓形弯曲，被柔毛和稀疏的钩状皮刺。小叶 3 枚，在新枝上偶有 5 枚，菱状圆形或倒卵形，顶端圆钝或急尖，基部圆形或宽楔形，上面伏生疏柔毛，下面密被灰白色绒毛，边缘具齿，常具浅裂片；叶柄被柔毛和稀疏小皮刺；托叶线形。伞房花序顶生或腋生，同花梗均被柔毛和细刺；花瓣卵圆形或长圆形，粉红至紫红色，基部具爪。果实卵球形，红色；核有浅皱纹。花期 5—6 月，果期 7—8 月。

生境分布 生长于山坡、路旁、荒地的灌丛和草丛中。分布于华东、中南及四川、河北等地。

性味功效 味苦、涩，性凉。可清热解毒，散瘀止血，杀虫疗疮。主治感冒发热，咳嗽痰血，痢疾，跌打损伤，产后腹痛，疥疮，疖肿，外伤出血。

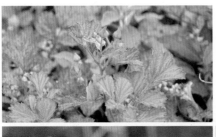

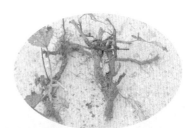

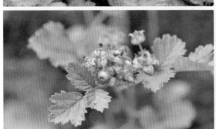

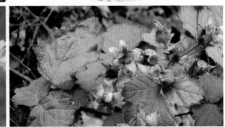

龙须藤

豆科羊蹄甲属 *Bauhinia championii* (Benth.) Benth.

常用别名 | 菊花木、五花血藤、百代藤、罗亚多藤、梅花入骨丹。

药材名称 | 九龙藤、九龙藤叶、过江龙子。

药用部位 | 根、茎、叶和种子入药；根、茎、叶全年采收，种子冬季采收。

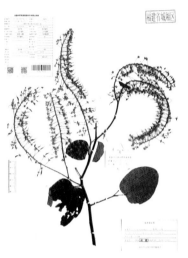

植物特征 木质藤本，有卷须。嫩枝和花序薄被紧贴的小柔毛。叶互生；叶片纸质，卵形或心形，先端锐渐尖、微凹或 2 裂，基部截形、微凹或心形，上面无毛，下面被紧贴的短柔毛，渐无毛；基出脉 5～7 条。花两性，总状花序腋生，有时与叶对生或数个聚生于枝顶而成复总状花序，被灰褐色小柔毛；花瓣 5，白色，具瓣柄，瓣片匙形。荚果倒卵状长圆形或带状，扁平，果瓣革质。种子圆形，扁平。花期 6—10 月，果期 7—12 月。

生境分布 生长于丘陵灌丛或山地的疏林和密林中。分布于福建、广西、浙江、江西、贵州等地。

性味功效 味甘、微苦，性温。归肝、肾经。可祛风除湿，行气活血，理气止痛。主治风湿痹痛，跌打损伤，小便不利。

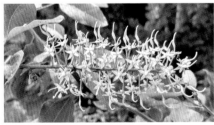

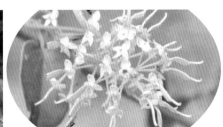

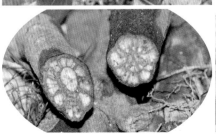

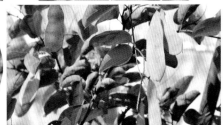

云实

豆科云实属 *Caesalpinia decapetala* (Roth) Alston

常用别名｜铁场豆、马豆、水皂角。

药材名称｜云实、云实根、四时青。

药用部位｜种子、根或根皮、叶入药；叶夏秋季采收，种子秋季采收，根全年采收。

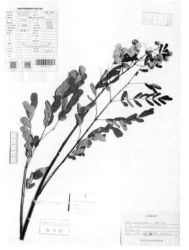

植物特征 大灌木。树皮暗红色。枝、叶轴和花序均被柔毛和钩刺。二回羽状复叶；羽片 3～10 对，对生，小叶 8～12 对。总状花序顶生，直立，具多花；总花梗多刺；花梗被毛，在花萼下具关节；萼片 5，长圆形，被短柔毛；花瓣黄色，膜质，圆形或倒卵形，基部具短柄。荚果长圆状舌形，脆革质，栗褐色，无毛，有光泽，沿腹缝线膨胀成狭翅，成熟时沿腹缝线开裂，先端具尖喙。种子 6～9 颗，椭圆状，种皮棕色。花果期 4—10 月。

生境分布 生长于山坡灌丛及平原、丘陵、河旁等地。分布于我国南方大部分地区。

性味功效 味辛，性温。种子可止痢，驱虫；主治痢疾，钩虫病，蛔虫病。根可发表散寒，祛风活络；主治风寒感冒，风湿疼痛，跌打损伤，蛇咬伤。

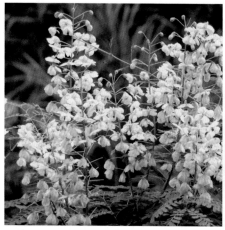

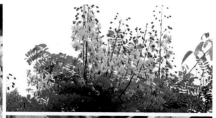

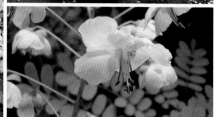

木豆

豆科木豆属 *Cajanus cajan* (Linn.) Millsp.

常用别名 | 三叶豆、扭豆、树黄豆、观音豆。

药材名称 | 木豆、木豆根、木豆叶。

药用部位 | 种子、根、叶入药；种子7—8月采收，根秋冬季采收，叶生长期采收。

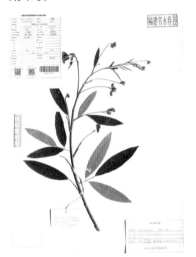

植物特征 直立矮灌木，全体灰绿色。多分枝，小枝条弱，有纵沟纹，被灰色柔毛。三出复叶，互生；托叶小；叶片卵状披针形，先端锐尖，全缘，两面均被毛，下面具有不明显腺点。总状花序腋生，具梗；花蝶形；花萼钟形，萼裂片5，内外生短柔毛并有腺点；花冠红黄色，旗瓣背面有紫褐色条纹，基部有丝状短爪，爪顶有一对弯钩状附属体。荚果条形，有长喙。种子近圆形，种皮暗红色，有时有褐色斑点。花期2—11月，果期3—4月及9—11月。

生境分布 生长于山坡、沙地、丛林中或林边。分布于浙江、福建、台湾、广东、广西等地。

性味功效 味辛、涩，性平。归肝、脾经。可利湿消肿，散瘀止血，止痛。主治黄疸性肝炎，风湿关节痛，跌打损伤，瘀血肿痛，便血，衄血。

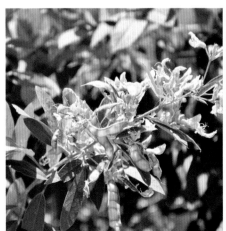

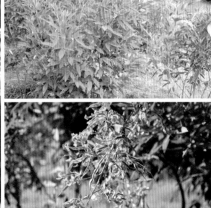

藤黄檀

豆科黄檀属 *Dalbergia hancei* Benth.

常用别名 | 檀树、梣果藤、藤檀。

药材名称 | 藤檀。

药用部位 | 茎和根入药，全年采收。

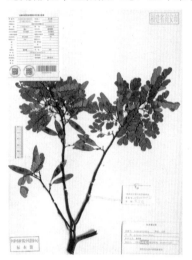

植物特征 藤本。小枝有时变钩状或旋扭。羽状复叶；小叶 3～6 对，狭长圆形或倒卵状长圆形，先端钝或圆，基部圆或阔楔形。总状花序，常再集成腋生短圆锥花序；花梗、花萼和小苞片同被褐色短茸毛；花冠绿白色，芳香，各瓣均具长柄，旗瓣椭圆形，基部两侧稍呈截形，具耳，中间渐狭，下延而成一瓣柄，翼瓣与龙骨瓣长圆形。荚果扁平，长圆形或带状，无毛，基部收缩为一细果颈。种子肾形，极扁平。花期 4—5 月。

生境分布 生长于山坡灌丛中或山谷溪旁。分布于华东、华南、西南地区。

性味功效 味辛，性温。可理气止痛。主治胃痛，腹痛，胸胁痛，腰痛，关节痛。

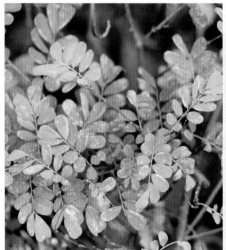

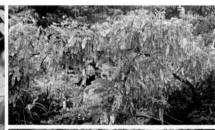

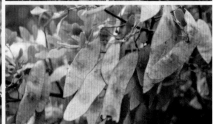

小槐花

豆科山蚂蝗属 *Desmodium caudatum* (Thunb.) DC.

常用别名｜拿身草、粘人麻、粘身柴咽。

药材名称｜清酒缸、清酒缸根。

药用部位｜全株或根入药，夏秋季采收。

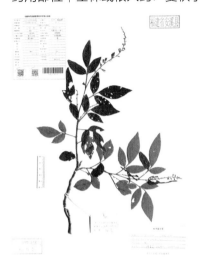

植物特征 直立灌木或亚灌木。叶为羽状三出复叶，小叶近革质或纸质，顶生小叶披针形或长圆形，侧生小叶较小，先端渐尖、急尖或短渐尖，基部楔形，全缘。总状花序顶生或腋生；苞片钻形；花萼窄钟形，裂片披针形，上部裂片先端微2裂；花冠绿白或黄白色，具明显脉纹，旗瓣椭圆形，翼瓣狭长圆形，龙骨瓣长圆形。荚果线形，扁平，稍弯曲，被伸展的钩状毛，腹背缝线浅缢缩，有荚节4～8。花期7—9月，果期9—11月。

生境分布 生长于山谷、草地、林缘和村边。分布于福建、安徽、江西、广西、广东、贵州等地。

性味功效 味苦、辛，性平。可清热利湿，消积散瘀。主治劳伤咳嗽，吐血，水肿，小儿疳积，痈疮溃疡，跌打损伤。

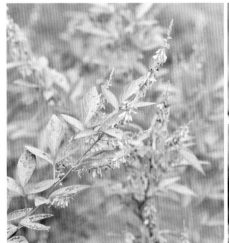

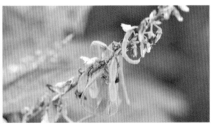

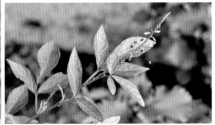

鸡眼草

豆科鸡眼草属 *Kummerowia striata* (Thunb.) Schindl.

常用别名 | 人字草、掐不齐、蚂蚁草、红骨丹。

药材名称 | 鸡眼草。

药用部位 | 全草入药，夏季采收。

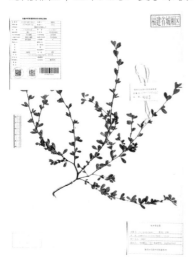

植物特征 一年生草本，披散或平卧。多分枝，茎和枝上被倒生的白色细毛。叶为三出羽状复叶；托叶大，卵状长圆形，比叶柄长，具条纹；小叶倒卵形至长圆形，先端圆形，基部近圆形，全缘，两面沿中脉及边缘有白色粗毛。花小，单生或2～3朵簇生于叶腋；花冠粉红色或紫色，较花萼长，旗瓣椭圆形，下部渐狭成瓣柄，具耳，龙骨瓣比旗瓣稍长或近等长，翼瓣比龙骨瓣稍短。荚果圆形，被小柔毛。花期7—9月，果期8—10月。

生境分布 生长于路旁、田边、溪旁、砂质地或缓山坡草地。分布于我国大部分地区。

性味功效 味甘、辛、微苦，性平。归肝、脾、肺、肾经。可清热解毒，健脾利湿，活血止血。主治感冒发热，暑湿吐泻，黄疸，痈疖疔疮，痢疾，胃肠炎，跌打损伤，尿路感染。

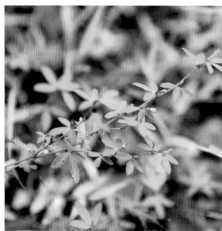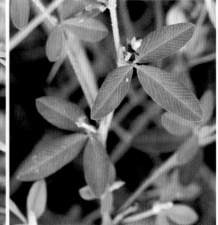

截叶铁扫帚

豆科胡枝子属 *Lespedeza cuneata* G. Don

常用别名 | 夜关门、截叶胡枝子、绢毛胡枝子、小叶胡枝子。

药材名称 | 铁扫帚。

药用部位 | 全草入药，夏秋季采收。

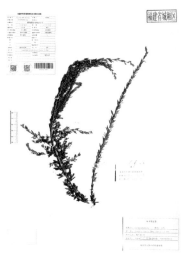

（植物特征） 直立小灌木。枝细长，薄被微柔毛。三出复叶互生，密集，叶柄极短；小叶极小，线状楔形，先端钝或截形，有小锐尖，在中部以下渐狭，上面通常近秃净，下面被灰色丝毛。花1～4朵生于叶腋，具极短的柄；小苞片卵形；花萼狭钟形，深5裂，裂片披针形；花冠蝶形，黄白色，有紫斑，生于下部花束的常无花瓣；旗瓣椭圆形，有爪，龙骨瓣不甚弯曲；雄蕊10（9+1），2体。荚果宽卵形或近球形，被伏毛。花期7—8月，果期9—10月。

（生境分布） 生长于山坡、荒地或路边。分布于西南、华中、东南地区。

（性味功效） 味苦、涩，性凉。归肾、肝、肺经。可补肝肾，益肺阴，散瘀消肿。主治遗精，遗尿，白浊，带下，哮喘，胃痛，劳伤，小儿疳积，泻痢，跌打损伤，视力减退，目赤，乳痈。

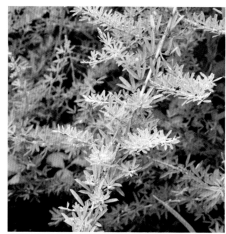
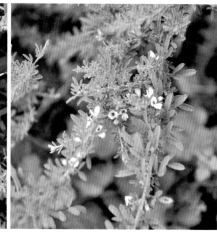

美丽胡枝子

豆科胡枝子属 *Lespedeza formosa* (Vog.) Koehne

常用别名 ｜古苏花、红布沙、白布沙。
药材名称 ｜马扫帚、马扫帚根。
药用部位 ｜全株或根入药；春至秋季采根，秋季采全株。

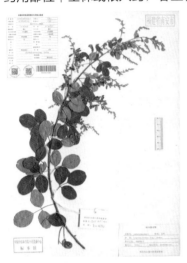

植物特征 直立灌木。多分枝，枝被疏柔毛。托叶披针形至线状披针形，褐色，被疏柔毛；叶柄被短柔毛；小叶椭圆形、长圆状椭圆形或卵形，两端稍尖或稍钝，上面绿色，稍被短柔毛，下面淡绿色，贴生短柔毛。总状花序腋生，或构成顶生的圆锥花序；花冠红紫色，旗瓣近圆形或稍长，先端圆，基部具明显的耳和瓣柄；翼瓣倒卵状长圆形，和龙骨瓣基部均有耳和细长瓣柄。荚果倒卵形或倒卵状长圆形，表面具网纹且被疏柔毛。花期7—9月，果期9—10月。

生境分布 生长于山坡、林下或杂草丛中。分布于华北、华东、西南及华南地区。

性味功效 味苦、微涩，性平。可清热凉血，消肿止痛。主治肺热咳血，肺脓肿，疮痈疖肿，便血，风湿关节痛，跌打肿痛；外用治扭伤，脱臼，骨折。

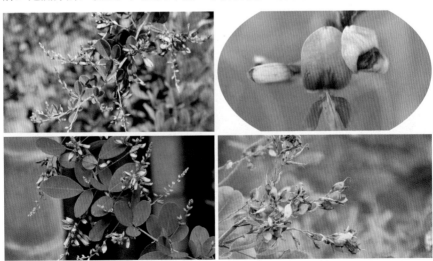

香花崖豆藤

豆科崖豆藤属 *Millettia dielsiana* Harms

常用别名｜鸡血藤、山鸡血藤、岩豆藤。

药材名称｜昆明鸡血藤、岩豆藤花。

药用部位｜藤茎和花入药，夏秋季采收。

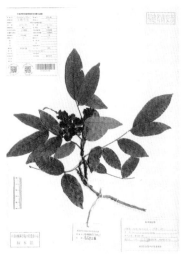

植物特征 木质藤本。枝被褐色短毛。叶互生，奇数羽状复叶；小叶片 5，革质，具短柄，长椭圆形至披针形，先端钝渐尖，基部钝或圆形，下面略被短柔毛或无毛，网脉密集而明显。总状花序顶生或腋生，组成圆锥花序，密被黄褐色茸毛；花冠蝶形；二体雄蕊。荚果狭长椭圆形，略扁平，近木质，密被锈色茸毛。种子 1～5 颗，扁长圆形。花期 5—8 月，果期 10—11 月。

生境分布 生长于山坡疏林或灌丛中。分布于中南、西南及华东南部地区。

性味功效 味苦、涩、微甘，性温。归肝、肾经。可补血止血，活血通络。主治血虚体弱，劳伤筋骨，月经不调，闭经，产后腹痛，恶露不尽，各种出血，风湿痹痛，跌打损伤。

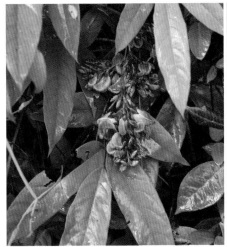

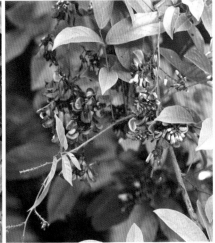

常春油麻藤

豆科油麻藤属 *Mucuna sempervirens* Hemsl.

常用别名｜棉麻藤、牛马藤、常绿油麻藤。
药材名称｜牛马藤。
药用部位｜藤茎入药，全年采收。

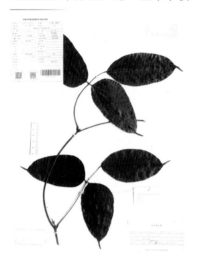

植物特征 常绿木质藤本。树皮有皱纹，幼茎有纵棱和皮孔。羽状复叶具 3 小叶；小叶纸质或革质，顶生小叶椭圆形、长圆形或卵状椭圆形，先端渐尖头，基部稍楔形，侧生小叶极偏斜；小叶柄膨大。总状花序生于老茎上，每节上有 3 花；花冠深紫色，干后黑色。果木质，带形，种子间缢缩，近念珠状，具伏贴红褐色短毛和脱落红褐色刚毛。种子内部隔膜木质，红色、褐色或黑色，扁长圆形，种脐黑色。花期 4—5 月，果期 8—10 月。

生境分布 生长于亚热带森林、灌丛、溪谷、河边。分布于我国南方大部分地区。

性味功效 味甘、微苦，性温。可活血调经，补血舒筋。主治月经不调，产后血虚，贫血，风湿痹痛，四肢麻木，跌打损伤。

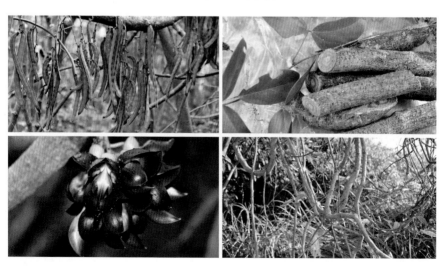

排钱树

豆科排钱树属 *Phyllodium pulchellum* (L.) Desv.

常用别名｜圆叶小槐花、龙鳞草、串钱草。

药材名称｜排钱树。

药用部位｜根和叶入药，夏秋季采收。

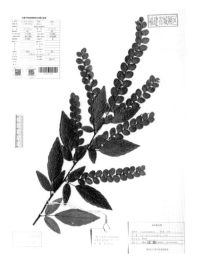

植物特征 灌木。小枝被白色或灰色短柔毛。托叶三角形；小叶革质，顶生小叶卵形、椭圆形或倒卵形，先端钝或急尖，基部圆或钝，侧生小叶基部偏斜，边缘稍呈浅波状；小托叶钻形；小叶柄密被黄色柔毛。伞形花序有花5～6朵，藏于叶状苞片内；花冠白色或淡黄色，旗瓣具短宽的瓣柄，翼瓣基部具耳，具瓣柄，龙骨瓣基部无耳，但具瓣柄。荚果腹、背两缝线均稍缢缩，常有荚节2。种子宽椭圆形或近圆形。花期7—9月，果期10—11月。

生境分布 生长于丘陵荒地、路旁或山坡疏林中。分布于我国南方大部分地区。

性味功效 味淡、涩，性平；有小毒。可清热解毒，祛风行水，活血消肿。主治感冒发热，咽喉肿痛，风湿痹痛，水肿，肝脾大，跌打肿痛，毒虫咬伤。

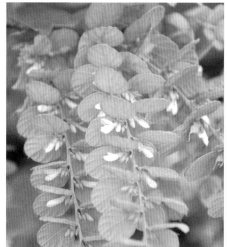

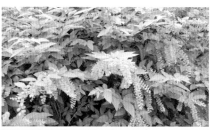

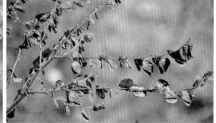

亮叶猴耳环

豆科猴耳环属 *Pithecellobium lucidum* Benth.

常用别名 │ 亮叶围诞树、雷公凿、水肿木。
药材名称 │ 尿桶弓。
药用部位 │ 枝叶入药，全年采收。

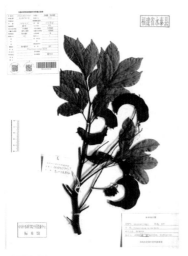

（植物特征） 乔木。小枝无刺，嫩枝、叶柄和花序均被褐色短茸毛。羽片 1～2 对；下部羽片通常具 2～3 对小叶，上部羽片具 4～5 对小叶；小叶斜卵形或长圆形，顶生的一对最大，对生，余互生且较小，先端渐尖而具钝小尖头，基部略偏斜，两面无毛或仅在叶脉上有微毛，上面光亮，深绿色。头状花序球形，有花 10～20 朵，排成腋生或顶生的圆锥花序；花瓣白色，中部以下合生。荚果旋卷成环状，边缘在种子间缢缩。种子黑色。花期 4—6 月，果期 7—12 月。

（生境分布） 生长于疏林、密林或林缘灌丛中。分布于浙江、台湾、福建、广东、广西、云南、四川等地。

（性味功效） 味微苦、辛，性凉；有小毒。可祛风消肿，凉血解毒，收敛生肌。主治风湿骨痛，跌打损伤，烫火伤，溃疡。

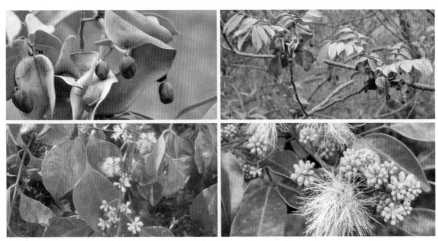

葛

豆科葛属 *Pueraria lobata* (Willd.) Ohwi

常用别名 | 野葛、葛藤、三叶佛甲草。

药材名称 | 葛根（葛粉）、葛花、葛叶、葛蔓。

药用部位 | 块根、花、叶和藤茎入药；块根秋冬季采收，叶和藤茎全年采收，花秋季采收。

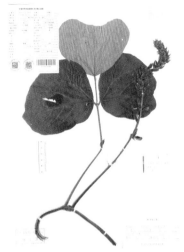

植物特征 粗壮藤本，全体被黄色长硬毛，茎基部木质。羽状复叶具 3 小叶；托叶背着，卵状长圆形，具线条；小托叶线状披针形；小叶 3 裂，偶尔全缘，顶生小叶宽卵形或斜卵形，侧生小叶斜卵形，上面被淡黄色、平伏的疏柔毛，下面较密。总状花序，花冠紫色，旗瓣倒卵形，基部有二耳及一黄色硬痂状附属体，翼瓣镰状，基部有线形、向下的耳，龙骨瓣镰状长圆形，基部亦有耳。荚果长椭圆形，扁平，被褐色长硬毛。花期 9—10 月，果期 11—12 月。

生境分布 生长于山坡、路边的草丛中及较阴湿的地方。分布于我国大部分地区。

性味功效 葛根味甘、辛，性凉。归脾、胃、肺经。可解肌退热，发表透疹，生津止渴，升阳止泻，通经活络，解酒毒。主治外感发热头痛，项背强痛，麻疹不透，口渴，消渴，中风偏瘫，胸痹心痛，热痢泄泻，高血压颈项强痛，酒醉烦渴。

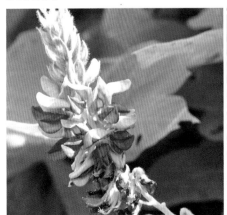

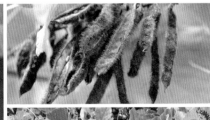

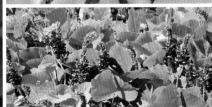

鹿藿

豆科鹿藿属 *Rhynchosia volubilis* Lour.

常用别名｜老鼠眼、痰切豆、鹿豆。
药材名称｜鹿藿、鹿藿根。
药用部位｜根或全草入药，夏秋季采收。

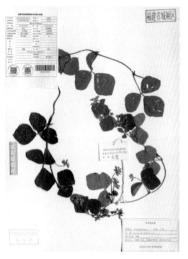

（植物特征） 缠绕草质藤本，多少被灰色至淡黄色柔毛。茎略具棱。叶为羽状或近指状 3 小叶；托叶小，披针形；小叶纸质，顶生小叶菱形或倒卵状菱形，常有小凸尖，基部圆形或阔楔形，两面被灰色或淡黄色柔毛，并被黄褐色腺点，侧生小叶较小，常偏斜。总状花序 1 ～ 3 个腋生；花冠黄色，旗瓣近圆形，有宽而内弯的耳，翼瓣倒卵状长圆形，基部一侧具长耳，龙骨瓣具喙。荚果长圆形，红紫色，极扁平，稍被毛或近无毛，先端有小喙。种子通常 2 颗，椭圆形或近肾形，黑色。花期 5—8 月，果期 9—12 月。

（生境分布） 生长于山坡、路旁的草丛中。分布于浙江、江西、福建、台湾、湖北等地。

（性味功效） 味苦、酸，性平。归胃、脾、肝经。可祛风除湿，活血，解毒。主治风湿痹痛，头痛，牙痛，腰脊疼痛，瘀血腹痛，产褥感染，瘰疬，痈肿疮毒，跌打损伤，烫火伤。

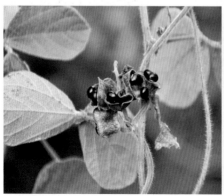

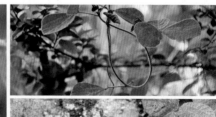

葫芦茶

豆科葫芦茶属 *Tadehagi triquetrum* (L.) Ohashi

常用别名｜牛虫草、咸鱼草、金剑草、螳螂草、龙舌癀。

药材名称｜葫芦茶、葫芦茶根。

药用部位｜全草入药，夏秋季采收。

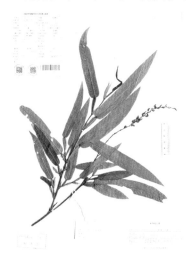

植物特征 灌木或亚灌木。单叶互生；叶片卵状披针形，先端急尖，基部浅心形或圆形，上面无毛，背面中脉和侧脉被长毛；叶柄具宽翅，形似葫芦；托叶2枚，披针形，有纵脉。总状花序顶生和腋生；花2～3朵簇生于节上；花冠紫红色，蝶形，旗瓣圆形，先端微凹，翼瓣倒卵形，基部有耳，龙骨瓣镰刀状弯曲，爪与瓣片近等长；雄蕊10（9+1）；子房密生短柔毛，花柱内弯。荚果条状长圆形，秃净或被毛，荚节近四方形。花期6—10月，果期10—12月。

生境分布 生长于荒地、低丘陵地的草丛中。分布于福建、台湾、广东、海南、广西、贵州等地。

性味功效 味苦、涩，性凉。归肺、肝、膀胱经。可清热利湿，消滞，杀虫。主治感冒，咽痛，肺病咳血，肠炎，痢疾，黄疸，风湿关节痛，钩虫病，妊娠呕吐，小儿疳积，疮疥。

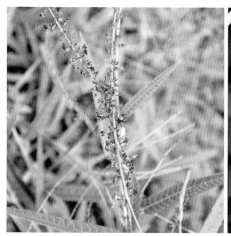
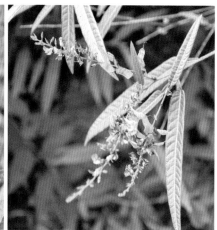

猫尾草

豆科狸尾豆属 *Uraria crinita* (L.) Desv. ex DC.

常用别名｜布狗尾、猫尾射、牛春花。
药材名称｜虎尾轮。
药用部位｜全草入药，秋季采收。

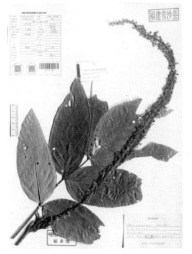

植物特征 亚灌木。茎直立，被灰色短毛。奇数羽状复叶，茎下部小叶常为 3，上部为 5；托叶长三角形，先端细长而尖；叶柄被灰白色短柔毛；小叶近革质，长椭圆形至卵形，侧生小叶略小，先端略急尖至圆形，基部圆形至微心形；小托叶狭三角形。总状花序顶生；花梗弯曲，被短钩状毛和白色长毛；花萼浅杯状，被白色长硬毛，5 裂；花冠紫色。荚果略被短柔毛；荚节 2～4，椭圆形，具网脉。花果期 4—9 月。

生境分布 生长于干燥的旷野坡地、路旁或灌丛中。分布于我国南方大部分地区。

性味功效 味甘、微苦，性平。可清肺止咳，散瘀止血。主治肺热咳嗽，子宫脱垂，吐血，尿血，外伤出血。

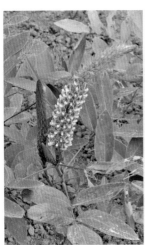
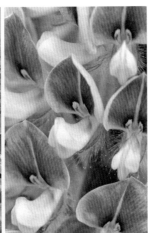
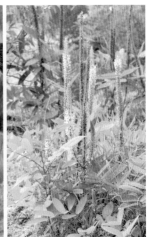

赤小豆

豆科豇豆属 *Vigna umbellata* (Thunb.) Ohwi et Ohashi

常用别名 | 米豆、饭豆、赤豆、红饭豆。

药材名称 | 赤小豆。

药用部位 | 种子入药，秋季采收。

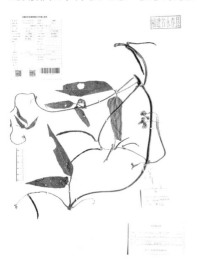

（植物特征） 一年生草本。幼时被黄色长柔毛，老时无毛。羽状复叶，具 3 小叶；托叶盾状着生，披针形或卵状披针形；小托叶钻形，小叶纸质，卵形或披针形，先端急尖，基部宽楔形或钝，全缘或微 3 裂，沿两面脉上薄被疏毛，有基出脉 3 条。总状花序腋生，有花 2～3 朵；花黄色；龙骨瓣右侧具长角状附属体。荚果线状圆柱形，下垂，无毛。种子 6～10 颗，长椭圆形，通常暗红色，有时为褐色、黑色或草黄色，种脐凹陷。花期 5—8 月，果期 8—9 月。

（生境分布） 生长于山坡、旷野。分布于我国南方地区。

（性味功效） 味甘、酸，性平。归心、小肠经。可利水消肿，解毒排脓。主治水肿胀满，脚气浮肿，黄疸尿赤，便血，风湿热痹，肿毒疮疡，癣疹，肠痈腹痛。

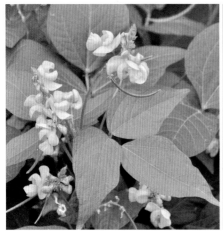
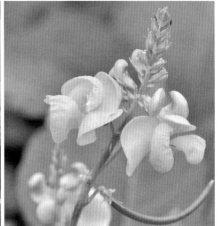

野老鹳草

牻牛儿苗科老鹳草属 *Geranium wilfordii* Maxim.

常用别名 | 鸭脚草、老鹳草、老鸦嘴。
药材名称 | 老鹳草。
药用部位 | 地上部分入药，夏秋季采收。

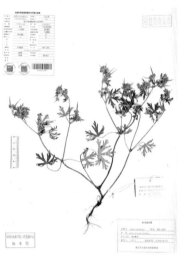

植物特征 多年生草本。茎直立，单生，被倒向短柔毛。基生叶早枯，茎生叶对生；托叶卵状三角形或上部为狭披针形；基生叶和茎下部叶具长柄，被倒向短柔毛，茎上部叶柄渐短或近无柄；基生叶叶片圆肾形，5 深裂，裂片倒卵状楔形，下部全缘，上部不规则状齿裂，茎生叶 3 裂，裂片长卵形或宽楔形。伞形花序具总梗，每梗具 2 花；苞片钻形；萼片长卵形或卵状椭圆形，先端具细尖头；花瓣白色或淡红色，倒卵形。蒴果被短柔毛和长糙毛。花期 6—8 月，果期 8—9 月。

生境分布 生长于山坡草地、平原路边和树林下。分布于东北、华北、华东地区。

性味功效 味苦、辛，性平。归肝、肾、脾经。可祛风通络，止泻痢。主治风湿痹痛，肌肤麻木，筋骨酸楚，跌打损伤，泄泻痢疾，疮毒。

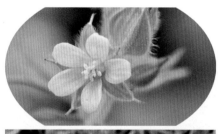
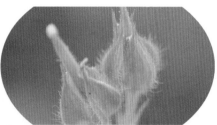
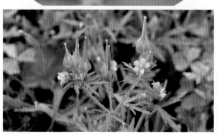
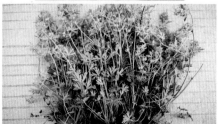

铁苋菜

大戟科铁苋菜属 *Acalypha australis* L.

常用别名 | 海蚌含珠、蚌壳草。

药材名称 | 铁苋菜。

药用部位 | 全草入药，夏秋季采收。

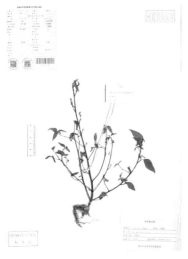

植物特征 一年生草本。小枝细长，被贴生柔毛。叶膜质，长卵形、近菱状卵形或阔披针形，上面无毛，下面沿中脉具柔毛；托叶披针形，具短柔毛。雌雄花同序，花序腋生，稀顶生；雌花苞片 1～2（～4）枚，卵状心形，苞腋具雌花 1～3 朵；雄花生于花序上部，排列成穗状或头状，雄花苞片卵形，苞腋具雄花 5～7 朵，簇生；雄花花萼裂片 4 枚，卵形；雌花萼片 3 枚，长卵形。蒴果具 3 个分果爿。种子近卵状，种皮平滑，假种阜细长。花果期 4—12 月。

生境分布 生长于山坡、沟边、路旁、田野。分布于我国大部分地区。

性味功效 味苦、涩，性凉。归心、肺、大肠、小肠经。可清热利湿，凉血解毒，消积。主治痢疾，泄泻，吐血，衄血，尿血，便血，崩漏，小儿疳积，痈疖疮疡，皮肤湿疹。

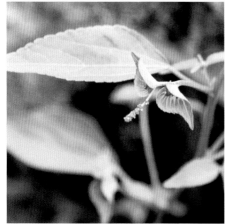

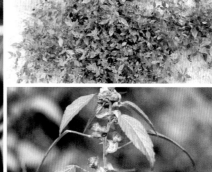

飞扬草

大戟科大戟属 *Euphorbia hirta* L.

常用别名 │ 节节草、奶汁草、大飞扬。

药材名称 │ 飞扬草。

药用部位 │ 全草入药，夏秋季采收。

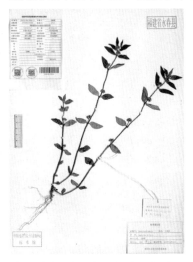

植物特征 一年生草本，全体有乳汁。茎自中部向上分枝或不分枝。叶对生，披针状长圆形或卵状披针形，先端极尖或钝，基部略偏斜，边缘于中部以上有细锯齿，叶面绿色，叶背灰绿色，两面均具柔毛。夏季开淡绿色或紫色小花，杯状聚伞花序多数排成紧密的腋生头状花序；雄花数枚；雌花1枚，具短梗，伸出总苞之外。蒴果三棱状，被短柔毛，成熟时分裂为3个分果爿。种子近圆状四棱，每个棱面有数条纵糟，无种阜。花果期6—12月。

生境分布 生长于路旁、草丛、灌丛及山坡。分布于福建、台湾、湖南、广西、四川、云南等地。

性味功效 味辛、酸，性凉；有小毒。归肺、膀胱、大肠经。可清热解毒，利湿止痒，通乳。主治肺痈，乳痈，痢疾，泄泻，热淋，血尿，湿疹，脚癣，皮肤瘙痒，疔疮肿毒，牙疳，产后少乳。

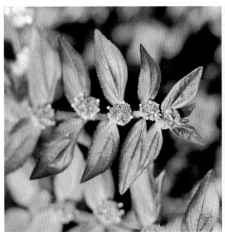
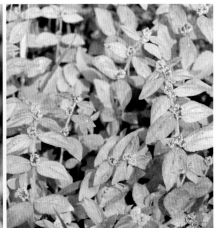

地锦

大戟科大戟属 *Euphorbia humifusa* Willd. ex Schlecht.

常用别名 | 地锦草、铺地锦、田代氏大戟。

药材名称 | 地锦草。

药用部位 | 全草入药，夏秋季采收。

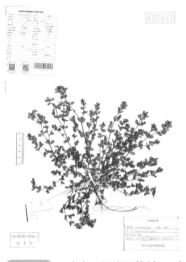

植物特征 一年生草本，含白色乳汁。茎通常从根际成二歧分生为数枝，平卧地面，呈红色，通常无毛。叶2列对生，椭圆形，先端圆，基部不等形，边缘有细锯齿，叶面绿色，叶背绿白色；叶柄极短；托叶线形，通常3深裂。杯状聚伞花序，单生于枝腋或叶腋；总苞倒圆锥形，淡红色，边缘4裂；腺体4，椭圆形；雄花数朵和雌花1朵同生于总苞内；雄花仅雄蕊1；雌花位于花序中央，子房有长柄，3室，花柱3，2裂。蒴果扁卵形而小，有3棱，无毛。种子卵形。花期7—8月。

生境分布 生长于原野荒地、路旁、田间、沙丘、海滩、山坡等地。主要分布于长江以北地区。

性味功效 味辛，性平。归肺、肝、胃、大肠、膀胱经。可清热解毒，利湿退黄，活血止血。主治痢疾，泄泻，黄疸，咳血，吐血，尿血，便血，崩漏，乳汁不下，跌打肿痛，热毒疮疡。

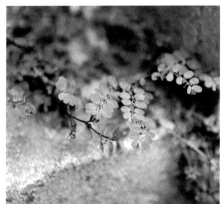
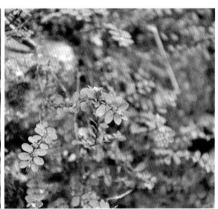

毛果算盘子

大戟科算盘子属 *Glochidion eriocarpum* Champ. ex Benth.

常用别名 | 漆大姑、磨子果、毛漆。

药材名称 | 漆大姑、漆大姑根。

药用部位 | 枝叶和根入药；根全年采收，枝叶夏秋季采收。

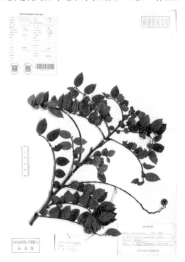

植物特征 灌木。小枝密被淡黄色长柔毛。叶互生，纸质，卵形、狭卵形或宽卵形，顶端渐尖或急尖，基部钝、截形或圆形，两面均被长柔毛，下面被毛较密；叶柄被柔毛；托叶钻状。花单生或 2～4 朵簇生于叶腋内；雌花生于小枝上部，雄花则生于下部；雄花萼片 6，长倒卵形，顶端急尖，外面被疏柔毛；雌花萼片 6，长圆形，其中 3 片较狭，两面均被长柔毛。蒴果扁球状，具 4～5 条纵沟，密被长柔毛，顶端具圆柱状伸长的宿存花柱。花果期全年。

生境分布 生长于山坡、山谷的灌丛中或林缘。分布于福建、广东、广西等地。

性味功效 味苦、涩，性平。归大肠经。可清热解毒，祛湿止痒。主治生漆过敏，稻田性皮炎，皮肤瘙痒，荨麻疹，湿疹，烧伤，乳腺炎，急性胃肠炎，痢疾。

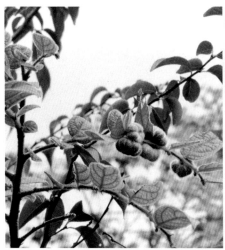

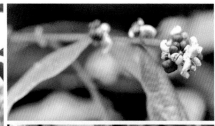

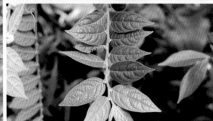

算盘子

大戟科算盘子属 *Glochidion puberum* (L.) Hutch.

常用别名 | 红毛馒头果、野南瓜、柿子椒。

药材名称 | 算盘子。

药用部位 | 果实、根、叶入药；根全年采收，叶夏秋季采收，果实秋季采收。

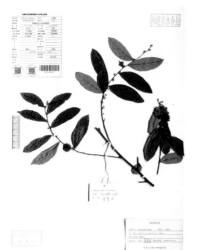

植物特征 直立灌木，多分枝。小枝灰褐色。叶互生，纸质或近革质，长圆形、长卵形或倒卵状长圆形，顶端钝、急尖、短渐尖或圆，基部楔形至钝，上面灰绿色，下面粉绿色；托叶三角形。雌雄同株或异株，簇生于叶腋，雄花束常生于小枝下部，雌花束生于上部，或有时同生于一叶腋内；雄花萼片6，狭长圆形或长圆状倒卵形；雌花萼片与雄花相似，但较短而厚。蒴果扁球状，边缘有8～10条纵沟。种子近肾形，具3棱。花期4—8月，果期7—11月。

生境分布 生长于山坡、溪旁的灌丛中或林缘。分布于长江流域及其以南各地。

性味功效 味苦、涩，性凉；有小毒。归大肠、肝、肺经。可清热利湿，解毒消肿。主治湿热泻痢，黄疸，淋浊，带下，发热，咽喉肿痛，痈疮疖肿，漆疮，湿疹，虫蛇咬伤。

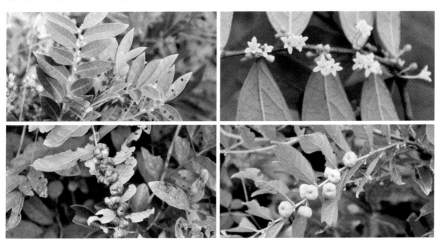

余甘子

大戟科叶下珠属 *Phyllanthus emblica* Linn.

常用别名 | 庵摩勒、油甘子、米含。

药材名称 | 余甘子、油柑叶、油柑皮、油柑根。

药用部位 | 果实、叶、树皮和根入药；树皮和根全年采收，果实秋季采收，叶夏季采收。

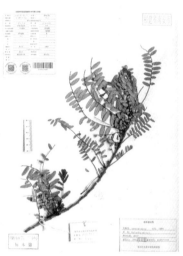

植物特征 乔木。树皮浅褐色；枝条具纵细条纹，被黄褐色短柔毛。叶片纸质至革质，二列，线状长圆形，顶端截平，有锐尖头，基部浅心形而稍偏斜，上面绿色，下面浅绿色。多朵雄花和1朵雌花或全为雄花组成腋生聚伞花序；雌花萼片长圆形或匙形，顶端钝或圆，边缘膜质，多少具浅齿。蒴果呈核果状，圆球形，外果皮肉质，绿白色或淡黄白色，内果皮硬壳质。种子略带红色。花期4—6月，果期7—9月。

生境分布 生长于山地疏林、灌丛、荒地或山沟的向阳处。分布于福建、广东、广西、云南等地。

性味功效 味甘、酸、涩，性凉。归肺、胃经。可清热凉血，消食健胃，生津止咳。主治感冒发热，咳嗽，咽痛，白喉，烦热口渴，高血压。

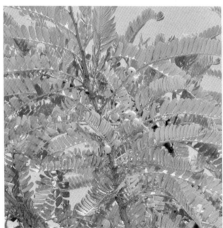

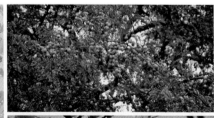

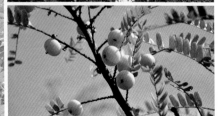

叶下珠

大戟科叶下珠属 *Phyllanthus urinaria* L.

常用别名│阴阳草、假油树、珍珠草。
药材名称│叶下珠。
药用部位│全草入药，夏秋季采收。

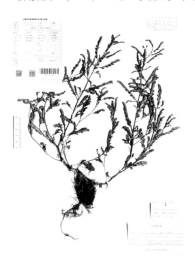

植物特征 一年生草本。茎通常直立，基部多分枝；枝具翅状纵棱，上部被纵列疏短柔毛。叶片纸质，因叶柄扭转而呈羽状排列，长圆形或倒卵形，顶端圆钝而有小尖头，下面灰绿色，边缘有 1～3 列短粗毛。花雌雄同株；雄花 2～4 朵簇生于叶腋，萼片 6，倒卵形；雌花单生于小枝中下部的叶腋内，萼片 6，黄白色。蒴果圆球状，红色，表面具小凸刺，花柱和萼片宿存。种子橙黄色。花期 4—6 月，果期7—11 月。

生境分布 生长于旷野平地、旱田、山地路旁或林缘。分布于我国大部分地区。

性味功效 味微苦，性凉。归肝、脾、肾经。可清热解毒，利水消肿，明目，消积。主治痢疾，泄泻，黄疸，水肿，热淋，石淋，目赤，夜盲，疳积，痈肿，毒蛇咬伤。

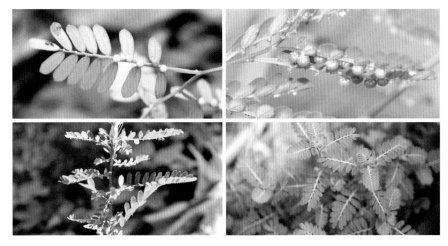

蓖麻

大戟科蓖麻属 *Ricinus communis* L.

常用别名 | 红大麻子、杜篦、牛蓖子草、勒菜、杜麻。

药材名称 | 蓖麻、蓖麻子。

药用部位 | 种子、根及叶入药；种子秋季采收，根及叶夏秋季采收。

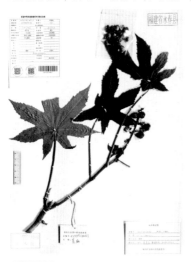

植物特征 一年生粗壮草本或草质灌木。小枝、叶和花序通常被白霜，茎多液汁。叶近圆形，掌状 7～11 裂，裂缺几达中部，裂片卵状长圆形或披针形。总状花序或圆锥花序；苞片阔三角形，膜质；雄花花萼卵状三角形；雌花萼片卵状披针形，凋落。蒴果近球形，果皮具软刺或平滑。种子椭圆形，微扁平，平滑，斑纹淡褐色或灰白色；种阜大。花期 5—8 月，果期 7—10 月。

生境分布 生长于村旁疏林或河流两岸的冲积地。分布于我国大部分地区。

性味功效 蓖麻子味甘、辛，性平；有毒。归肺、大肠经。可泻下通滞，拔毒消肿。主治大便燥结，喉痹，瘰疬，脚气，风湿痹痛，痈疽肿毒，疥癣瘙痒，子宫下垂，脱肛，咳嗽痰喘。

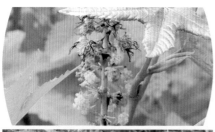
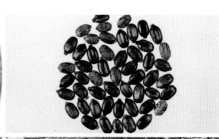
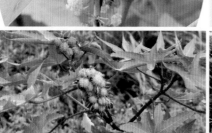
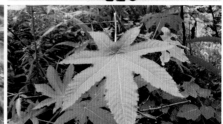

乌桕

大戟科乌桕属 *Sapium sebiferum* (L.) Roxb.

常用别名 | 腊子树、桕子树、木子树。

药材名称 | 乌桕、乌桕叶、乌桕子。

药用部位 | 根皮或树皮、叶、种子入药；根皮或树皮、叶四季采收，种子成熟时采收。

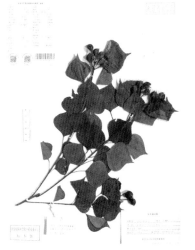

（植物特征） 乔木。枝具皮孔。叶互生，纸质；叶片菱形或菱状卵形，顶端骤然紧缩，具长短不等的尖头，基部阔楔形或钝，全缘；叶柄顶端具 2 腺体。花单性，雌雄同株，聚集成顶生总状花序。雄花苞片阔卵形，每一苞片内具 10～15 朵花。雌花苞片深 3 裂，每一苞片内仅 1 朵雌花，间有 1 朵雌花和数朵雄花同聚生于苞腋内。蒴果梨状球形，成熟时黑色，具 3 种子，分果爿脱落后中轴宿存。种子扁球形。花期 5—6 月，果期 8—12 月。

（生境分布） 生长于旷野、塘边或疏林中。分布于华东、中南、西南地区。

（性味功效） 味苦，性微温；有小毒。归肺、肾、胃、大肠经。可泻下逐水，消肿散结，解蛇虫毒。主治水肿，癥瘕积聚，疔毒痈肿。

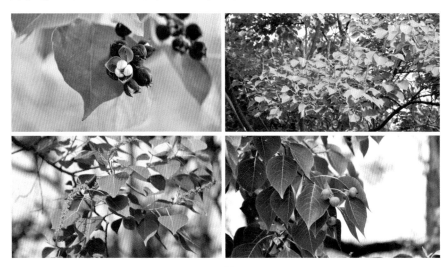

柚

芸香科柑橘属 *Citrus maxima* (Burm.) Merr.

常用别名 | 抛、柚子、文旦、香栾。

药材名称 | 柚、柚皮、柚叶。

药用部位 | 果皮及叶入药；叶全年采收，果皮于 10—11 月果熟时采收。

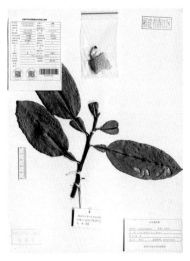

植物特征 乔木。嫩枝、叶背、花梗、花萼及子房均被柔毛，嫩叶通常暗紫红色，嫩枝扁且有棱。叶质颇厚，阔卵形或椭圆形，有翼叶，顶端钝或圆，有时短尖，基部圆。总状花序，有时兼有腋生单花；花蕾淡紫红色。果圆球形至阔圆锥状，淡黄或黄绿色，果皮海绵质，油胞大，凸起，果心实但松软，瓢囊多。种子多，形状不规则，上部质薄且常截平，下部饱满，多兼有发育不全的，有明显纵肋棱。花期4—5 月，果期 9—12 月。

生境分布 生长于丘陵或低山地带。分布于长江流域及其以南各地。

性味功效 味甘、辛，性平。归肝、脾、胃经。果皮可宽中理气，化痰止咳；主治气滞腹胀，胃痛，咳嗽气喘，疝气痛。叶可解毒消肿；主治乳腺炎，扁桃体炎。

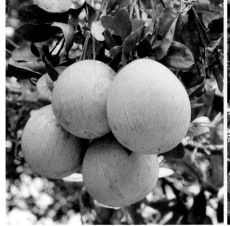

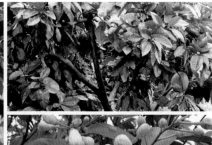

黄皮

芸香科黄皮属 *Clausena lansium* (Lour.) Skeels

常用别名｜黄弹、黄段、黄皮果。

药材名称｜黄皮果、黄皮果核、黄皮叶、黄皮根。

药用部位｜果实、种子、叶和根入药；根和叶全年采收，果实和种子夏季采收。

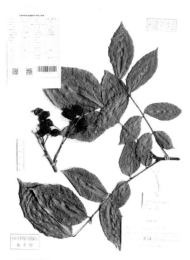

植物特征 小乔木。小叶 5 ～ 11 片，卵形或卵状椭圆形，常一侧偏斜，基部近圆形或宽楔形，两侧不对称，边缘波浪状或具浅的圆裂齿，叶面中脉常被短细毛。圆锥花序顶生；花蕾圆球形，有 5 条稍凸起的纵脊棱；花萼裂片阔卵形，外面被短柔毛；花瓣长圆形。果圆形、椭圆形或阔卵形，淡黄至暗黄色，被细毛，果肉乳白色，有种子 1 ～ 4 粒。花期 4—5 月，果期 7—8 月。产海南的花果期均提早 1 ～ 2 个月。

生境分布 栽培于果园、村旁等地。分布于西南、华南、华东南部等地。

性味功效 味甘、酸，性温。可行气，消食，化痰。主治食积胀满，脘腹疼痛，疝痛，痰饮咳喘，气滞胃痛，风湿骨痛，痛经。

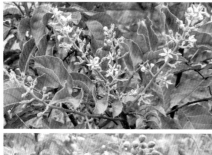

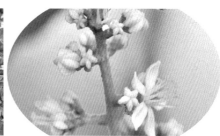

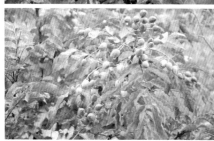

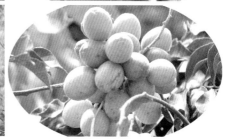

楝叶吴萸

芸香科吴茱萸属 *Evodia glabrifolium* (Champ. ex Benth.) Huang

常用别名 | 假装辣、鹤木、檫树、野吴萸。

药材名称 | 獭子树果。

药用部位 | 果实入药，9—10 月采收。

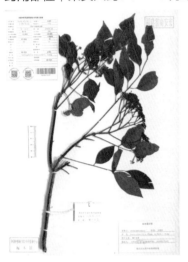

植物特征 乔木。树皮平滑，暗灰色；嫩枝紫褐色，散生小皮孔。叶有小叶 5～9 片，小叶斜卵形至斜披针形，生于叶轴基部的较小，小叶基部常一侧圆，另一侧楔尖，两侧甚不对称，叶面无毛，叶背灰绿色，干后带苍灰色，油点不显或甚细小且稀少，叶缘波纹状或有细钝齿，侧脉每边 8～14 条。花序顶生，花甚多，5 基数；花瓣腹面被短柔毛。成熟心皮 4～5，稀 3 个，紫红色，干后色较暗淡，每分果瓣有 1 种子。种子褐黑色，有光泽。花期 6—8 月，果期 8—10 月。

生境分布 生长于山地、山谷较湿润的地方。分布于我国南方大部分地区。

性味功效 味辛，性温。可温中散寒，行气止痛。主治脘腹疼痛，呕吐，头痛。

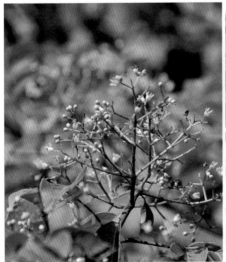

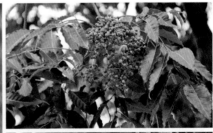

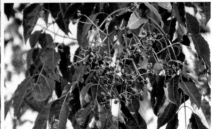

三桠苦

芸香科吴茱萸属 *Evodia lepta* (Spreng.) Merr.

常用别名 | 白芸香、石蛤骨、消黄散、三叉虎。

药材名称 | 三叉苦。

药用部位 | 根和叶入药，全年采收。

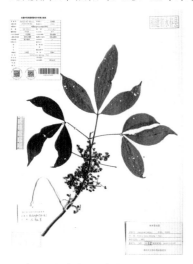

植物特征 乔木。树皮灰白或灰绿色，光滑，纵向浅裂。嫩枝的节部常呈扁压状，小枝的髓部大，枝叶无毛。3小叶，偶2小叶或单小叶同时存在，叶柄基部稍增粗，小叶长椭圆形，两端尖，有时倒卵状椭圆形，全缘，油点多；小叶柄甚短。花序腋生，很少同时有顶生；花瓣淡黄或白色，常有透明油点，干后油点变暗褐至褐黑色。分果瓣淡黄或茶褐色，散生肉眼可见的透明油点，每分果瓣有1种子。种子蓝黑色，有光泽。花期4—6月，果期7—10月。

生境分布 生长于溪边、低山丘陵灌丛中及山沟疏林中。分布于我国南方大部分地区。

性味功效 味苦，性寒。可清热解毒，祛风除湿，消肿止痛。主治感冒发热，流脑，乙脑，胃痛，咽喉肿痛，肺热咳嗽，胃痛，风湿痹痛，跌打损伤，湿疹，疮疖肿毒。

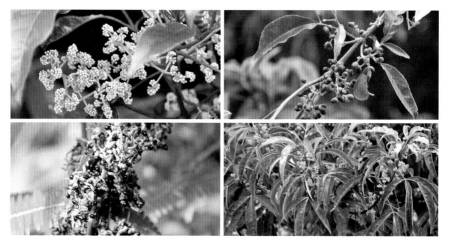

吴茱萸

芸香科吴茱萸属 *Evodia rutaecarpa* (Juss.) Benth.

常用别名｜密果吴萸、茶辣、辣子、臭辣子树。

药材名称｜吴茱萸。

药用部位｜果实入药，8—11月采收。

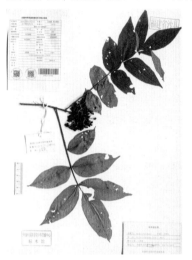

植物特征 小乔木或灌木。嫩枝暗紫红色，与嫩芽同被灰黄或红锈色绒毛或疏短毛。单数羽状复叶，对生，小叶5～11片，两面及叶轴被长柔毛，油点大且多。花序顶生；雄花序的花彼此疏离，雌花序的花密集或疏离；萼片及花瓣4～5片，镊合排列；雄花花瓣腹面被疏长毛，雌花花瓣腹面被毛。果序上果密集或疏离，暗紫红色，有大油点，每分果瓣有1种子。种子近圆球形，一端钝尖，腹面略平坦，褐黑色，有光泽。花期4—6月，果期8—11月。

生境分布 生长于山地的疏林或灌丛中。分布于秦岭以南各地。

性味功效 味辛、苦，性热；有小毒。归肝、脾、胃、肾经。可散寒止痛，降逆止呕，助阳止泻。主治脘腹冷痛，厥阴头痛，疝痛，痛经，脚气肿痛，呕吐吞酸，寒湿泄泻。

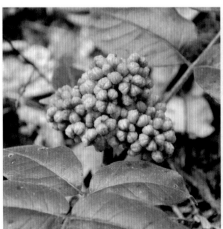

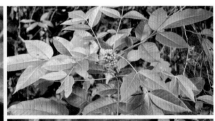

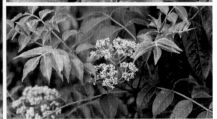

九里香

芸香科九里香属 *Murraya exotica* L.

常用别名 | 千只眼、过山香、满山香、月橘。

药材名称 | 九里香。

药用部位 | 叶及带叶枝、根入药，全年采收。

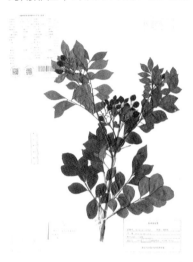

植物特征 常绿灌木或小乔木。嫩枝呈圆柱形，表面灰褐色，具纵皱纹。羽状复叶，叶有小叶 3～7 片，小叶倒卵形至倒卵状椭圆形，两侧常不对称，顶端圆或钝，有时微凹，基部短尖。花序通常顶生，或顶生兼腋生，花多朵聚成圆锥状聚伞花序；花白色，芳香；萼片卵形；花瓣 5 片，长椭圆形。果橙黄至朱红色，阔卵形或椭圆形，顶部短尖，略歪斜，果肉有黏胶质液。种子有毛。花期 4—8 月，果期 9—12 月。

生境分布 生长于平地、缓坡、小丘的灌丛中。分布于台湾、福建、广东、海南、广西等地。

性味功效 味辛、微苦，性温；有小毒。归肝、胃经。可行气活血，散瘀止痛。主治胃脘疼痛，风湿痹痛；外用治跌扑肿痛，牙痛，蛇虫咬伤。

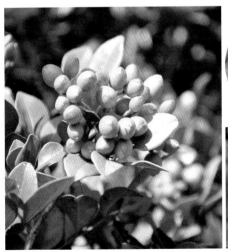

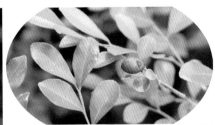

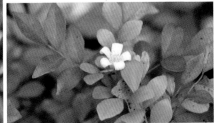

飞龙掌血

芸香科 飞龙掌血属 *Toddalia asiatica* (L.) Lam.

常用别名 见血飞、黄肉树、三百棒、鸡爪簕。

药材名称 飞龙掌血、飞龙掌血叶。

药用部位 根和叶入药；叶夏秋季采收，根全年采收。

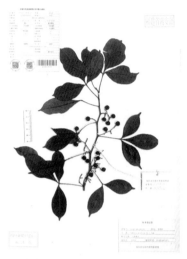

植物特征 藤本。老茎干有较厚的木栓层及黄灰色、纵向细裂且凸起的皮孔，三、四年生枝上的皮孔圆形而细小，茎枝及叶轴有甚多向下弯钩的锐刺。小叶无柄，卵形、椭圆形或倒卵状椭圆形，顶部尾状长尖或急尖而钝头，叶缘有细裂齿。花梗基部有极小的鳞片状苞片，花淡黄白色，萼片边缘被短毛，雄花序为伞房状圆锥花序，雌花序呈聚伞圆锥花序。果橙红或朱红色，有纵向浅沟纹；种皮褐黑色。花期几乎全年，果期多在秋冬季。

生境分布 生长于山坡、路旁、灌丛中或疏林中。分布于湖南、陕西、福建、台湾、浙江等地。

性味功效 味辛、微苦，性温；有小毒。可祛风止痛，散瘀止血，解毒消肿。主治风湿痹痛，腰痛，胃痛，痛经，经闭，跌打损伤，劳伤吐血，衄血，瘀滞崩漏，疮痈肿毒。

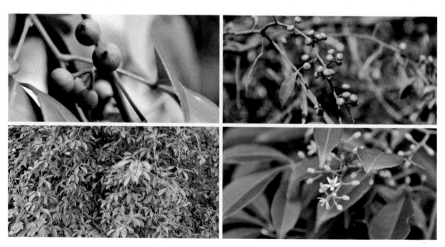

椿叶花椒

芸香科花椒属 *Zanthoxylum ailanthoides* Sieb. et. Zucc.

常用别名 | 樗叶花椒、满天星、刺椒。

药材名称 | 樗叶花椒、浙桐皮。

药用部位 | 根、树皮、果实和叶入药；根春秋季采收，树皮夏季采收，果实11月采收，叶夏秋季采收。

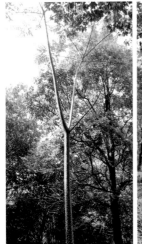

植物特征 落叶乔木。茎干有鼓钉状的锐刺。小叶 11 ～ 27 片或稍多，整齐对生，狭长披针形，位于叶轴基部的近卵形，顶部渐狭长而尖，基部圆，对称或一侧稍偏斜，叶缘有明显裂齿，油点多，叶背灰绿色或有灰白色粉霜，两面无毛，中脉在叶面凹陷，侧脉每边 11 ～ 16 条。花序顶生，几无花梗；萼片及花瓣均 5 片；花瓣淡黄白色。分果瓣淡红褐色，干后淡灰或棕灰色，顶端无芒尖，油点多，干后凹陷。花期 8—9 月，果期 10—12 月。

生境分布 生长于密林或路旁湿地。分布于长江以南各地（除江苏、安徽）。

性味功效 味苦，性平。可祛风通络，活血散瘀，解蛇毒。主治跌打肿痛，风湿关节痛，腰膝疼痛，顽痹，疥癣，外伤出血。

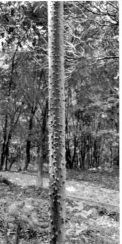

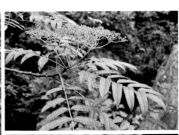

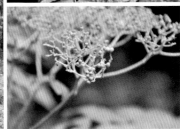

簕欓花椒

芸香科花椒属 *Zanthoxylum avicennae* (Lam.) DC.

常用别名 ｜簕欓、鹰不泊、鸟不宿。

药材名称 ｜鹰不泊。

药用部位 ｜根茎、嫩叶入药，全年采收。

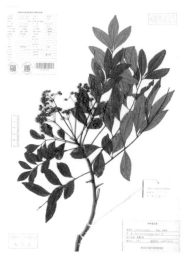

植物特征 落叶乔木。小叶 11 ～ 21 片，对生或偶有不整齐对生，斜卵形、斜长方形或呈镰刀状，有时倒卵形，幼苗小叶多为阔卵形，顶部短尖或钝，两侧甚不对称，全缘，或中部以上有疏裂齿，鲜叶的油点肉眼可见或不显，叶轴腹面有狭翼状叶质边缘。花序顶生，花多；花序轴及花梗有时紫红色；萼片及花瓣均 5 片；萼片宽卵形，绿色；花瓣黄白色。分果瓣淡紫红色，顶端无芒尖，油点大且多，微凸起。花期 6—8 月，果期 10—12 月。

生境分布 生长于平地、坡地或谷地。分布于台湾、福建、广东、海南、广西、云南等地。

性味功效 味辛，性温。归肝、脾、胃经。可祛风除湿，活血止痛，利水消肿。主治风湿痹痛，跌打损伤，腰肌劳损，脘腹疼痛，黄疸水肿，带下，感冒，咳嗽。

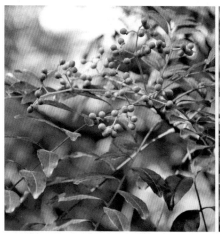

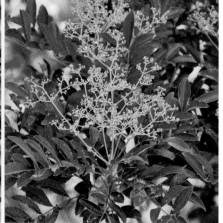

两面针

芸香科花椒属 *Zanthoxylum nitidum* (Roxb.) DC.

常用别名｜光叶花椒、红倒钩簕、钉板刺。

药材名称｜入地金牛、两面针。

药用部位｜根及茎叶入药，全年采收。

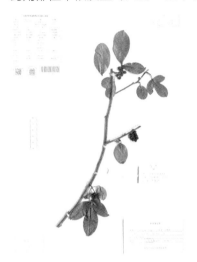

植物特征 幼株为直立灌木，成龄植株为攀缘木质藤本。老茎有翼状蜿蜒而上的木栓层，茎枝及叶轴有弯钩锐刺。小叶（3）5～11片，对生，成长叶硬革质，阔卵形、近圆形或狭长椭圆形，顶部长或短尾状，顶端有明显凹口，凹口处有油点，边缘有疏浅裂齿，齿缝处有油点，有时全缘。花序腋生；花4基数；花瓣淡黄绿色，卵状椭圆形或长圆形。果皮红褐色，果瓣顶端有短芒尖。种子圆珠状，腹面稍平坦。花期3—5月，果期9—11月。

生境分布 生长于低丘陵坡地的灌丛中。分布于广东、广西、福建、台湾、云南、湖南等地。

性味功效 味辛、苦，性平；有小毒。可祛风通络，胜湿止痛，消肿解毒，活血化瘀。主治风寒湿痹，筋骨疼痛，跌打骨折，疝痛，咽喉肿痛，胃痛，蛔厥腹痛，毒蛇咬伤，牙痛，疮痈瘰疬；外用治烫伤。

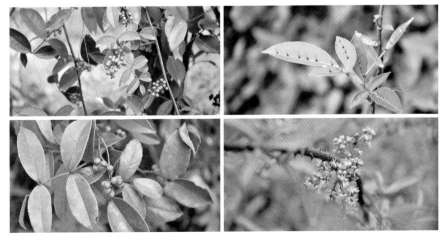

橄榄

橄榄科橄榄属 *Canarium album* (Lour.) Raeusch.

常用别名 | 山榄、白榄。

药材名称 | 青果。

药用部位 | 果实入药，秋季采收。

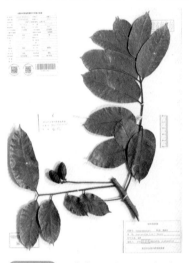

植物特征 乔木。小枝幼部被黄棕色绒毛。有托叶，仅芽时存在，着生于近叶柄基部的枝干上。小叶 3～6 对，纸质至革质，披针形或椭圆形，无毛或在背面叶脉上散生刚毛，背面有极细小的疣状突起，先端渐尖至骤狭渐尖而钝，基部楔形至圆形，偏斜，全缘。花序腋生；雄花序为聚伞圆锥花序，多花；雌花序为总状，具花 12 朵以下。花疏被绒毛至无毛。果序具 1～6 果；果萼扁平，萼齿外弯；核果卵圆形至纺锤形，成熟时黄绿色；果核渐尖。种子 1～2。花期 4～5 月，果期 10—12 月。

生境分布 生长于沟谷和山坡的杂木林中，或栽培。分布于福建、台湾、广东、广西、云南等地。

性味功效 味甘、酸，性平。归肺、胃经。可清肺利咽，生津止渴，清热解毒。主治咳嗽痰血，咽喉肿痛，暑热烦渴，醉酒，鱼蟹中毒。

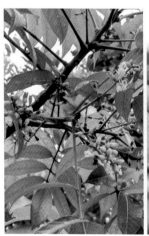
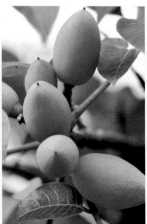
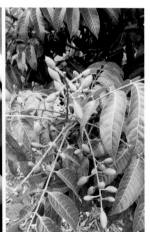

楝

棟科楝属 *Melia azedarach* L.

常用别名｜苦楝、森树、楝枣。

药材名称｜苦楝皮、苦楝叶、苦楝花、苦楝子。

药用部位｜花、果实、叶、根皮和树皮入药；花4—5月采收，果实秋冬季采收，叶全年采收，树皮及根皮春秋季采收。

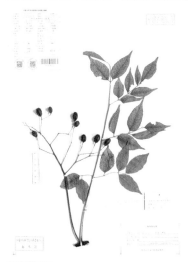

植物特征 落叶乔木。树皮灰褐色，纵裂。分枝广展，小枝有叶痕。叶为二至三回奇数羽状复叶；小叶对生，卵形、椭圆形至披针形，顶生一片通常略大，先端短渐尖，基部楔形或宽楔形，多少偏斜，边缘有钝锯齿，幼时被星状毛，后两面均无毛。圆锥花序约与叶等长；花瓣淡紫色，倒卵状匙形。核果球形至椭圆形，内果皮木质，4～5室，每室有种子1颗。种子椭圆形。花期4—5月，果期10—12月。

生境分布 生长于低海拔的旷野、路旁或疏林中。分布于西南、中南、东南地区。

性味功效 苦楝皮味苦，性寒；有毒。归肝、脾、胃经。可杀虫，疗癣。主治湿疹瘙痒，疮癣疥癞，蛇虫咬伤，跌打肿痛，脘腹胁肋疼痛，疝痛，虫积腹痛，头癣，冻疮，蛔虫病，蛲虫病。

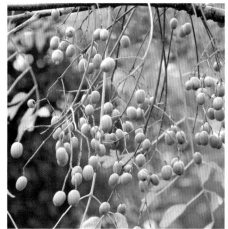

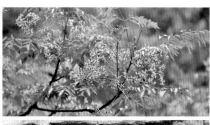

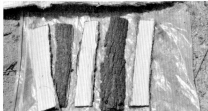

香椿

楝科香椿属 *Toona sinensis* (A. Juss.) Roem.

常用别名 | 毛椿、椿芽、春甜树、春阳树。

药材名称 | 椿白皮、香椿子、椿叶、椿树花。

药用部位 | 根皮、叶、嫩枝、花及果实入药；根皮全年采收，花夏季采收，果实秋后采收，叶及嫩枝夏秋季采收。

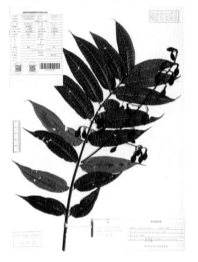

植物特征 乔木。树皮粗糙，深褐色，片状脱落。偶数羽状复叶；小叶 16～20，对生或互生，卵状披针形或卵状长椭圆形，两面均无毛，无斑点，背面常呈粉绿色，背面略凸起。圆锥花序与叶等长或更长，被稀疏的锈色短柔毛或有时近无毛，小聚伞花序生于短的小枝上；花瓣白色，长圆形。蒴果狭椭圆形，深褐色，有小而苍白色的皮孔。种子基部通常钝，上端有膜质的长翅，下端无翅。花期 6—8 月，果期 10—12 月。

生境分布 生长于山地的杂木林或疏林中。分布于华北、华东、中南和西南地区。

性味功效 味苦、涩，性温。归大肠、胃经。可清热燥湿，涩肠，止血杀虫。主治泄泻，痢疾，肠风便血，蛔虫病，疮癣，风寒外感，心胃气痛，风湿关节疼痛，疝气。

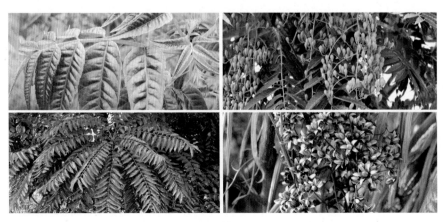

黄花倒水莲

远志科远志属 *Polygala fallax* Hemsl.

常用别名 | 黄花远志、倒吊黄、观音串、黄花参、鸡仔树。

药材名称 | 黄花倒水莲。

药用部位 | 根或全株入药，夏秋季采收。

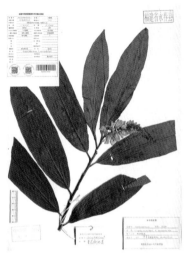

植物特征 灌木或小乔木。枝灰绿色，密被长而平展的短柔毛。单叶互生，叶膜质，披针形至椭圆状披针形，先端渐尖，基部楔形至钝圆，全缘，叶面深绿色，背面淡绿色，两面均被短柔毛。总状花序顶生或腋生；花瓣黄色，3枚，侧生花瓣长圆形，与龙骨瓣合生，龙骨瓣盔状，鸡冠状附属物具柄，流苏状。蒴果阔倒心形至圆形，绿黄色，具半同心圆状凸起的棱，无翅及缘毛。种子圆形，棕黑色至黑色。花期5—8月，果期8—10月。

生境分布 生长于山坡疏林下或沟谷丛林中。分布于福建、江西、湖南、广东、广西和云南等地。

性味功效 味甘、微苦，性平。归肝、肾、脾经。可补虚健脾，散瘀通络。主治虚弱虚肿，急慢性肝炎，腰腿酸痛，跌打损伤。

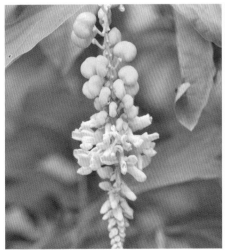

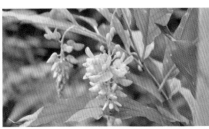

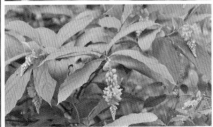

瓜子金

远志科远志属 *Polygala japonica* Houtt.

常用别名 | 金锁匙、黄瓜仁草、小金不换。
药材名称 | 瓜子金。
药用部位 | 全草入药，夏秋季采收。

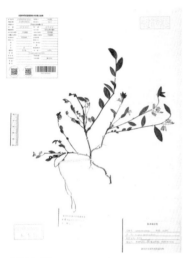

植物特征 多年生草本。茎、枝绿褐色或绿色，具纵棱，被卷曲短柔毛。单叶互生，叶片厚纸质或亚革质，卵形或卵状披针形，先端钝，基部阔楔形至圆形，全缘，两面无毛或被短柔毛。总状花序与叶对生，花瓣 3，白色至紫色，基部合生，侧瓣长圆形，龙骨瓣舟状，具流苏状鸡冠状附属物。蒴果圆形，顶端凹陷，具喙状突尖，边缘具有横脉的阔翅。种子卵形，黑色，密被白色短柔毛。花果期 4—8 月。

生境分布 生长于山坡、草地或田埂上。分布于东北、华北、西南、华东、中南地区。

性味功效 味苦、辛，性平。归肺经。可祛痰止咳，活血消肿，解毒止痛。主治咳嗽痰多，跌打损伤，风湿痹痛，吐血，便血，心悸，失眠，咽喉肿痛，痈肿疮疡，毒蛇咬伤。

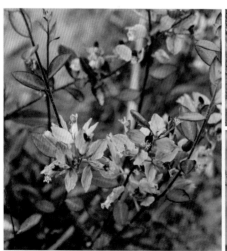

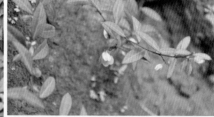

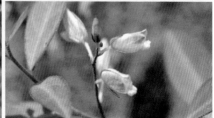

齿果草

远志科齿果草属 *Salomonia cantoniensis* Lour.

常用别名｜细黄药、过山龙、莎萝莽、一碗泡、斩蛇剑。

药材名称｜吹云草。

药用部位｜全草入药，秋季采收。

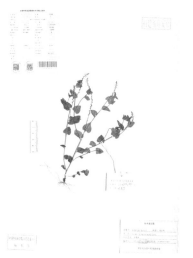

植物特征 一年生直立草本。根纤细，芳香。茎细弱，多分枝，无毛，具狭翅。单叶互生，叶片膜质，卵状心形或心形，先端钝，具短尖头，基部心形，全缘或微波状，基出3脉。穗状花序顶生，多花；花极小，无梗；花瓣3，淡红色，龙骨瓣舟状，无鸡冠状附属物。蒴果肾形，两侧具2列三角状尖齿；果片具蜂窝状网纹。种子2粒，卵形，亮黑色。花期7—8月，果期8—10月。

生境分布 生长于山坡、林下、灌丛中或草地。分布于华东、华中、华南和西南地区。

性味功效 味微辛，性平。可解毒消肿，散瘀止痛。主治痈肿疮疡，无名肿毒，喉痹，毒蛇咬伤，眼生白膜，风湿关节痛，牙痛。

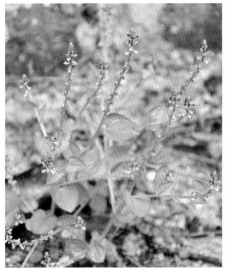

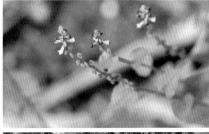

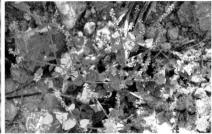

南酸枣

漆树科南酸枣属 *Choerospondias axillaris* (Roxb.) Burtt et Hill.

常用别名 | 山枣、人面子、五眼果。

药材名称 | 五眼果树皮、广枣。

药用部位 | 果实或果核、树皮入药；果实秋季采收，树皮全年采收。

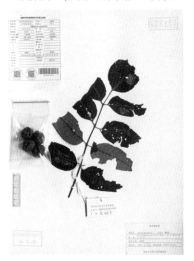

植物特征 落叶乔木。树皮灰褐色，片状剥落；小枝暗紫褐色，无毛，具皮孔。奇数羽状复叶，小叶 3～6 对，卵状披针形，先端长渐尖，基部多少偏斜，阔楔形或近圆形，全缘或幼株叶边缘具粗锯齿。雄花序被微柔毛或近无毛；苞片小；花萼外疏被白色微柔毛，裂片三角状卵形或阔三角形，边缘具紫红色腺状睫毛；花瓣长圆形，具褐色脉纹；雄花无不育雌蕊；雌花单生于上部叶腋，较大。核果椭圆形或倒卵状椭圆形，成熟时黄色。花期 4 月，果期 8—10 月。

生境分布 生长于山坡、丘陵或沟谷林中。分布于云南、广西、湖南、江西、福建、浙江和安徽等地。

性味功效 味甘、酸，性平。归脾、胃经。可行气活血，养心安神，消积。主治气滞血瘀，胸痛，心悸气短，神经衰弱，失眠，支气管炎，食滞腹满，腹泻，疝气，烫火伤。

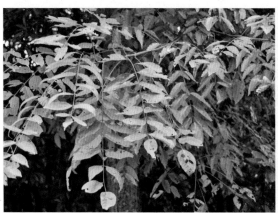

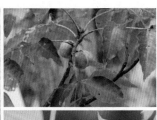

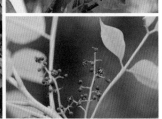

盐肤木

漆树科盐肤木属 *Rhus chinensis* Mill.

常用别名 五倍子树、盐酸白、倍子柴。

药材名称 盐肤子、盐肤木、五倍子。

药用部位 根、叶、果实及叶上的虫瘿入药；根全年采收，叶夏秋季采收，果实和虫瘿秋季采收。

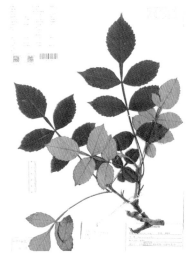

植物特征 落叶小乔木或灌木。小枝棕褐色，被锈色柔毛，具圆形小皮孔。奇数羽状复叶互生，叶轴和叶柄常有翅；小叶 5 ~ 13，无柄，纸质，多形，常为卵形、椭圆状卵形或长圆形，先端急尖，基部圆形，边缘具粗锯齿或圆齿，叶面暗绿色，叶背粉绿色，被白粉。圆锥花序宽大，顶生，多分枝，雄花序长，雌花序较短，密被锈色柔毛；花小，杂性，黄白色。核果球形，被具节柔毛和腺毛，成熟时红色。花期 8—9 月，果期 10 月。

生境分布 生长于向阳山坡、沟谷、溪边的疏林或灌丛中。分布于我国大部分地区。

性味功效 味酸、涩，性寒。可敛肺降火，涩肠止泻，敛汗，止血，收湿敛疮。主治痰嗽，肺虚久咳，喉痹，黄疸，自汗盗汗，久泻久痢，顽癣，痈毒，头风白屑，皮肤湿烂，外伤出血，消渴，便血痔血。

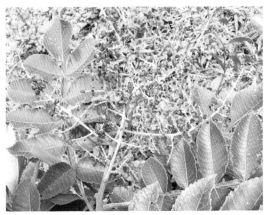

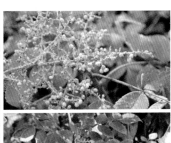

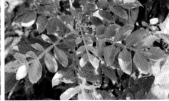

野漆

漆树科漆属 *Toxicodendron succedaneum* (L.) O. Kuntze

常用别名 │ 野漆树、大木漆、檫仔漆。

药材名称 │ 野漆树。

药用部位 │ 根、叶、树皮及果入药；根、树皮全年采收，叶夏季采收，果秋冬季采收。

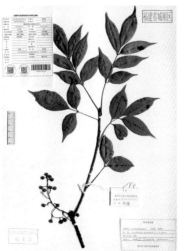

(植物特征) 落叶乔木或小乔木。小枝粗壮，无毛，顶芽大，紫褐色，外面近无毛。奇数羽状复叶互生，常集生于小枝顶端，无毛；小叶对生或近对生，坚纸质至薄革质，长圆状椭圆形，先端渐尖或长渐尖，基部多少偏斜，圆形或阔楔形，全缘，两面无毛，叶背常具白粉。圆锥花序；花黄绿色；花瓣长圆形，开花时外卷。核果大，偏斜，扁压；外果皮薄，淡黄色，无毛；中果皮厚，白色；果核坚硬，扁压。花期5—6月，果期8—10月。

(生境分布) 生长于林中。分布于我国大部分地区。

(性味功效) 味苦、涩，性平；有毒。可散瘀止血，解毒。主治咳血，吐血，外伤出血，毒蛇咬伤，跌打损伤，疮毒疔癣，毒蛇咬伤。

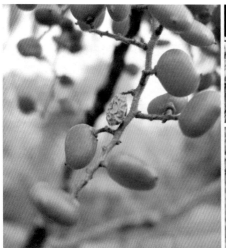

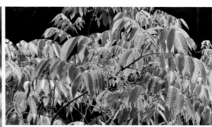

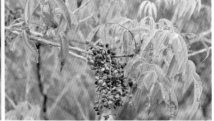

荔枝

无患子科荔枝属 *Litchi chinensis* Sonn.

常用别名 | 离枝、元红、丹荔。

药材名称 | 荔枝、荔枝核、荔枝壳、荔枝叶、荔枝根。

药用部位 | 假种皮或果实、种子、果皮、叶和根入药；果实夏季采收，叶和根全年采收。

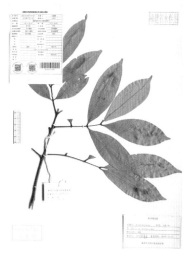

植物特征 常绿乔木。树皮灰黑色；小枝圆柱状，褐红色，密生白色皮孔。小叶2或3对，薄革质或革质，披针形或卵状披针形，有时长椭圆状披针形，顶端骤尖或尾状短渐尖，全缘；侧脉纤细，在腹面不明显，在背面明显或稍凸起。花序顶生，阔大，多分枝；花梗纤细，有时粗而短；萼被金黄色短绒毛。果卵圆形至近球形，成熟时通常暗红色至鲜红色；种子全部被肉质假种皮包裹。花期春季，果期夏季。

生境分布 生长于果园、村旁、河畔等地。分布于西南、华南和东南地区。

性味功效 荔枝核味甘、微苦，性温。归肝、肾经。可行气散结，祛寒止痛。主治寒疝腹痛，睾丸肿痛。

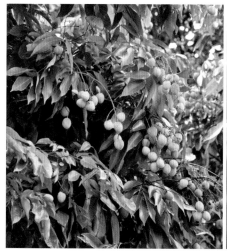

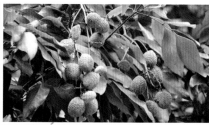

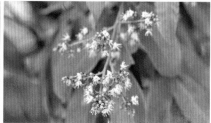

凤仙花

凤仙花科凤仙花属 *Impatiens balsamina* L.

常用别名 | 指甲花、急性子、凤仙透骨草。

药材名称 | 急性子、凤仙透骨草、凤仙花、凤仙根。

药用部位 | 种子、茎、花和根入药；花夏季采收，根秋季采收，茎夏秋季采收。

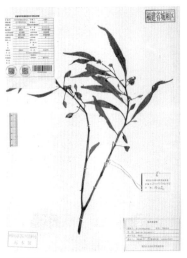

植物特征 一年生草本。茎肉质，无毛或幼时被疏柔毛。叶互生；叶片披针形至倒披针形，先端尖或渐尖，基部楔形，边缘有锐锯齿，向基部常有数对无柄的黑色腺体；叶柄两侧具数对具柄的腺体。花单生或 2～3 朵簇生于叶腋，无总花梗，白色、粉红色或紫色，单瓣或重瓣；苞片线形；侧生萼片 2。蒴果宽纺锤形，两端尖，密被柔毛。种子多数，圆球形，黑褐色。花期 7—10 月。

生境分布 多栽于庭园。分布于我国大部分地区。

性味功效 急性子味辛、微苦，性温；有小毒。归肝、肺经。可破血，软坚，消积。主治癥瘕痞块，经闭，噎膈。

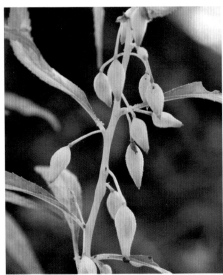

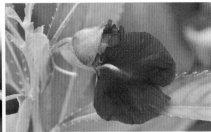

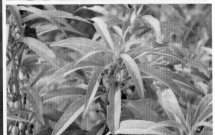

秤星树

冬青科冬青属 *Ilex asprella* (Hook. et Arn.) Champ. ex Benth.

常用别名｜梅叶冬青、岗梅、假青梅。
药材名称｜岗梅根、岗梅叶。
药用部位｜根和叶入药，全年采收。

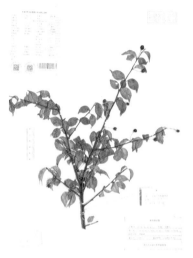

植物特征　落叶灌木。具长枝和短枝；长枝栗褐色，具淡色皮孔；短枝多皱，具宿存的鳞片和叶痕。叶膜质，在长枝上互生，在缩短枝上簇生，卵形或卵状椭圆形，边缘具锯齿。雄花序 2 或 3 花呈束状，或单生于叶腋或鳞片腋内；花 4 或 5 基数；花萼盘状。雌花序单生于叶腋或鳞片腋内，花 4～6 基数；花萼 4～6 深裂，裂片边缘具缘毛。花冠白色，辐状，花瓣近圆形，基部合生。果球形，熟时变黑色，具分核 4～6。花果期 3—10 月。

生境分布　生长于山地疏林中或路旁灌丛中。分布于福建、江西、台湾、湖南、广东、广西等地。

性味功效　味苦、甘，性寒。归肺、肝、大肠经。可清热生津，散瘀解毒。主治感冒，头痛，眩晕，热病烦渴，痧气，热泻，肺痈，百日咳，咽喉肿痛，痔血，淋证，疔疮肿毒，跌打损伤。

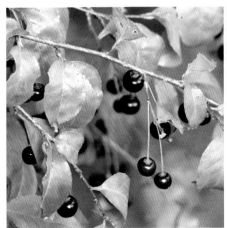
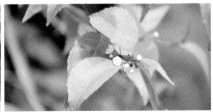
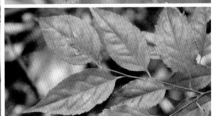

冬青

冬青科冬青属 *Ilex chinensis* Sims

常用别名 | 大冬青、顶树子、冻江木。
药材名称 | 四季青、冬青子、冬青皮。
药用部位 | 根皮、叶及种子入药；根皮、叶全年可采，种子秋冬季采收。

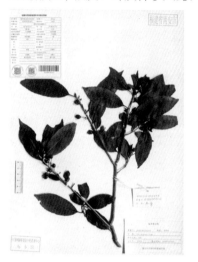

植物特征 常绿乔木。树皮灰黑色。叶片薄革质至革质，椭圆形或披针形，稀卵形，先端渐尖，基部楔形或钝，边缘具圆齿。雄花花序具三至四回分枝，每分枝具花 7 ~ 24 朵；花淡紫色，4 ~ 5 基数；花萼浅杯状，裂片阔卵状三角形，具缘毛；花瓣卵形。雌花花序具一至二回分枝，具花 3 ~ 7 朵；花萼和花瓣同雄花。果长球形，成熟时红色；分核 4 ~ 5，狭披针形，断面呈三棱形，内果皮厚革质。花期 4—6 月，果期 7—12 月。

生境分布 生长于向阳山坡的林缘、灌丛中。分布于长江流域及其以南各地。

性味功效 四季青味苦、涩，性凉。归肺、大肠、膀胱经。可清热解毒，消肿祛瘀。主治肺炎，急性咽喉炎，痢疾，胆道感染，尿路感染；外用治烧伤，下肢溃疡，麻风溃疡。

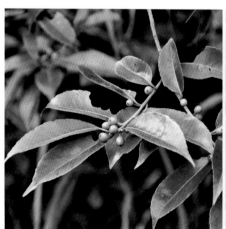

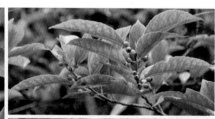

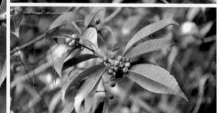

枸骨

冬青科冬青属 *Ilex cornuta* Lindl. et Paxt.

常用别名 | 猫儿刺、老虎刺、八角刺。
药材名称 | 功劳叶、枸骨子、枸骨树皮。
药用部位 | 叶、果实、树皮入药；叶秋季采收，果实冬季采收。

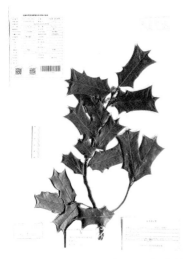

植物特征 常绿灌木或小乔木。幼枝具纵脊及沟，沟内被微柔毛；二年生枝褐色；三年生枝灰白色，具纵裂缝及隆起的叶痕。叶片厚革质，二型，四角状长圆形或卵形，先端具 3 枚尖硬刺齿。花序簇生于叶腋；花淡黄色，4 基数，基部具 1～2 枚小苞片；雄花花瓣长圆状卵形，基部合生；雌花的小苞片、花萼与花瓣像雄花。果球形，成熟时鲜红色；分核 4，倒卵形或椭圆形。花期 4—5 月，果期 10—12 月。

生境分布 生长于山坡、谷地、溪边的杂木林或灌丛中。分布于江苏、福建、安徽、浙江、江西、湖北、湖南等地。

性味功效 味苦，性凉。归肝、肾经。可清虚热，益肝肾，祛风湿。主治阴虚劳热，咳嗽咯血，头晕目眩，腰膝酸软，风湿痹痛，白癜风，筋骨疼痛，崩漏，带下，泄泻。

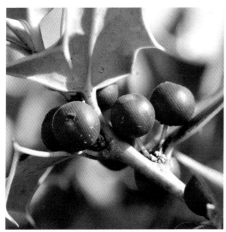

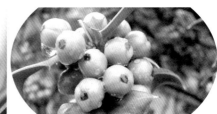

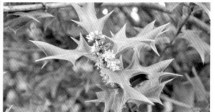

大叶冬青

冬青科冬青属 *Ilex latifolia* Thunb.

常用别名｜大苦酊、大叶茶、波罗树。

药材名称｜苦丁茶。

药用部位｜嫩叶入药，春季采收。

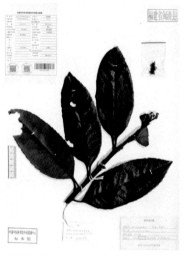

植物特征 常绿大乔木，全体无毛。树皮灰黑色。分枝具纵棱及槽，黄褐色或褐色，光滑，具明显隆起、阔三角形或半圆形的叶痕。叶片厚革质，长圆形或卵状长圆形，先端钝或短渐尖，基部圆形或阔楔形，边缘具疏锯齿，齿尖黑色。由聚伞花序组成的假圆锥花序生于叶腋内；花淡黄绿色，4基数；雄花花序的每个分枝具3～9花；雌花花序的每个分枝具1～3花，花萼盘状。果球形，成熟时红色，宿存柱头薄盘状；分核4，长圆状椭圆形，具不规则的皱纹和尘穴。花期4月，果期9—10月。

生境分布 生长于山坡的常绿阔叶林中、灌丛中或竹林中。分布于福建、浙江、广西等地。

性味功效 味甘、苦，性寒。归肝、肺、胃经。可疏风清热，明目生津。主治风热头痛，齿痛，目赤，脓耳，口疮，热病烦渴，泄泻，痢疾。

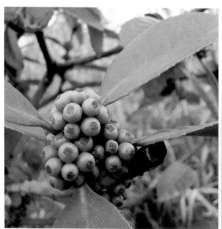

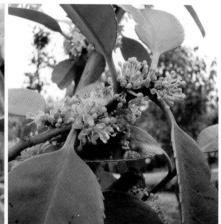

毛冬青

冬青科冬青属 *Ilex pubescens* Hook. et Arn.

常用别名 | 茶叶冬青、密毛假黄杨、密毛冬青。

药材名称 | 毛冬青、毛冬青叶。

药用部位 | 根及叶入药，全年采收。

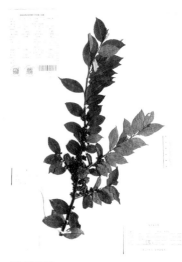

植物特征 常绿灌木或小乔木。小枝近四棱形，灰褐色，密被长硬毛。叶在长枝上互生，在短枝上簇生，纸质或膜质，椭圆形或长卵形，先端急尖或短渐尖，基部钝，边缘具齿或近全缘。花序簇生于叶腋，密被长硬毛。雄花序簇的单个分枝具1或3花的聚伞花序，花4或5基数，粉红色；花瓣4～6枚，卵状长圆形或倒卵形。雌花序簇生，单个分枝具单花，稀具3花，花6～8基数；花瓣长圆形。果球形，成熟后红色。花期4—5月，果期8—11月。

生境分布 生长于山野坡地、丘陵的灌丛中。分布于广东、安徽、福建、江西、台湾等地。

性味功效 味苦、涩，性平。归心、肺经。可清热解毒，活血通络。主治风热感冒，肺热喘咳，咽痛，牙龈肿痛，胸痹心痛，中风偏瘫，丹毒，烧烫伤，痈疽，中心性浆液性脉络膜视网膜病变。

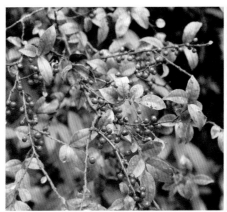

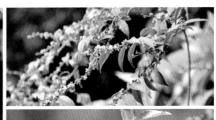

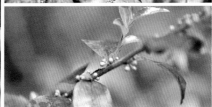

铁冬青

冬青科冬青属 *Ilex rotunda* Thunb.

常用别名 | 救必应、白银香、熊胆木、土千年健。

药材名称 | 救必应。

药用部位 | 树皮或根皮入药，全年采收。

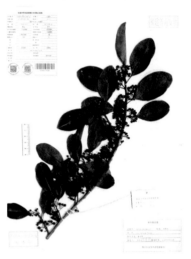

植物特征 常绿灌木或乔木。小枝圆柱形，较老枝具纵裂缝，叶痕稍隆起，皮孔不明显。叶仅见于当年生枝，叶片薄革质或纸质，倒卵形或椭圆形，先端短渐尖，基部楔形或钝，全缘。聚伞花序或伞形花序，单生于叶腋。雄花序花白色，4基数；花瓣长圆形，开放时反折。雌花序花白色，5～7基数；花瓣倒卵状长圆形。果近球形或稀椭圆形，成熟时红色，宿存花萼平展，宿存柱头厚盘状，凸起。花期4月，果期8—12月。

生境分布 生长于山下疏林中或溪边。分布于江苏、浙江、安徽、江西、湖南、广东、福建等地。

性味功效 味苦，性寒。可清热解毒，利湿止痛。主治感冒发热，咽喉肿痛，胃痛，暑热泄泻，黄疸，痢疾，跌打损伤，风湿痹痛，湿疹，疮疖。

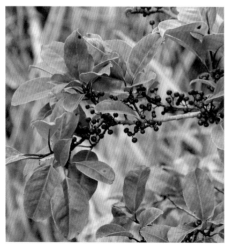

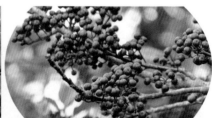

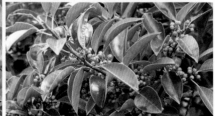

三花冬青

冬青科冬青属 *Ilex triflora* Bl.

常用别名｜短梗亮叶冬青、茶果冬青、小冬青。
药材名称｜小冬青。
药用部位｜根入药，全年采收。

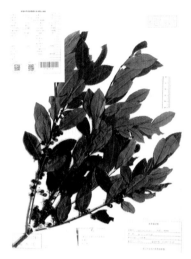

植物特征 常绿灌木或乔木。幼枝近四棱形，具纵棱及沟。叶片近革质，椭圆形、长圆形或卵状椭圆形，先端急尖至渐尖，基部圆形或钝，边缘具近波状线齿。雄花1～3朵排成聚伞花序，1～5聚伞花序簇生于叶腋；花4基数，白色或淡红色；花萼盘状，4深裂；花瓣阔卵形，基部稍合生。雌花1～5朵簇生于叶腋；花瓣阔卵形至近圆形，基部稍合生。果球形，成熟后黑色；有宿存花萼和柱头；分核4，卵状椭圆形，背部具3条纹。花期5—7月，果期8—11月。

生境分布 生长于山地的阔叶林、杂木林或灌丛中。分布于福建、浙江、江西、广西等地。

性味功效 味苦，性凉。可清热解毒。主治疮疡肿毒。

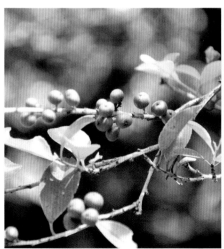

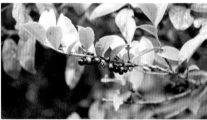

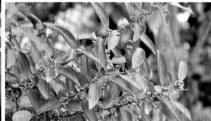

大芽南蛇藤

卫矛科南蛇藤属 *Celastrus gemmatus* Loes.

常用别名 | 哥兰叶、绵条子、霜红藤、穿山龙。
药材名称 | 霜红藤。
药用部位 | 根、茎、叶入药，春秋季采收。

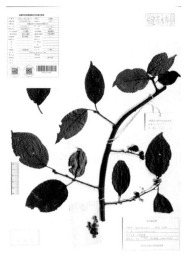

植物特征 攀缘状灌木。小枝具多数皮孔，皮孔阔椭圆形到近圆形，棕灰白色，突起；冬芽大，长卵状到长圆锥状。叶长方形，卵状椭圆形或椭圆形，先端渐尖，基部圆阔，近叶柄处变窄，边缘具浅锯齿，叶面光滑但手触有粗糙感，叶背光滑或稀于脉上具棕色短柔毛。聚伞花序顶生及腋生；萼片卵圆形，边缘啮蚀状；花瓣长方倒卵形，裂片近三角形。蒴果球状。种子阔椭圆状到长方椭圆状，两端钝，红棕色，有光泽。花期4—9月，果期8—10月。

生境分布 生长于密林中或灌丛中。分布于陕西、甘肃、安徽、浙江、江西、福建、河南等地。

性味功效 味苦、辛，性平。归肝、胃经。可祛风除湿，活血止痛，解毒消肿。主治风湿痹痛，跌打损伤，月经不调，经闭，疮痈肿毒，骨折，风疹，湿疹，带状疱疹，毒蛇咬伤。

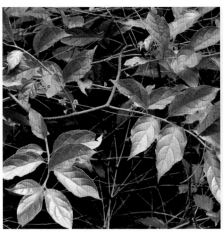

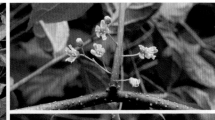

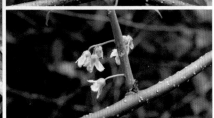

疏花卫矛

卫矛科卫矛属 *Euonymus laxiflorus* Champ. ex Benth.

常用别名 | 丝木棉、土杜仲、山杜仲。

药材名称 | 山杜仲。

药用部位 | 根及树皮入药，全年采收。

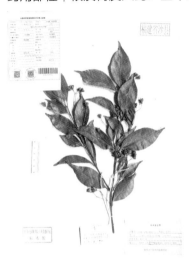

植物特征 常绿灌木。小枝四棱形，老枝圆柱形。叶纸质或近革质，卵状椭圆形、长方椭圆形或窄椭圆形，先端钝渐尖，基部阔楔形或稍圆，全缘或具不明显的锯齿，侧脉多不明显。聚伞花序分枝疏松，5～9花；花序梗长约1厘米；花紫色，5数；萼片边缘常具紫色短睫毛；花瓣长圆形，基部窄；花盘5浅裂，裂片钝。蒴果紫红色，倒圆锥状，先端稍平截。种子长圆状，种皮枣红色，假种皮橙红色，成浅杯状包围种子基部。花期3—6月，果期7—11月。

生境分布 生长于山上、山腰及路旁的密林中。分布于江西、湖南、广西、贵州、云南、福建等地。

性味功效 味甘、辛，性微温。归肝、肾、脾经。可祛风湿，强筋骨，活血解毒，利水。主治风湿痹痛，腰膝酸软，跌打骨折，疮痈肿毒，慢性肝炎，慢性肾炎，水肿。

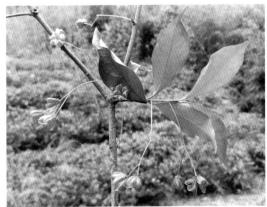
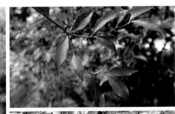
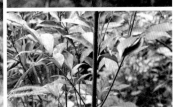

锐尖山香圆

省沽油科山香圆属 *Turpinia arguta* (Lindl.) Seem.

常用别名 | 五寸铁树、尖树、黄柿。

药材名称 | 山香圆叶。

药用部位 | 根和叶入药；叶夏秋季采收，根冬季采收。

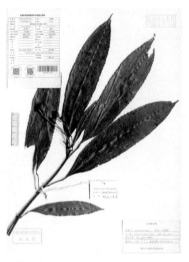

植物特征 落叶灌木。老枝灰褐色，幼枝具灰褐色斑点。单叶，对生，厚纸质，椭圆形或长椭圆形，先端渐尖，具尖尾，基部钝圆或宽楔形，边缘具疏锯齿，齿尖具硬腺体，侧脉平行，至边缘网结，无毛；托叶生于叶柄内侧。花两性；圆锥花序顶生，较叶短，密集或较疏松；萼片5，三角形，绿色；花瓣白色，无毛。果近球形，幼时绿色，成熟时转红色，干后黑色，表面粗糙，先端具小尖头，花盘宿存；有种子2～3颗。花期4—6月，果期7—9月。

生境分布 生长于山坡、谷地林中。分布于福建、江西、湖南、广东、海南等地。

性味功效 味苦，性寒。归肝、肺经。可活血止痛，清热解毒，利咽消肿。主治跌打损伤，咽喉肿痛，脾大，乳蛾喉痹，疮疖肿毒。

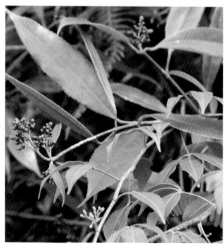

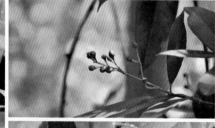

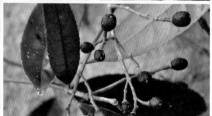

多花勾儿茶

鼠李科勾儿茶属 *Berchemia floribunda* (Wall.) Brongn.

常用别名 | 大叶铁包金、牛鼻拳、皱纱皮、熊柳。

药材名称 | 黄鳝藤。

药用部位 | 茎叶入药，夏秋季采收。

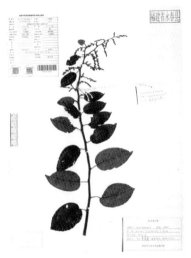

植物特征 蔓性落叶灌木。幼枝黄绿色，光滑无毛。叶互生，纸质，全缘；上部叶较小，卵形至卵状披针形，顶端锐尖，下部叶较大，椭圆形至矩圆形，顶端钝或圆形，基部圆形，上面淡绿色，下面灰白色；托叶狭披针形，宿存。圆锥花序顶生；花小，粉绿色；花萼 5 裂；花瓣 5，倒卵形；雄蕊 5，与花瓣等长。核果卵圆形至倒卵形，基部为萼管所包围，初绿色，后变红色，最后为紫黑色。花期 7—10 月，果期翌年 4—7 月。

生境分布 生长于山地路旁和灌木林缘。分布于福建、湖北、湖南、江西、广东、广西、台湾等地。

性味功效 味甘、微涩，性微温。归肝、胆经。可祛风除湿，活血止痛。主治风湿痹痛，胃痛，痛经，产后腹痛，跌打损伤，骨关节结核，骨髓炎，小儿疳积，肝炎、肝硬化。

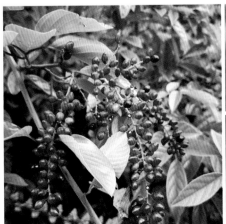

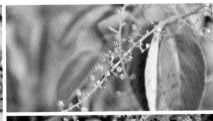

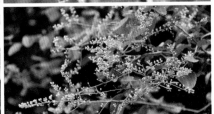

铁包金

鼠李科勾儿茶属 *Berchemia lineata* (L.) DC.

常用别名│老鼠耳、米拉藤、碎米珠、狗脚利、乌金藤。
药材名称│铁包金。
药用部位│嫩茎叶和根入药；嫩茎叶夏末秋初采收，根秋后采收。

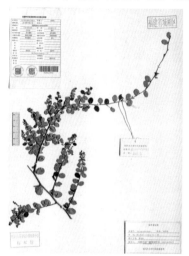

植物特征　藤状灌木。嫩枝黄绿色，密被短柔毛。叶互生；托叶披针形，略长于叶柄，宿存；叶片卵形至卵状椭圆形，先端钝，有小凸点，基部圆或微心形，全缘，无毛，上面深绿色，下面灰绿色。花两性或杂性，2 至 10 余朵簇生于叶腋或枝顶，呈聚伞总状花序，花序轴被毛；萼片 5，线形或狭披针形；花瓣 5，匙形，白色。核果圆柱形，肉质，熟时黑色或紫黑色，有宿存的花盘和萼筒。花期 7—10 月，果期 11 月。

生境分布　生长于低海拔的山野、路旁或开旷地上。分布于福建、台湾、湖南、广东、广西等地。

性味功效　味苦、微涩，性平。归肝、肺经。可消肿解毒，止血镇痛，祛风除湿。主治痈疽疔毒，咳嗽咯血，消化道出血，跌打损伤，烫伤，风湿骨痛，风火牙痛。

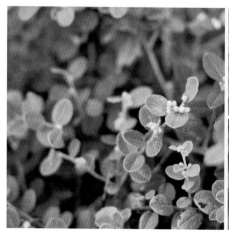
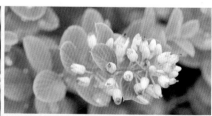
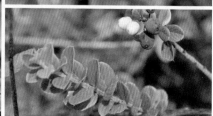

雀梅藤

鼠李科雀梅藤属 *Sageretia thea* (Osbeck) Johnst.

常用别名｜酸味、酸铜子、岩猴藤。

药材名称｜雀梅藤。

药用部位｜根和叶入药；叶春季采收，根秋后采收。

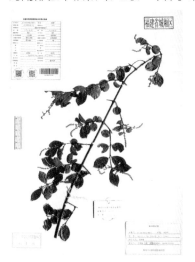

植物特征 藤状或直立灌木。小枝具刺，互生或近对生，褐色，被短柔毛。叶纸质，近对生或互生，常椭圆形、矩圆形或卵状椭圆形，顶端锐尖、钝或圆形，基部圆形或近心形，边缘具细锯齿，上面绿色，下面浅绿色。花无梗，黄色，常多个簇生，排成疏散穗状或圆锥状穗状花序；花萼外面被疏柔毛，萼片三角形或三角状卵形；花瓣匙形，顶端 2 浅裂，常内卷。核果近圆球形，成熟时黑色或紫黑色。种子扁平。花期 7—11 月，果期翌年 3—5 月。

生境分布 生长于丘陵、山地林下或灌丛中。分布于福建、江苏、浙江、江西、广东、广西等地。

性味功效 味甘、淡，性平。归肺、肾经。根可降气，化痰，祛风利湿；主治咳嗽，哮喘，胃痛，鹤膝风，水肿。叶可清热解毒；主治疮疡肿毒，烫火伤，疥疮，漆疮。

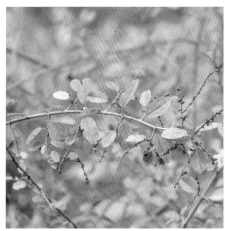

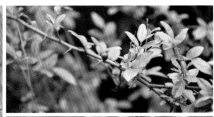

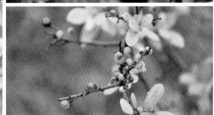

枳椇

鼠李科枳椇属 *Hovenia acerba* Lindl.

常用别名｜拐枣、鸡爪子、万字果。

药材名称｜枳椇子、枳椇叶、枳椇木皮。

药用部位｜叶、树皮与种子入药；叶夏末采收，树皮全年采收，种子秋季采收。

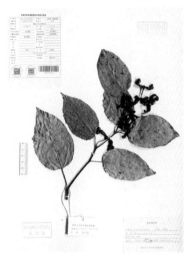

植物特征 高大乔木。小枝褐色或黑紫色，有明显白色的皮孔。叶互生，厚纸质至纸质，宽卵形、椭圆状卵形或心形，顶端长渐尖或短渐尖，基部截形或心形，稀近圆形或宽楔形，边缘常具整齐的浅而钝的细锯齿，上面无毛，下面沿脉或脉腋常被短柔毛或无毛。二歧式聚伞圆锥花序，顶生和腋生，被棕色短柔毛；花两性；萼片具网状脉或纵条纹；花瓣椭圆状匙形，具短爪。浆果状核果近球形，成熟时棕褐色。种子暗褐色。花期5—7月，果期8—10月。

生境分布 生长于开旷地、山坡林缘或疏林中。分布于甘肃、陕西、安徽、江苏、江西、福建等地。

性味功效 味甘，性平。归胃经。种子可清热利尿，止咳除烦，解酒毒；主治热病烦渴，呃逆，呕吐，小便不利，酒精中毒。树皮可活血，舒筋解毒；主治腓肠肌痉挛，食积，铁棒锤中毒。

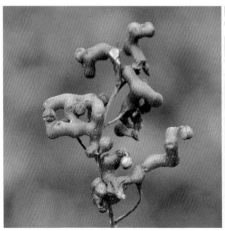

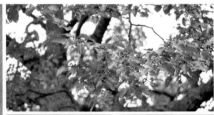

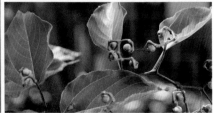

广东蛇葡萄

葡萄科蛇葡萄属 *Ampelopsis cantoniensis* (Hook. et Arn.) Planch.

常用别名 | 田浦茶、粤蛇葡萄。

药材名称 | 无莿根。

药用部位 | 根或全株入药；全株夏秋季采收，秋后挖取根。

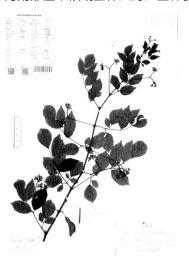

植物特征 木质藤本。小枝圆柱形，有纵棱纹。卷须二叉分枝，相隔 2 节间断与叶对生。二回羽状复叶或小枝上部着生有一回羽状复叶，二回羽状复叶者基部一对小叶常为 3 小叶，侧生和顶生小叶大多形状各异，侧生小叶大小和形状变化较大，常卵形或长椭圆形，顶端尖，基部多为阔楔形，上面在放大镜下常可见有浅色小圆点。伞房状多歧聚伞花序，顶生或与叶对生；花蕾卵圆形；萼碟形，边缘呈波状，无毛；花瓣 5，卵椭圆形。果实近球形。种子倒卵圆形，基部喙尖锐，种脐椭圆形，中棱脊突出，表面有肋纹突起。花期 4—7 月，果期 8—11 月。

生境分布 生长于山谷林中或山坡灌丛。分布于东南、中南、华南、西南地区。

性味功效 味辛、苦，性凉。可消炎解毒。主治骨髓炎，急性淋巴结炎，急性乳腺炎，脓疱疮，湿疹，丹毒，疖肿，嗜盐菌食物中毒。

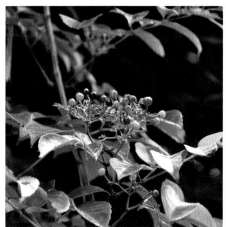
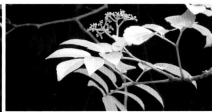
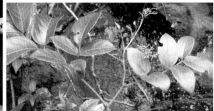

三裂蛇葡萄

葡萄科蛇葡萄属 *Ampelopsis delavayana* Planch.

常用别名｜德氏蛇葡萄、三裂叶蛇葡萄、赤木通。

药材名称｜金刚散。

药用部位｜根和藤茎入药；藤茎夏秋季采收，根秋季采收。

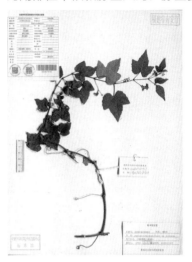

植物特征　木质藤本。小枝圆柱形，有纵棱纹，疏生短柔毛，后脱落。卷须二至三叉分枝，相隔2节与叶对生。叶为3小叶，中央小叶披针形或椭圆披针形，顶端渐尖，基部近圆形，侧生小叶卵椭圆形或卵状披针形，基部不对称，近截形，边缘有粗锯齿，齿端常尖细。多歧聚伞花序与叶对生；花蕾卵形，顶端圆形；萼碟形，边缘波状浅裂；花瓣5，卵椭圆形。果实近球形，有种子2～3颗。种子倒卵圆形，顶端近圆形。花期6—8月，果期9—11月。

生境分布　生长于林中或山坡灌丛。分布于福建、广东、广西、海南、四川、贵州、云南等地。

性味功效　味辛、淡、涩，性平。归心、肝经。可清热利湿，活血通络，止血生肌，解毒消肿。主治淋证，白浊，疝气，风湿痹痛，跌打瘀肿，创伤出血，烫伤。

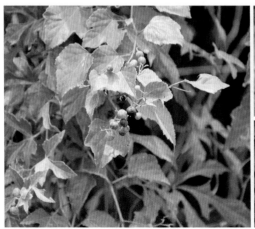

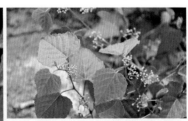

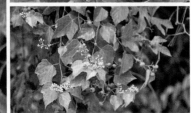

乌蔹莓

葡萄科乌蔹莓属 *Cayratia japonica* (Thunb.) Gagnep.

常用别名｜五爪龙、虎葛、五叶藤。
药材名称｜乌蔹莓。
药用部位｜全草或根入药，夏秋季采收。

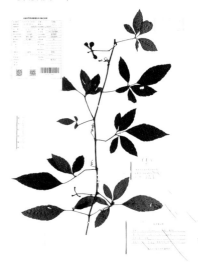

植物特征 草质藤本。小枝圆柱形，有纵棱纹，无毛或微被疏柔毛。卷须二至三叉分枝。叶为鸟足状 5 小叶，上面绿色，无毛，下面浅绿色，无毛或微被毛。花序腋生，复二歧聚伞花序；萼碟形，边缘全缘或波状浅裂；花瓣 4，三角状卵圆形，外面被乳突状毛。果实近球形，有种子 2～4颗。种子三角状倒卵形，顶端微凹，基部有短喙。花期 3—8 月，果期 8—11 月。

生境分布 生长于旷野、山谷、林下。分布于华东、中南及西南地区。

性味功效 味苦、酸，性寒。归心、肝、胃经。可清热利湿，解毒消肿。主治热毒痈肿，疔疮，丹毒，咽喉肿痛，蛇虫咬伤，水火烫伤，风湿痹痛，黄疸，泻痢，白浊，尿血。

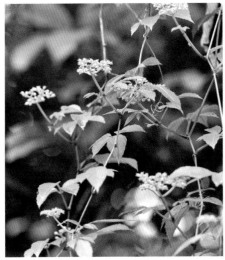

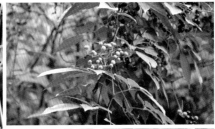

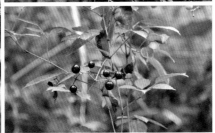

三叶崖爬藤

葡萄科崖爬藤属 *Tetrastigma hemsleyanum* Diels et Gilg

常用别名 | 蛇附子、三叶青、金钱吊葫芦。

药材名称 | 蛇附子、三叶崖爬藤。

药用部位 | 茎叶和块根入药；茎叶夏秋季采收，块根冬季采收。

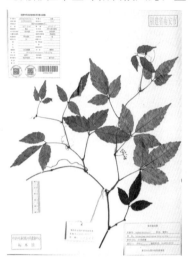

植物特征 草质藤本。小枝纤细，有纵棱纹，无毛或被疏柔毛。卷须不分枝。叶为3小叶，小叶披针形、长椭圆披针形或卵状披针形，基部楔形或圆形，侧生小叶基部不对称，近圆形，边缘具齿，锯齿细或有时较粗，两面均无毛。花序腋生，下部有节，节上有苞片；花萼碟形，萼齿细小，卵状三角形；花瓣4，卵圆形，顶端有小角。果实近球形或倒卵球形，有种子1颗。种子倒卵椭圆形。花期4—6月，果期8—11月。

生境分布 生长于山坡灌丛、山谷、溪边和林下的岩石缝中。分布于西南及浙江、福建、湖南、广东等地。

性味功效 味苦、辛，性凉。归肺、心、肝、肾经。可清热解毒，祛风活血。主治高热惊厥，肺炎，咳喘，肝炎，肾炎，风湿痹痛，跌打损伤，痈疔疮疖，湿疹，蛇咬伤。

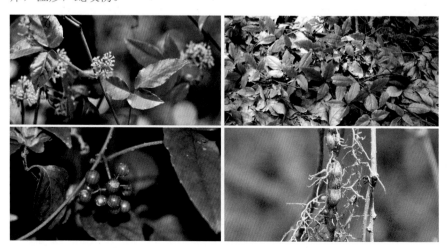

黄蜀葵

锦葵科秋葵属 *Abelmoschus manihot* (Linn.) Medicus

常用别名｜秋葵、黄芙蓉、霸天伞、棉花蒿、棉花葵。

药材名称｜黄蜀葵、黄蜀葵叶、黄蜀葵根、黄蜀葵花。

药用部位｜根、叶、花和种子入药；根和种子秋季采收，叶和花夏秋季采收。

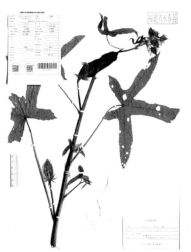

植物特征 一年生或多年生草本，疏被长硬毛。叶互生；叶掌状 5～9 深裂，裂片长圆状披针形，具粗钝锯齿，两面疏被长硬毛；叶柄疏被长硬毛；托叶披针形。花单生于枝端叶腋；小苞片 4～5，卵状披针形，疏被长硬毛；花萼佛焰苞状，5 裂，近全缘，较长于小苞片，被柔毛，果时脱落；花大，淡黄色，内面基部紫色。蒴果卵状椭圆形，被硬毛；种子多数，肾形，被柔毛组成的条纹多条。花期 8—10 月。

生境分布 生长于山谷草丛、田边或沟旁灌丛间。分布于我国南方地区。

性味功效 黄蜀葵花味甘，性寒。归肾、膀胱经。可清热利湿，消肿解毒。主治淋浊水肿，湿热壅遏，吐血，衄血，崩漏，胎衣不下，痈肿疮毒，水火烫伤。

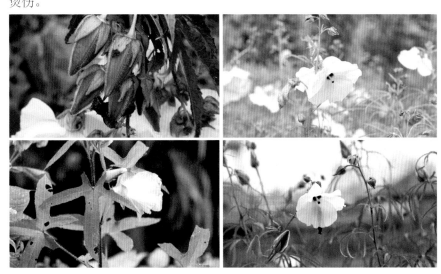

木芙蓉

锦葵科木槿属 *Hibiscus mutabilis* L.

常用别名｜芙蓉花、酒醉芙蓉、拒霜花、木莲、地芙蓉。

药材名称｜木芙蓉花、木芙蓉叶、木芙蓉根。

药用部位｜花、叶和根入药；花夏秋季采收，根秋冬季采收。

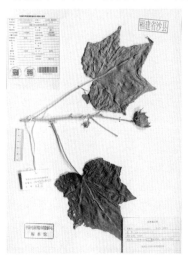

植物特征 落叶灌木或小乔木。枝被星状短柔毛。叶大，互生，阔卵形至圆卵形，掌状3～5裂，裂片三角形；基部心形，先端短尖或渐尖，边缘有波状钝齿，上面稍有毛，下面密被星状细绒毛。花腋生或簇生于枝端；花白色或粉红色；花梗粗长，被黄褐色毛；小苞片线形；花萼5裂，裂片阔卵形；花冠大而美丽，花瓣5，单瓣或重瓣；雄蕊多数，花丝结合成圆筒形，包围花柱；子房5室，花柱顶端5裂，柱头头状。蒴果球形，种子肾形，有长毛。花期8—10月。

生境分布 生长于肥沃湿润而排水良好的砂壤土。分布于我国大部分地区。

性味功效 木芙蓉叶味辛，性平。归肺、肝经。清热解毒，凉血止痛，消肿排脓。主治肺热咳嗽，吐血，目赤肿痛，崩漏，带下，痈肿，缠身蛇丹，跌打损伤，烫伤。

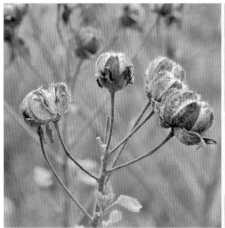

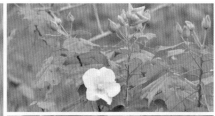

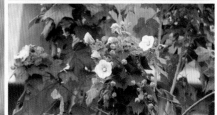

木槿

锦葵科木槿属 *Hibiscus syriacus* Linn.

常用别名 | 喇叭花、公背树、朝开暮落花。

药材名称 | 木槿花、木槿根、木槿皮、木槿叶、木槿子。

药用部位 | 花、根皮或茎皮、叶和果实入药；根、茎、叶全年采收，花、果夏季采收。

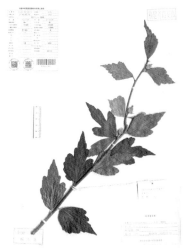

植物特征 落叶灌木。嫩枝、叶、花萼上均被有绒毛或星状毛。叶互生，叶片菱形至三角状卵形，具深浅不同的 3 裂或不裂，先端钝，基部楔形，边缘具不整齐齿缺，下面沿叶脉微被毛或近无毛，叶柄上面被星状柔毛；托叶线形，疏被柔毛。花单生于枝端叶腋间；小苞片线形；花萼钟形，裂片 5，三角形；花冠钟形，淡紫色、白色或紫色，花瓣倒卵形。蒴果卵圆形；种子肾形，背部被黄白色长柔毛。花期 7—10 月。

生境分布 生长于高山及平地，我国大部分地区有栽培。分布于华东、中南、西南地区。

性味功效 味甘、苦，性凉。归脾、肺、肝经。可清肺化痰，清热利湿，凉血解毒。主治肠风泻血，赤白下痢，痔疮出血，肺热咳嗽，咳血，带下，疮疖痈肿。

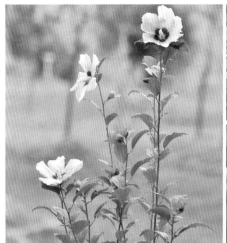

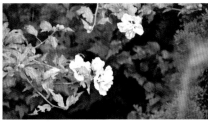

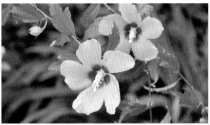

黄花稔

锦葵科黄花稔属 *Sida acuta* Burm. f.

常用别名 | 扫把麻、山麻、拔毒散。
药材名称 | 黄花稔。
药用部位 | 叶或根入药，夏秋季采收。

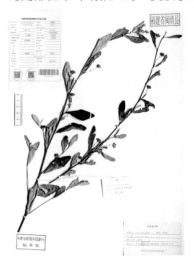

（植物特征） 直立亚灌木状草本。分枝多，小枝被柔毛至近无毛。叶互生，披针形，先端短尖或渐尖，基部圆或钝，具锯齿，两面均无毛或疏被星状柔毛，上面偶被单毛；具叶柄，托叶披针形，与叶柄近等长，常宿存。花单朵或成对生于叶腋，花梗被柔毛，中部具节；花萼浅杯状，无毛，下半部合生，裂片5，尾状渐尖；花黄色，花瓣倒卵形，先端圆，基部狭，被纤毛。蒴果近圆球形，顶端具2短芒，果皮具网状皱纹。花期冬春季。

（生境分布） 生长于山坡灌丛间、路旁或荒坡。分布于福建、台湾、广东、广西、云南等地。

（性味功效） 味辛，性凉。归肺、肝、大肠经。可清热解毒，消肿止痛，收敛生肌。主治感冒，乳腺炎，痢疾，肠炎，跌打伤，骨折，痈疮疔肿，外伤出血。

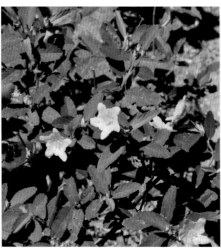

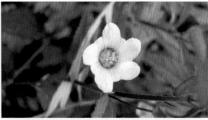

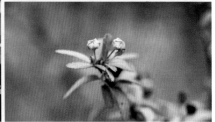

地桃花

锦葵科梵天花属 *Urena lobata* Linn.

常用别名 | 肖梵天花、野棉花、田芙蓉。

药材名称 | 地桃花。

药用部位 | 根或全草入药，全年采收。

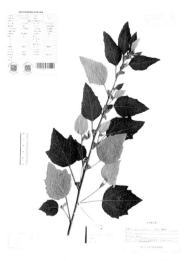

植物特征 直立亚灌木状草本。小枝被星状绒毛。茎下部叶近圆形，先端浅 3 裂，基部圆形或近心形，边缘具锯齿，中部的叶卵形，上部的叶长圆形至披针形，叶上面被柔毛，下面被灰白色星状绒毛；叶柄被灰白色星状毛；托叶线形，早落。花腋生，淡红色；花梗被绵毛；小苞片 5，基部 1/3 合生；花萼杯状，裂片 5，较小苞片略短，两者均被星状柔毛；花瓣 5，倒卵形，外面被星状柔毛。果扁球形，分果爿被星状短柔毛和锚状刺。花期 7—10 月。

生境分布 生长于干热的空旷地、草坡或疏林下。分布于长江以南各地。

性味功效 味甘、辛，性凉。归脾、肺经。可祛风利湿，活血消肿，清热解毒。主治感冒，风湿痹痛，痢疾，泄泻，淋证，带下，月经不调，跌打肿痛，喉痹，乳痈，疮疖，毒蛇咬伤。

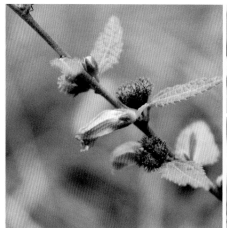

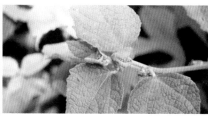

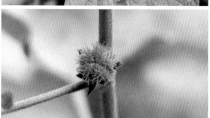

梵天花

锦葵科梵天花属 *Urena procumbens* Linn.

常用别名 | 狗脚迹、野棉桃、五龙会、破布勒、粘花衣、虱麻头。
药材名称 | 梵天花、梵天花根。
药用部位 | 全草入药，秋季采收。

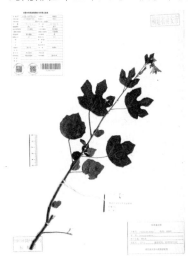

植物特征 直立小灌木，有分枝。枝平铺，小枝被星状绒毛。叶互生，下部叶为掌状3～5深裂，裂口深达中部以下，裂片菱形或倒卵形，边缘具锯齿，两面均被星状短硬毛，叶柄被绒毛；托叶钻形，早落。花腋生、单生或近簇生；副萼5裂；花萼5裂；花瓣5，粉红色，椭圆形。蒴果球形，具钩状刺毛。花期6—9月。

生境分布 生长于山坡小灌丛中。分布于广东、台湾、福建、广西、江西、湖南、浙江等地。

性味功效 味甘、苦，性凉。归肝、大肠经。可行气活血，祛风利湿。主治风湿痹痛，泄泻，痢疾，感冒，咽喉肿痛，肺热咳嗽，风毒流注，疮疡肿毒，跌打损伤，毒蛇咬伤。

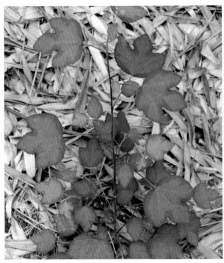

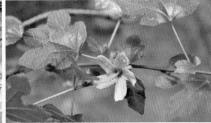

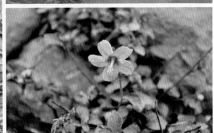

扁担杆

椴树科扁担杆属 *Grewia biloba* G. Don

常用别名 | 扁担木、孩儿拳头。

药材名称 | 娃娃拳。

药用部位 | 根或全株入药，夏秋季采收。

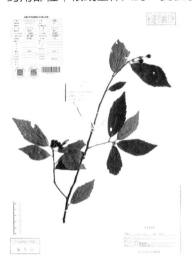

植物特征 灌木或小乔木，多分枝，嫩枝被粗毛。叶互生；叶柄被粗毛，托叶钻形；叶片薄革质，椭圆形或倒卵状椭圆形，先端锐尖，基部楔形或钝，两面有稀疏星状粗毛，边缘有细锯齿；基出脉 3 条，两侧脉上行过半，中脉有侧脉 3～5 对。聚伞花序腋生，多花；苞片钻形，萼片狭长圆形，外面被毛，内面无毛；子房有毛，花柱与萼片平齐，柱头扩大，盘状，有浅裂。核果红色，有 2～4 颗分核。花期 5—7 月。

生境分布 生于丘陵或低山路边草地、灌丛或疏林中。分布于福建、江西、湖南、浙江、广东等地。

性味功效 味甘、苦，性温。归肺、脾经。可健脾益气，祛风除湿，固精止涩。主治脾虚食少，小儿疳积，脾虚久泻，遗精，红崩，带下，子宫脱垂，脱肛，风湿关节痛。

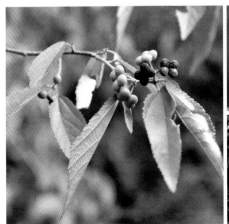

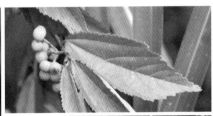

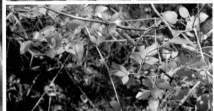

刺蒴麻

椴树科刺蒴麻属 *Triumfetta rhomboidea* Jack.

常用别名 | 密麻椿、火蒴麻、玉如意、地桃花。
药材名称 | 黄花地桃花。
药用部位 | 根、全草入药，全年采收。

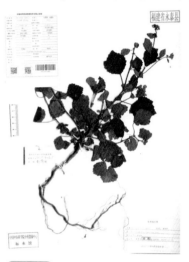

植物特征 亚灌木，微被毛。嫩枝被灰褐色短茸毛。叶纸质，互生，生于茎下部的阔卵圆形，先端常 3 裂，基部圆形；生于上部的长圆形；上面有疏毛，下面有星状柔毛，基出脉 3～5 条，两侧脉直达裂片尖端，边缘有不规则的粗锯齿。聚伞花序常数枝腋生，花序柄及花柄均极短；萼片狭长圆形，顶端有角，被长毛；花瓣 5，比萼片略短，黄色，边缘有毛。雄蕊 10 枚；子房有刺毛。果球形，不开裂，被灰黄色柔毛，具勾针刺，有种子 2～6 颗。花期 6—10 月。

生境分布 生长于林边灌丛中。分布于福建、台湾、广东、海南、广西、云南等地。

性味功效 味苦，性微寒。归肺、膀胱经。可清热利湿，通淋化石。主治风热感冒，痢疾，泌尿系统结石，疮疖，毒蛇咬伤。

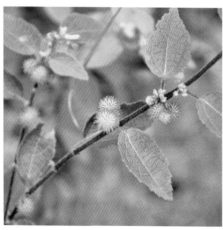

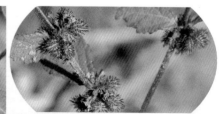

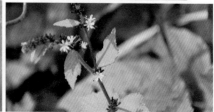

山芝麻

梧桐科山芝麻属 *Helicteres angustifolia* L.

常用别名｜山油麻、坡油麻、岗脂麻、石秤砣。

药材名称｜山芝麻。

药用部位｜根或全株入药，夏秋季采收。

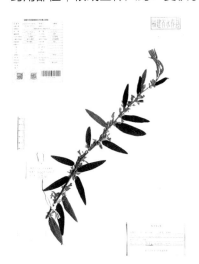

（植物特征） 小灌木，高达 1 米。小枝被灰绿色短柔毛。叶互生，叶片狭矩圆形或条状披针形，顶端钝或急尖，基部圆形，脉3 出，上面无毛或几无毛，下面被灰白色或淡黄色星状茸毛。聚伞花序有 2 至数朵花；花梗通常有锥尖状的小苞片 4 枚；花萼管状，被星状短柔毛，5 裂，裂片三角形；花瓣 5 片，淡红色或紫红色。蒴果卵状矩圆形，顶端急尖，略似芝麻果实，密被星状毛，熟后 5 裂；种子小，褐色，有椭圆形小斑点。花期几乎全年。

（生境分布） 生长于山野草丛、海滨、丘陵。分布于福建、广西、四川、贵州和云南等地。

（性味功效） 味苦，性凉；有小毒。归肺、大肠经。可清热泻火，清肺止咳，解毒疗疮。主治感冒发热，肺热咳嗽，咽喉肿痛，麻疹，疟腮，肠炎，痢疾，痈肿，瘰疬，痔疮。

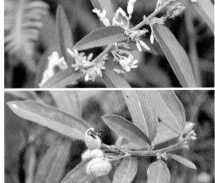

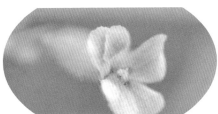

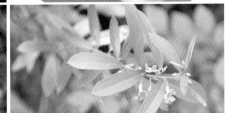

了哥王

瑞香科荛花属 *Wikstroemia indica* (Linn.) C. A. Mey

常用别名│南岭荛花、桐皮子、山黄皮、山雁皮、铺银草、山六麻。

药材名称│了哥王、了哥王子、了哥王根。

药用部位│茎叶、果实和根入药；夏季采叶，秋季采根。

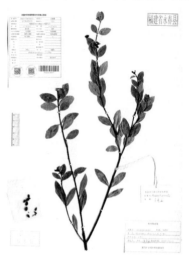

（植物特征） 半常绿小灌木；全株光滑，仅花序有稀毛。茎直立，幼枝红褐色，根皮和茎上富含绵状纤维，不易折断。叶对生，几无柄；叶片纸质至近革质，倒卵形至披针形，先端钝或急尖，基部阔楔形或窄楔形，全缘。花黄绿色，数朵组成顶生短总状花序，花萼管状，被疏柔毛，裂片4，卵形。核果卵形或椭圆形，成熟时红色至暗紫色。花期7—9月，果期8—10月。

（生境分布） 生长于山脚及山坡潮湿的灌丛中。分布于福建、浙江、江西、台湾、湖南等地。

（性味功效） 味苦、辛，性寒；有毒。归心、肺、小肠经。可消热解毒，化痰散结，消肿止痛。主治痈肿疮毒，瘰疬，风湿痛，跌打损伤，蛇虫咬伤。

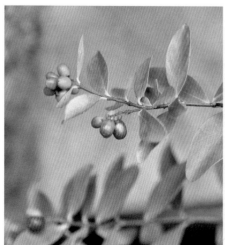

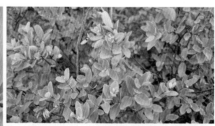

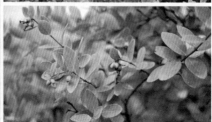

长萼堇菜

堇菜科堇菜属 *Viola inconspicua* Bl.

常用别名 | 犁头草、地丁草。
药材名称 | 铧尖草。
药用部位 | 全草入药，夏秋季采收。

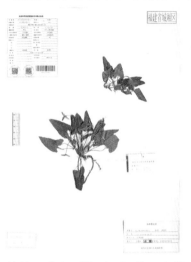

植物特征 多年生草本。根状茎节密生，常被残留的褐色托叶所包被。叶均基生，呈莲座状；叶片三角形、三角状卵形或戟形，最宽处在叶的基部，先端渐尖或尖，基部宽心形，两侧垂片发达，稍下延于叶柄成狭翅，边缘具圆锯齿，两面通常无毛；托叶 3/4 与叶柄合生，边缘疏生流苏状短齿，通常有褐色锈点。花淡紫色，有暗色条纹；萼片卵状披针形或披针形；花瓣长圆状倒卵形。蒴果长圆形；种子卵球形，深绿色。花果期 3—11 月。

生境分布 生长于林缘、山坡草地及溪旁等处。分布于陕西、江苏、安徽、浙江、福建、台湾等地。

性味功效 味苦、辛，性寒。可清热解毒，凉血消肿，利湿化瘀。主治疔疮痈肿，咽喉肿痛，乳痈，湿热黄疸，目赤，目翳，肠痈下血，跌打损伤，外伤出血，妇女产后瘀血腹痛，蛇虫咬伤。

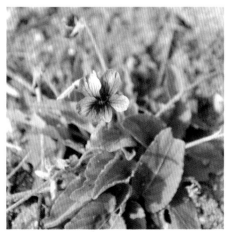

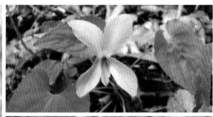

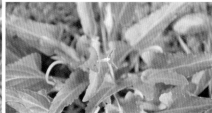

紫花地丁

堇菜科堇菜属 *Viola yedoensis* Makino

常用别名 | 辽堇菜、光瓣堇菜、野堇菜、光萼堇菜。
药材名称 | 紫花地丁。
药用部位 | 全草入药，春秋季采收。

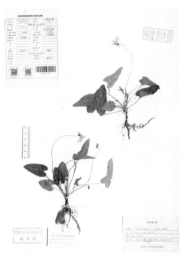

植物特征 多年生草本，无地上茎。根状茎短，淡褐色，节密生。叶多数，基生，莲座状；叶片下部通常较小，呈三角状卵形或狭卵形，上部较长，呈长圆形、狭卵状披针形或长圆状卵形，先端圆钝，基部截形或楔形，边缘具较平的圆齿，两面无毛或被细短毛；托叶膜质，边缘疏生具腺体的流苏状细齿或近全缘。花紫堇色或淡紫色，喉部有紫色条纹；萼片卵状披针形或披针形；花瓣倒卵形或长圆状倒卵形。蒴果长圆形；种子卵球形，淡黄色。花果期4—9月。

生境分布 生长于田间、荒地、山坡草丛、林缘或灌丛中。分布于我国大部分地区。

性味功效 味苦、辛，性寒。归心、肝经。可清热解毒，凉血消肿。主治疔疮痈疽，丹毒，痄腮，乳痈，瘰疬，湿热泻痢，黄疸，目赤肿痛，毒蛇咬伤。

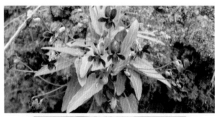
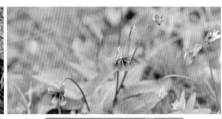
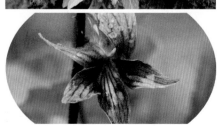
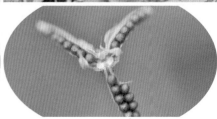

周裂秋海棠

秋海棠科秋海棠属 *Begonia circumlobata* Hance

常用别名｜猴子酸、野海棠、一口血、红八角莲。

药材名称｜周裂秋海棠。

药用部位｜全草入药，夏秋季采收。

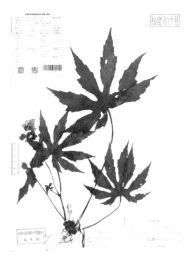

植物特征 草本，体态变化较大。根状茎匍匐，扭曲，表面凹凸不平，节密，具少数残存褐色的鳞片，并生出多数细长交织的纤维状根。叶基生；叶柄紫红色，被紫红色短柔毛；叶片纸质，近圆形，掌状深裂几达基部，中裂片圆状披针形，先端长渐尖，不再分裂，向基部变狭，上面绿色无毛，下面紫红色，边缘有不整齐的小牙齿。花单性，雌雄同株；聚伞花序从根茎顶端生出，花粉红色，雄花被片4，雌花被片5。蒴果有3翅，其中1翅较大，长圆形。

生境分布 生长于山谷密林下或潮湿的岩石上。分布于湖北、湖南、贵州、广西、广东、福建等地。

性味功效 味酸，性微寒。可散瘀消肿，消炎止咳。主治跌打损伤，骨折，中耳炎，咳嗽。

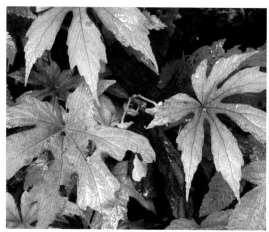

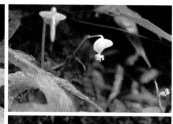

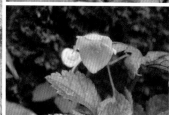

裂叶秋海棠

秋海棠科秋海棠属 *Begonia palmata* D. Don

常用别名 | 红天葵、石莲、红莲、红孩儿、血蜈蚣。

药材名称 | 红孩儿。

药用部位 | 全草入药，全年采收。

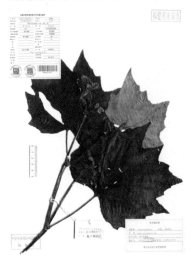

植物特征 多年生具茎草本。茎直立，有明显沟纹，被褐色交织绵状绒毛。叶互生，叶片两侧不相等，轮廓斜卵形或偏圆形，上面深绿色，散生短小硬毛，下面淡绿色，亦被短小之毛；托叶膜质，披针形，先端有刺尖头，边有短缘毛。花玫瑰色、白色至粉红色；雄花花被片4，内轮2枚宽椭圆形；雌花花被片4～5，外面宽卵形。蒴果下垂，轮廓倒卵球形，具不等3翅；种子极多数，长圆形，淡褐色，光滑。花期6—8月，果期7—10月。

生境分布 生长于山谷、密林潮湿地。分布于我国长江流域以南各地。

性味功效 味甘、酸，性寒。可清热解毒，散瘀消肿。主治肺热咳嗽，疗疮痈肿，痛经，闭经，风湿热痹，跌打肿痛，蛇咬伤。

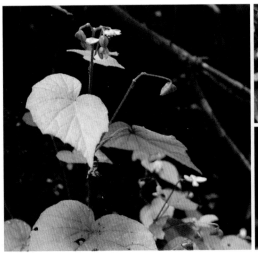

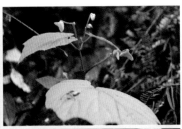

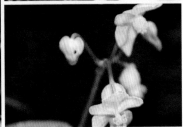

绞股蓝

葫芦科绞股蓝属 Gynostemma pentaphyllum (Thunb.) Makino

常用别名｜七叶胆、小苦药、白味莲、遍地生根。

药材名称｜绞股蓝。

药用部位｜全草入药，秋季采收。

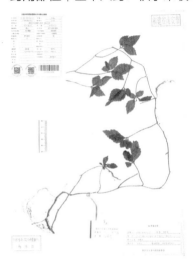

植物特征 草质攀缘植物。茎具纵棱及槽，无毛或疏被短柔毛。叶膜质或纸质，鸟足状，具 3 ～ 9 小叶；小叶片卵状长圆形或披针形，先端急尖或短渐尖，基部渐狭，边缘具齿，上面深绿色，背面淡绿色，两面均疏被短硬毛。卷须纤细，2 歧。花雌雄异株。雄花圆锥花序；花梗丝状，基部具钻状小苞片；花冠淡绿色或白色。果实肉质不裂，球形，成熟后黑色。种子卵状心形，灰褐色或深褐色，两面具乳突状凸起。花期 3—11 月，果期 4—12 月。

生境分布 生长于山间阴湿处。分布于安徽、浙江、江西、福建、广东等地。

性味功效 味苦、甘，性寒。归肺、脾、肾经。可清热，补虚，解毒。主治体虚乏力，虚劳失精，白细胞减少症，高脂血症，病毒性肝炎，慢性胃肠炎，慢性气管炎。

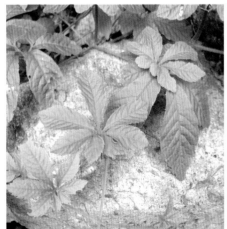

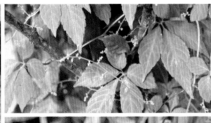

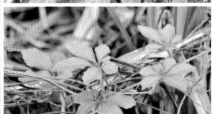

茅瓜

葫芦科茅瓜属 *Solena amplexicaulis* (Lam.) Gandhi

常用别名 | 老鼠瓜、山天瓜西、波瓜公。

药材名称 | 茅瓜、茅瓜叶。

药用部位 | 块根和叶入药；叶夏秋季采收，块根全年或秋冬季采收。

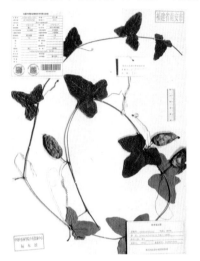

（植物特征） 攀缘草本。茎、枝柔弱，具沟纹。叶片薄革质，多型，变异极大，卵形至戟形等，不分裂或 3～5 裂。卷须纤细，不分歧。雌雄异株。雄花 10～20 朵生于花序梗顶端，呈伞房状花序；花萼筒钟状，基部圆，裂片近钻形；花冠黄色，外被短柔毛，裂片三角形，顶端急尖。雌花单生于叶腋。果实红褐色，长圆状或近球形，表面近平滑。种子数枚，灰白色，近圆球形或倒卵形。花期 5—8 月，果期 8—11 月。

（生境分布） 生长于山坡路旁、林下、杂木林中或灌丛中。分布于福建、江西、广西、四川、云南等地。

（性味功效） 味甘、苦、微涩，性寒。归肺、肝、脾经。可清热解毒，化瘀散结，化痰利湿。主治疮痈肿毒，烫火伤，肺痈咳嗽，腹泻，痢疾，酒疸，湿疹，风湿痹痛。

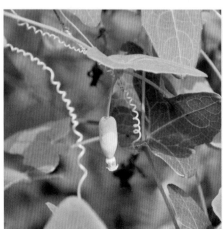

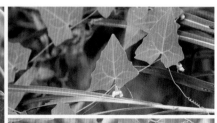

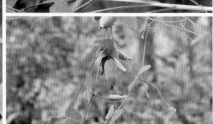

栝楼

葫芦科栝楼属 *Trichosanthes kirilowii* Maxim.

常用别名 | 瓜蒌、野苦瓜、药瓜、鸭屎瓜。
药材名称 | 瓜蒌、瓜蒌子、瓜蒌皮、天花粉。
药用部位 | 果实、种子、果皮和根入药，冬季采收。

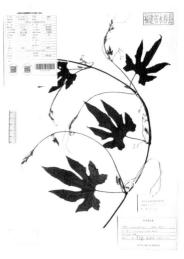

植物特征 多年生草质藤本。茎攀缘；叶片近圆形或近心形，常为 3 ～ 7 浅裂或中裂，裂片倒卵形至矩圆状披针形，先端急尖或短渐尖，边缘有疏齿，幼时两面疏生柔毛，老时下面有粗糙斑点。花单性，雌雄异株。雄花 3 ～ 8，排列成总状花序，有时单生；萼筒状，萼片 5，线形，稍反卷；花冠白色，裂片倒卵形。雌花单生，裂片和花冠同雄花。果实椭圆形，成熟时黄褐色或橙黄色；种子卵状椭圆形，淡黄褐。花期 5—8 月，果期 8—10 月。

生境分布 生长于山坡林下、灌丛中、草地和村旁田边。分布于我国大部分地区。

性味功效 瓜蒌味甘、微苦，性寒。归肺、胃、大肠经。可清热涤痰，宽胸散结，润燥滑肠。主治肺热咳嗽，痰浊黄稠，结胸痞满，胸痹，心痛，消渴，便秘，痈肿疮毒。

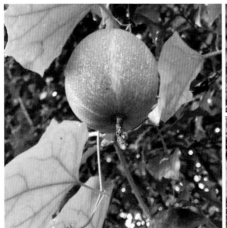
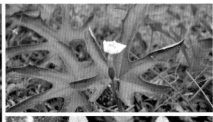
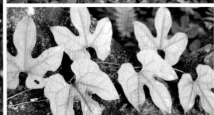

马㼲儿

葫芦科马㼲儿属 *Zehneria indica* (Lour.) Keraudren

常用别名｜老鼠拉冬瓜、马交儿、野梢瓜、玉钮子。
药材名称｜马㼲儿。
药用部位｜根或叶入药；夏季采叶，秋季采根。

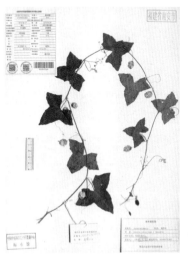

植物特征 攀缘或平卧草本。茎、枝纤细。叶片膜质，三角状卵形、卵状心形或戟形、不分裂或 3～5 浅裂，顶端急尖或稀短渐尖，基部弯缺半圆形，边缘微波状或有疏齿。雌雄同株。雄花单生或稀 2～3 朵生于短的总状花序上，花冠白色，裂片长圆形或卵状长圆形。雌花在与雄花同一叶腋内单生或稀双生，花冠阔钟形，裂片披针形。果实长圆形或狭卵形，两端钝，外面无毛，成熟后橘红色或红色。种子灰白色，卵形，基部稍变狭。花果期 4—10 月。

生境分布 生长于低山坡地、村边草丛。分布于江苏、福建、广东、广西、云南等地。

性味功效 味甘、苦，性凉。归肺、肝、脾经。可清热解毒，消肿散结，化痰利尿。主治咽喉肿痛，结膜炎；外用治疮疡肿毒，淋巴结结核，睾丸炎，皮肤湿疹。

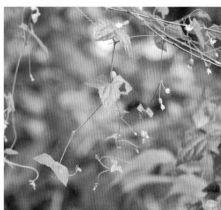
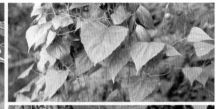
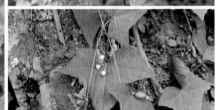

番石榴

桃金娘科番石榴属 *Psidium guajava* L.

常用别名｜芭乐、蓝拔、那拔。

药材名称｜番石榴叶、番石榴果和番石榴子。

药用部位｜叶和果入药；春夏季采叶，秋季采果。

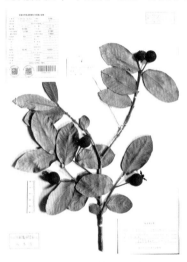

植物特征 落叶灌木或小乔木。叶对生，革质，长圆形至椭圆形，先端急尖或钝，基部近于圆形，上面稍粗糙，下面有毛，侧脉 12～15 对，常下陷，网脉明显；叶柄长 5 毫米。花单生或 2～3 朵排成聚伞花序，生于枝顶或腋生，两性，有短梗；萼管钟形，有毛，萼帽近圆形，不规则裂开；花瓣白色。浆果球形、卵圆形或梨形，顶端有宿存萼片，果肉白色及黄色，胎座肥大，肉质，淡红色；种子多数。花期 5—8 月，果期 8—11 月。

生境分布 生长于山坡、路旁、庭园等地。分布于福建、台湾、广东、广西、四川等地。

性味功效 味甘、涩，性平。可燥湿健脾，清热解毒。主治泻痢腹痛，食积腹胀，齿龈肿痛，风湿痹痛，湿疹臁疮，疔疮肿毒，跌打肿痛，外伤出血，蛇虫咬伤。

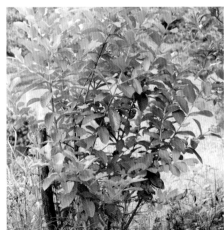

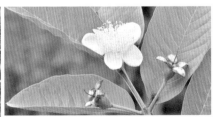

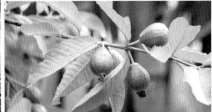

桃金娘

桃金娘科桃金娘属 *Rhodomyrtus tomentosa* (Ait.) Hassk.

常用别名｜仲尼、岗棯、山棯、多莲。

药材名称｜桃金娘、桃金娘花、桃金娘叶、桃金娘根。

药用部位｜果实、花、叶和根入药；果实秋季采收，花4—5月采收，叶和根四季采收。

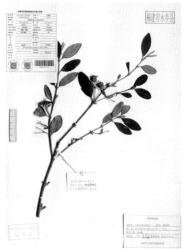

植物特征　灌木。嫩枝有灰白色柔毛。叶对生，革质，叶片椭圆形或倒卵形，先端圆或钝，常微凹入，有时稍尖，基部阔楔形，上面初时有毛，以后变无毛，发亮；下面有灰色茸毛，离基三出脉，直达先端且相结合，边脉离边缘3～4毫米，中脉有侧脉4～6对，网脉明显。叶柄长4～7毫米。花有紫红色；萼管倒卵形，有灰茸毛，萼裂片5，近圆形，宿存；花瓣5，倒卵形。浆果卵状壶形，熟时紫黑色；种子每室2列。花期4—5月，果期7—9月。

生境分布　生长于丘陵坡地的酸性土壤。分布于福建、台湾、湖南、广东、海南等地。

性味功效　桃金娘味甘、涩，性平。归肝、脾经。可养血止血，涩肠固精。主治血虚体弱，吐血，鼻衄，劳伤咳血，便血，崩漏，遗精，带下，痢疾，脱肛，烫伤，外伤出血。

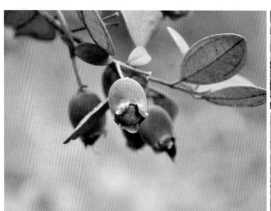

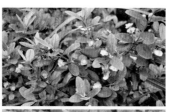

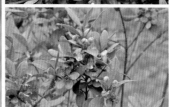

轮叶蒲桃

桃金娘科蒲桃属 *Syzygium grijsii* (Hance) Merr. et Perry

常用别名｜赤兰蒲桃、轮叶赤楠、小叶赤楠。

药材名称｜山乌珠叶、山乌珠根。

药用部位｜叶、枝、根入药，全年采收。

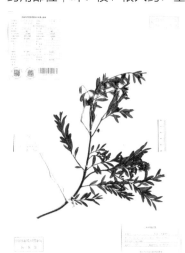

（植物特征） 灌木。嫩枝纤细，有 4 棱，干后黑褐色。叶片革质，细小，常 3 叶轮生，狭窄长圆形或狭披针形，先端钝或略尖，基部楔形，上面干后暗褐色，无光泽，下面稍浅色，多腺点，侧脉密，以 50 度开角斜行，彼此相隔 1 ～ 1.5 毫米，在下面比上面明显，边脉极接近边缘；叶柄长 1 ～ 2 毫米。聚伞花序顶生，少花；花梗长 3 ～ 4 毫米，花白色；萼管长 2 毫米，萼齿极短；花瓣 4，分离，近圆形。果实球形，直径 4 ～ 5 毫米。花期 5—6 月。

（生境分布） 生长于低山疏灌丛中。分布于浙江、江西、福建、广东、广西等地。

（性味功效） 味辛、微苦，性温。可散风祛寒，活血止痛。主治风寒感冒，头痛，风湿痹痛，跌打肿痛。

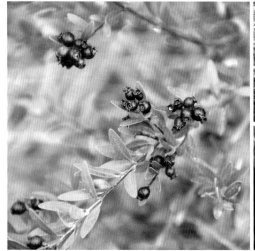

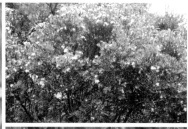

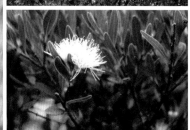

叶底红

野牡丹科野海棠属 *Bredia fordii* (Hance) C. Chen

常用别名 | 野海棠、叶下红、沙崩草。

药材名称 | 叶底红。

药用部位 | 全株入药，夏秋季采收。

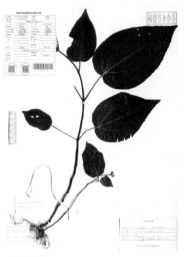

植物特征 小灌木、灌木。茎幼四棱形，上部与叶柄、花序、花梗及花萼均密被柔毛及长腺毛。叶片坚纸质，心形、椭圆状心形至卵状心形，顶端短渐尖或钝急尖，基部圆形至心形，边缘具细重齿牙及缘毛和短柔毛。伞形花序或聚伞花序，或由聚伞花序组成圆锥花序，顶生；花萼钟状漏斗形，裂片线状披针形至狭三角形；花瓣紫色或紫红色。蒴果杯形，为宿存萼所包；宿存萼顶端平截，冠以宿存萼片，被刺毛，毛基部略膨大。花期6—8月，果期8—10月。

生境分布 生长于山间疏、密林下，溪边、水旁或路边。分布于我国南方大部分地区。

性味功效 味微苦、甘，性凉。归肝、心、膀胱经。可养血调经。主治血虚萎黄，月经不调，贫血，带下。

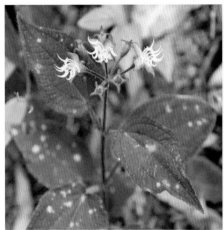

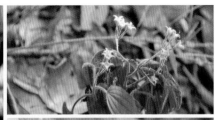

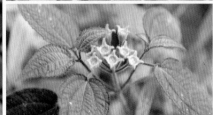

地菍

野牡丹科野牡丹属 *Melastoma dodecandrum* Lour.

常用别名 │ 铺地锦、古柑、地脚菍、地茄子、地石榴。

药材名称 │ 地菍、地菍果、地菍根。

药用部位 │ 地上部分、果实和根入药；地上部分 5—6 月采收，果实 7—9 月成熟时采收，根 8—12 月采挖。

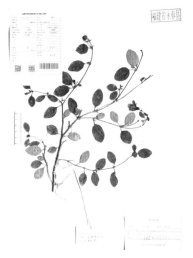

（**植物特征**） 小灌木。茎匍匐上升，逐节生根，分枝多，幼时被糙伏毛，后无毛。叶片坚纸质，卵形或椭圆形，顶端急尖，基部广楔形，全缘或具密浅细锯齿，叶面通常仅边缘被糙伏毛。聚伞花序，顶生，基部有叶状总苞 2；花梗上部具苞片 2；苞片卵形，具缘毛，背面被糙伏毛；花瓣淡紫红色至紫红色，菱状倒卵形，上部略偏斜，顶端有 1 束刺毛，被疏缘毛。果坛状球状，平截，近顶端略缢缩，肉质，不开裂；宿存萼被疏糙伏毛。花期 5—7 月，果期 7—9 月。

（**生境分布**） 生长于山坡矮草丛中。分布于贵州、湖南、广西、广东、江西、浙江、福建等地。

（**性味功效**） 地菍味甘、涩，性凉。归心、肝、脾、肺经。可清热解毒，活血止血。主治痛经，产后腹痛，血崩，带下，便血，痢疾，痈肿，疔疮。

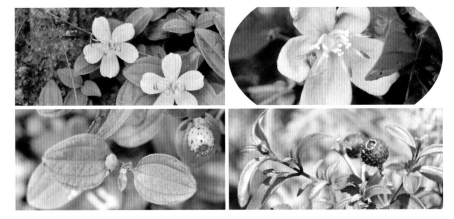

野牡丹

野牡丹科野牡丹属 *Melastoma candidum* D. Don

常用别名 | 山石榴、猪古稔、豹牙兰。

药材名称 | 野牡丹、野牡丹子、野牡丹根。

药用部位 | 全株、果实或种子和根入药，秋季采收。

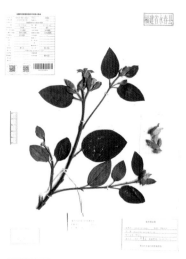

植物特征 灌木，多分枝。茎钝四棱形或近圆柱形，密被紧贴的鳞片状糙伏毛，毛扁平边缘流苏状。叶片坚纸质，卵形或广卵形，全缘，7 基出脉，两面被糙伏毛及短柔毛。伞房花序生于分枝顶端，近头状，有花 3～5 朵，基部具叶状总苞 2；花萼密被鳞片状糙伏毛及长柔毛，裂片卵形；花瓣玫瑰红色或粉红色，倒卵形，密被缘毛；雄蕊长者药隔基部伸长，末端 2 深裂，短者药隔不伸延，药室基部具 1 对小瘤。蒴果坛状球形，与宿存萼贴生；种子镶于肉质胎座内。花果期 5—12 月。

生境分布 生长于山坡、旷野。分布于浙江、广东、广西、福建、四川、贵州等地。

性味功效 味酸、涩，性凉。归脾、胃、肺、肝经。可消积利湿，活血止血，清热解毒。主治食积，泻痢，肝炎，跌打肿痛，毒蛇咬伤。

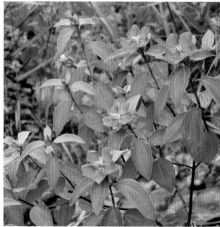

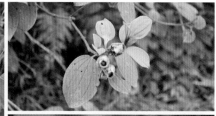

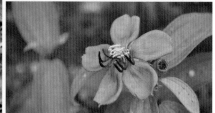

金锦香

野牡丹科金锦香属 *Osbeckia chinensis* L.

常用别名 | 杯子草、朝天罐子、金香炉、山牡丹、葫芦草。
药材名称 | 天香炉。
药用部位 | 全草或根入药，夏秋季采收。

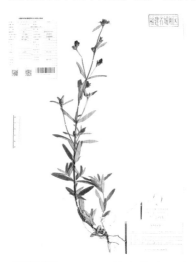

植物特征 直立草本或亚灌木。茎四棱形，具紧贴的糙伏毛。叶线形或线状披针形，顶端急尖，基部钝或几圆形，全缘，两面被糙伏毛。头状花序，顶生，有花 2～8（～10）朵，基部具叶状总苞，苞片卵形，萼管通常带红色，无毛或具 1～5 枚刺毛突起，裂片 4，三角状披针形，具缘毛，果时随萼片脱落；花瓣 4，淡紫红色或粉红色，倒卵形，具缘毛。蒴果紫红色，卵状球形，4 纵裂，宿存萼坛状，外面无毛或具少数刺毛突起。花期 7—9 月，果期 9—11 月。

生境分布 生长于荒山草坡、路旁、田地边或疏林下向阳处。分布于广西以东、长江流域以南各地。

性味功效 味辛、淡，性平。归肺、脾、肝、大肠经。可清热利湿，消肿解毒，止咳化痰。主治感冒咳嗽，咽喉肿痛，小儿支气管哮喘，肺结核咯血，阑尾炎，毒蛇咬伤，疔疮疖肿。

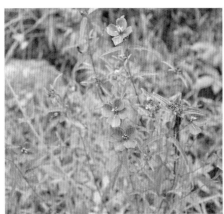
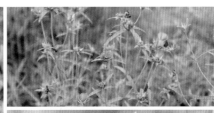
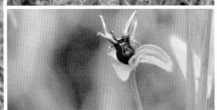

楮头红

野牡丹科肉穗草属 *Sarcopyramis nepalensis* Wall.

常用别名｜肉穗草、风柜斗草。
药材名称｜楮头红。
药用部位｜全草入药，秋季采收。

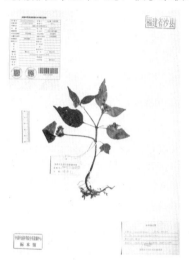

植物特征　直立草本。茎四棱形，肉质，无毛，上部分枝。叶膜质，广卵形或卵形，稀近披针形，顶端渐尖，基部楔形或近圆形，微下延，边缘具细锯齿，3～5基出脉，叶面被疏糙伏毛，背面被微柔毛或几无毛。聚伞花序，生于分枝顶端，基部具2枚叶状苞片；苞片卵形，近无柄；花瓣粉红色，倒卵形，顶端平截，偏斜，另一侧具小尖头。蒴果杯形，具四棱；宿存萼及裂片与花时同。花期8—10月，果期9—12月。

生境分布　生长于密林下阴湿的地方或溪边。分布于广东、广西、福建、台湾、江西等地。

性味功效　味苦、甘，性微寒。归肺、肝经。可清热平肝，利湿解毒。主治肺热咳嗽，头目眩晕，耳鸣耳聋，目赤畏光，肝炎，风湿痹痛，跌打伤肿，蛇头疔，无名肿毒。

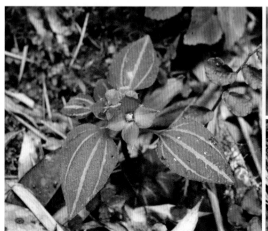
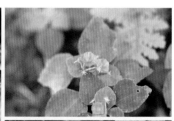
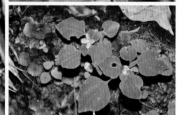

毛草龙

柳叶菜科 丁香蓼属 *Ludwigia octovalvis* (Jacq.) Raven

常用别名 | 水仙桃、草里金钗、水丁香、水秧草、锁匙筒。
药材名称 | 水仙桃。
药用部位 | 全草入药，夏秋季采收。

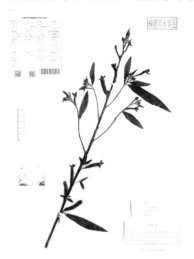

植物特征 亚灌木状草本。茎直立，稍具纵棱，幼时绿色，老时变红色，茎上部中空，全株被柔毛。叶互生；叶片披针形或条状披针形，先端渐尖，基部渐狭，全缘，两面密被柔毛。花两性，单生于叶腋；萼筒线形，萼片4，长卵形，具3脉，宿存；花瓣4，黄色，倒卵形，先端微凹，具4对明显脉纹；雄蕊8，柱头头状。蒴果圆柱形，具8条棱，绿色或淡紫色，被粗毛，具棱间开裂；种子多数，近半球形，种脊明显。花果期6—11月。

生境分布 生长于山坡沟边、路旁、田边、荒地、潮湿草地。分布于华东、中南、西南地区。

性味功效 味苦、微辛，性寒。可清热利湿，解毒消肿。主治感冒发热，小儿疳热，咽喉肿痛，高血压，水肿，湿热泻痢，淋痛，白浊，带下，乳痈，疔疮肿毒，痔疮，毒蛇咬伤。

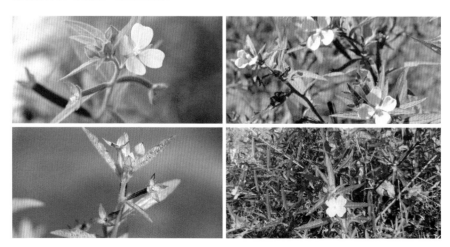

小二仙草

小二仙草科小二仙草属 *Haloragis micrantha* (Thunb.) R. Br. ex Sieb. et Zucc.

常用别名 | 船板草、豆瓣草、扁宿草。

药材名称 | 小二仙草。

药用部位 | 以全草入药，夏秋季采收。

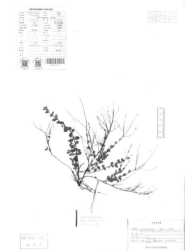

植物特征 多年生陆生草本。茎直立或下部平卧，多分枝，多少粗糙，带赤褐色。叶对生，卵形或卵圆形，基部圆形，先端短尖或钝，边缘具稀疏锯齿；茎上部的叶有时互生，逐渐缩小而变为苞片。花序为顶生的圆锥花序，由纤细的总状花序组成；花两性，极小，基部具 1 苞片与 2 小苞片；萼筒深裂，宿存，绿色，裂片较短，三角形；花瓣 4，淡红色。坚果近球形，有 8 纵钝棱，无毛。花期 4—8 月，果期 5—10 月。

生境分布 生长于荒山草丛中。分布于我国南方大部分地区。

性味功效 味苦、涩，性凉。归肺、大肠、膀胱、肝经。可止咳平喘，清热利湿，调经活血。主治咳嗽，哮喘，便秘，痢疾，月经不调，跌损骨折，烫伤，毒蛇咬伤。

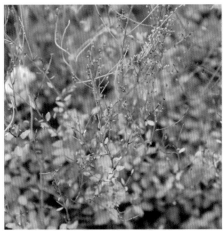

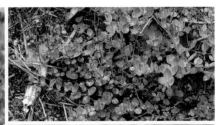

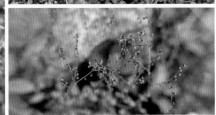

毛八角枫

八角枫科八角枫属 *Alangium kurzii* Craib

常用别名｜长毛八角枫、伞形八角枫、疏叶八角枫。

药材名称｜毛八角枫。

药用部位｜侧根及须根入药，夏秋季采收。

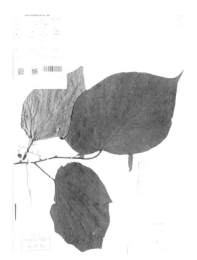

植物特征 落叶小乔木，稀灌木。树皮深褐色，平滑，小枝近圆柱形。叶互生；叶柄有黄褐色微绒毛；叶片纸质，近圆形或阔卵形，先端长渐尖，基部心形，两侧不对称。全缘，上面幼时叶脉有微柔毛，下面有黄褐色丝状微绒毛；主脉 3～5 条，侧脉 6～7 对。聚伞花序有 5～7 朵花；花萼漏斗状，常裂成锐尖形；花瓣 6～8，线形，基部黏合，上部开花时反卷，外面有淡黄色短柔毛，初白色，后变淡黄色。核果椭圆形，先端有宿存萼齿。花期 5—6 月，果期 9 月。

生境分布 生长于疏林中或路旁。分布于福建、江苏、浙江、江西、湖南、贵州、广东、广西等地。

性味功效 味辛，性温；有毒。可舒筋活血，散瘀止痛。主治跌打瘀肿，骨折。

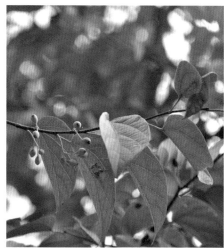

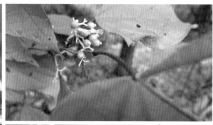

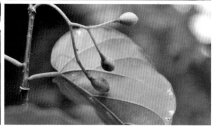

楤木

五加科楤木属 *Aralia chinensis* L.

常用别名 | 鹊不踏、通刺、鸟不宿。

药材名称 | 楤木、楤木叶、楤木花、楤木根。

药用部位 | 茎、叶、花和根入药；根茎全年采收，嫩叶春夏季采收，花秋季采收。

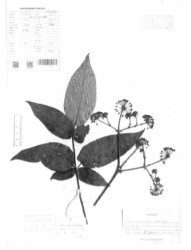

植物特征 灌木或乔木；树皮灰色，疏生粗壮直刺。小枝淡灰棕色，有黄棕色绒毛，疏生细刺。叶为二回或三回羽状复叶；羽片有小叶5～11；小叶片卵形至长卵形，上面粗糙，疏生糙毛，下面有淡黄色或灰色短柔毛，边缘有锯齿。圆锥花序大，密生淡黄棕色或灰色短柔毛；伞形花序有花多数，苞片锥形，花白色，萼边缘有5个三角形小齿；花瓣5，卵状三角形。果实球形，黑色，有5棱；宿存花柱离生或合生至中部。花期7—9月，果期9—12月。

生境分布 生长于森林、灌丛或林缘路边。分布于西南、华东地区。

性味功效 味甘、微苦，性平。可利水消肿，解毒止痢。主治风湿性关节炎，肾炎水肿，肝硬化腹水，急慢性肝炎，胃痛，淋浊，血崩，跌打损伤，瘰疬，痈肿。

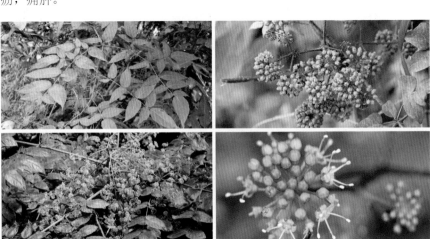

棘茎楤木

五加科楤木属 *Aralia echinocaulis* Hand.-Mazz.

常用别名｜刺茎楤木、刺龙苞、顶天刺。

药材名称｜红楤木。

药用部位｜根入药，全年采收。

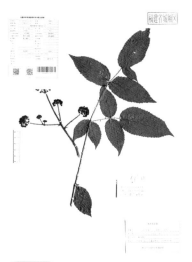

植物特征 小乔木。小枝密生细长直刺。叶为二回羽状复叶；叶柄疏生短刺；托叶和叶柄基部合生，栗色；羽片有小叶 5～9；小叶片膜质至薄纸质，长圆状卵形至披针形，先端长渐尖，基部圆形至阔楔形，歪斜，两面无毛，下面灰白色，边缘疏生细锯齿。圆锥花序顶生；伞形花序有花 12～20 朵；苞片卵状披针形；小苞片披针形；花白色；萼边缘有 5 个卵状三角形小齿；花瓣 5，卵状三角形。果实球形，有 5 棱；宿存花柱基部合生。花期6—8 月，果期9—11 月。

生境分布 生长于山沟、林缘及山坡土壤较湿润的地方。分布于浙江、安徽、江西、湖南、福建等地。

性味功效 味微苦，性温。可祛风除湿，活血行气，解毒消肿。主治风湿痹痛，跌打肿痛，骨折，胃脘胀痛，疝气，崩漏，骨髓炎，痈疽，蛇咬伤。

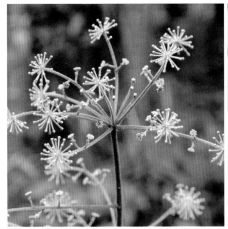

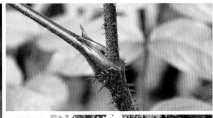

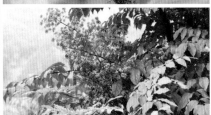

树参

五加科树参属 *Dendropanax dentiger* (Harms) Merr.

常用别名｜枫荷桂、小荷枫、半荷枫。

药材名称｜枫荷梨。

药用部位｜根及茎入药，秋冬季采收。

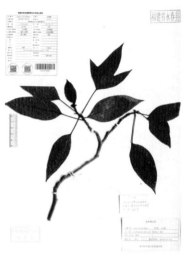

植物特征 乔木或灌木。叶片厚纸质或革质，叶形变异很大，不分裂叶片通常为椭圆形，稀长圆状椭圆形或线状披针形，分裂叶片倒三角形，掌状 2～3 裂，稀 5 裂，两面均无毛，全缘，或有不明显细齿一至数个，或有明显疏离的牙齿。伞形花序顶生，单生或 2～5 个聚生成复伞形花序；苞片卵形，早落；小苞片三角形，宿存；萼近全缘或有 5 小齿；花瓣 5，三角形或卵状三角形。果实长圆状球形，稀近球形。花期 8—10 月，果期 10—12 月。

生境分布 生长于阴湿的常绿阔叶林或灌丛中。分布于长江流域以南地区。

性味功效 味甘、辛，性温。归肺、肝经。可祛风除湿，活血消肿。主治风湿痹痛，偏瘫，头痛，月经不调，跌打损伤，疮肿。

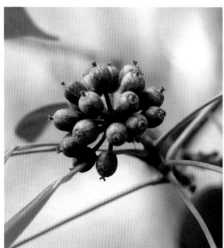

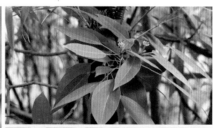

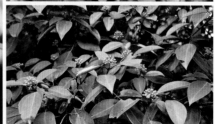

细柱五加

五加科五加属 *Eleutherococcus nodiflorus* (Dunn) S. Y. Hu

常用别名 | 五加、五叶木、五叶路刺。

药材名称 | 五加皮。

药用部位 | 根皮入药，夏秋季采收。

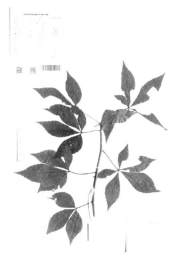

植物特征 灌木。枝灰棕色，软弱而下垂，蔓生状，节上通常疏生反曲扁刺。叶有小叶5，在长枝上互生，在短枝上簇生；叶柄常有细刺；倒卵形至倒披针形，先端尖至短渐尖，基部楔形，边缘有细钝齿，侧脉4～5对，下面脉腋间有淡棕色簇毛；几无小叶柄。伞形花序单个稀2个腋生，或顶生在短枝上，有花多数；花梗细长；花黄绿色；萼边缘近全缘或有5小齿；花瓣5，长圆状卵形，先端尖。果实扁球形，黑色；宿存花柱反曲。花期4—8月，果期6—10月。

生境分布 生长于灌木丛林、林缘、山坡路旁和村落中。分布于我国大部分地区。

性味功效 味辛、苦，性温。归肝、肾经。可祛风除湿，补益肝肾，强筋壮骨，利水消肿。主治风寒湿痹，腰膝疼痛，筋骨痿软，小儿行迟，体虚乏力，跌打损伤，骨折，水肿，脚气。

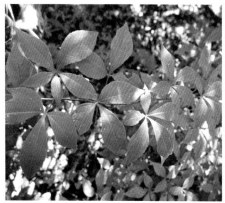

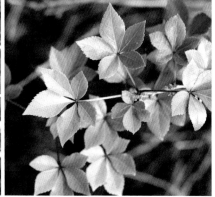

常春藤

五加科常春藤属 *Hedera nepalensis* K. Koch var. *sinensis* (Tobl.) Rehd.

常用别名 | 山葡萄、狗姆蛇、三角枫、爬树藤、爬墙虎。

药材名称 | 常春藤、常春藤子。

药用部位 | 茎叶和果实入药；茎叶全年采收，果实秋季采收。

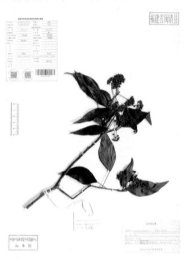

植物特征 常绿攀缘灌木。茎灰棕色或黑棕色。叶互生，革质，不育枝上常为三角状卵形，先端短渐尖，基部截形，全缘或3裂；花枝上叶常为椭圆状卵形，先端渐尖，基部楔形，全缘或有1～3浅裂。伞形花序单个顶生，或多个总状排列或伞房状排列成圆锥花序；花淡黄白色或淡绿白色，萼密生棕色鳞片，近全缘；花瓣5，三角状卵形，外有鳞片。果实球形，红色或黄色。花期9—11月，果期次年3—5月。

生境分布 攀缘于林缘树木、林下路旁、岩石和房屋墙壁上。分布于我国大部分地区。

性味功效 味辛、苦，性平。归肝、脾、肺经。可祛风，利湿，和血，解毒。主治风湿痹痛，瘫痪，口眼㖞斜，衄血，月经不调，跌打损伤，咽喉肿痛，疔疮痈肿，肝炎，蛇虫咬伤。

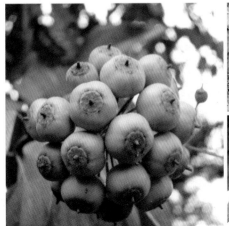

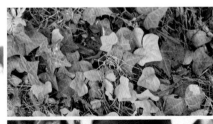

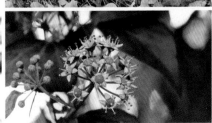

鹅掌柴

五加科鹅掌柴属 *Schefflera octophylla* (Lour.) Harms

常用别名｜鸭母树、鸭脚木、江牡。

药材名称｜鸭脚木皮、鸭脚木叶、鸭脚木根。

药用部位｜根皮及茎皮、叶和根入药；叶夏秋季采收，根全年采收。

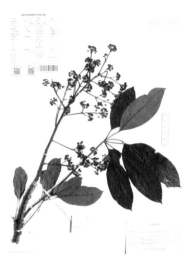

植物特征 乔木或灌木。小枝粗壮。叶常有小叶 6～9，最多至 11；小叶片纸质至革质，椭圆形，幼时密生星状短柔毛，无毛或下面沿中脉和脉腋间被毛，先端急尖或短渐尖，基部渐狭，楔形或钝形，全缘，在幼树时常有锯齿或羽状分裂。圆锥花序顶生；分枝斜生，有总状排列的伞形花序多个；伞形花序有花 10～15 朵；小苞片小，宿存；花白色；萼近全缘或有小齿；花瓣 5～6。果实球形，黑色，有不明显的棱。花期 11—12 月，果期 12 月。

生境分布 生长于常绿阔叶林或向阳坡上。分布于广东、广西、福建等地。

性味功效 味辛、苦，性凉。可清热解表，祛风除湿，舒筋活络。主治感冒发热，咽喉肿痛，烫伤，无名肿毒，风湿痹痛，跌打损伤，骨折。

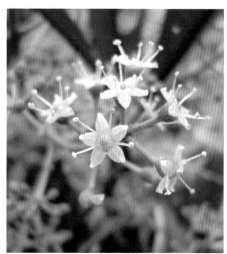

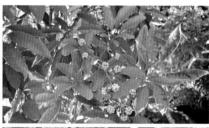

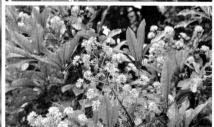

紫花前胡

伞形科当归属 *Angelica decursiva* (Miq.) Franch. et Sav.

常用别名 | 土当归、野当归、独活、鸭脚七、野辣菜、山芫荽。

药材名称 | 前胡。

药用部位 | 根入药，冬季至次春茎叶枯萎或未抽花茎时采收。

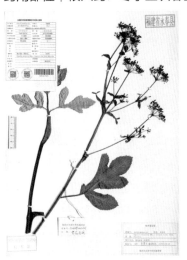

植物特征 多年生草本。基生叶和茎生叶有长柄，基部膨大成圆形的紫色叶鞘，抱茎，外面无毛；叶片三角形至卵圆形，坚纸质，一回三全裂或一至二回羽状分裂；茎上部叶简化成囊状膨大的紫色叶鞘。复伞形花序顶生和侧生；总苞片卵圆形，阔鞘状，反折，紫色；小总苞片线形至披针形，绿色或紫色；花深紫色，萼齿明显，花瓣倒卵形或椭圆状披针形，顶端通常不内折成凹头状。果实长圆形至卵状圆形，侧棱有较厚的狭翅。花期 8—9 月，果期 9—11 月。

生境分布 生长于山坡路旁或丛林下。分布于福建、山东、陕西、安徽、江苏、浙江、广西等地。

性味功效 味苦、辛，性微寒。归肺经。可疏散风热，降气化痰。主治外感风热，肺热痰郁，咳喘痰多，痰黄稠黏，呕逆食少，胸膈满闷。

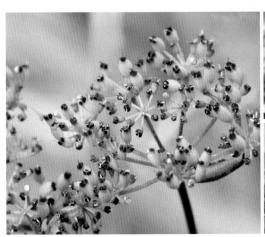

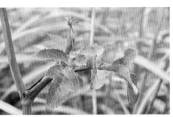

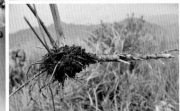

积雪草

伞形科积雪草属 *Centella asiatica* (L.) Urban

常用别名｜大金钱草、马蹄草、铜钱草。
药材名称｜积雪草。
药用部位｜全草入药，夏秋季采收。

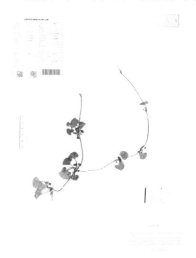

（**植物特征**）多年生草本。茎匍匐，细长，节上生根。叶片膜质至草质，边缘有钝锯齿，基部阔心形，两面无毛或在背面脉上疏生柔毛；掌状脉 5～7，两面隆起，脉上部分叉。伞形花序梗 2～4 个，聚生于叶腋；苞片通常 2，卵形，膜质；每一伞形花序有花 3～4，聚集呈头状；花瓣卵形，紫红色或乳白色，膜质。果实两侧扁压，圆球形，基部心形至平截形，每侧有纵棱数条，棱间有明显的小横脉，网状，表面有毛或平滑。花果期 4—10 月。

（**生境分布**）生长于路旁、沟边、田坎边稍湿润而肥沃的土地。分布于广东、四川、广西、江苏、浙江、江西、福建、湖南等地。

（**性味功效**）味苦、辛，性寒。归肝、脾、肾经。可清热利湿，解毒消肿。主治湿热黄疸，中暑腹泻，石淋血淋，痈肿疮毒，跌扑损伤。

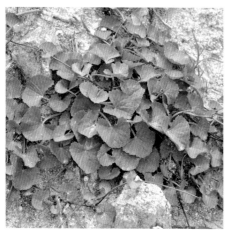

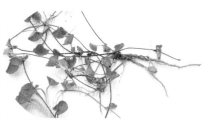

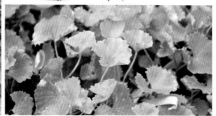

鸭儿芹

伞形科鸭儿芹属 *Cryptotaenia japonica* Hassk.

常用别名 | 鸭脚板、鸭脚芹。
药材名称 | 鸭儿芹根、鸭儿芹果、鸭儿芹。
药用部位 | 根、果实、茎叶入药；夏秋季采收茎叶、根，7—10月采收果序。

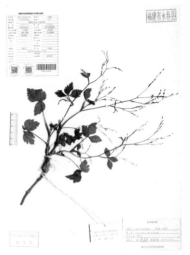

植物特征 多年生草本。茎直立，呈叉式分枝。叶片广卵形，3出，中间小叶片菱状倒卵形，先端短尖，基部楔形，两侧小叶片斜倒卵形，小叶片的边缘锯齿状；茎上部的叶无柄，叶片缩小，小叶片披针形。复伞形花序呈圆锥状，伞梗4～10个，总苞和小总苞各具1～3个线形早落的苞片和小苞片。小伞形花序有花2～4朵；花白色，有时带淡紫色；萼齿不显；花瓣顶端向内弯；花柄线形，极不等长。果实线状长卵形，两端窄，常弯曲，果棱细线状圆钝。花期4—5月。

生境分布 生长于林下阴湿处。分布于我国长江流域以南各地。

性味功效 味辛，性温。可发表散寒，止咳化痰，活血止痛。主治风寒感冒，咳嗽，跌打肿痛，淋病，疝气，风火牙痛，痈疽疔肿，带状疱疹，皮肤瘙痒。

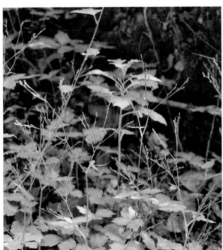
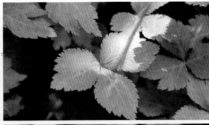
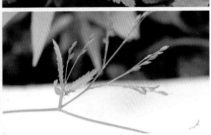

天胡荽

伞形科天胡荽属 *Hydrocotyle sibthorpioides* Lam.

常用别名｜步地锦、鱼鳞草、满天星、龙灯碗。

药材名称｜天胡荽。

药用部位｜全草入药，夏秋季采收。

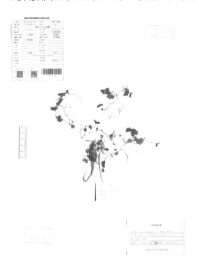

（植物特征） 多年生草本，有气味。茎细长而匍匐，节上生根。叶片膜质至草质，圆形或肾圆形，基部心形，两耳有时相接，不分裂或 5～7 裂；叶柄无毛或顶端有毛；托叶略呈半圆形，全缘或稍有浅裂。伞形花序与叶对生，单生于节上；小总苞片卵形至卵状披针形，有黄色透明腺点；花瓣卵形，绿白色，有腺点。果实略心形，两侧扁压，中棱在果熟时极为隆起，幼时表面草黄色，成熟时有紫色斑点。花果期 4—9 月。

（生境分布） 生长在湿润的草地、河沟边、林下。分布于江苏、安徽、浙江、江西、福建等地。

（性味功效） 味辛、微苦，性凉。可清热利湿，解毒消肿。主治黄疸，痢疾，水肿，淋证，目翳，喉肿，痈肿疮毒，带状疱疹，跌打损伤。

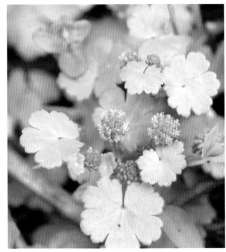

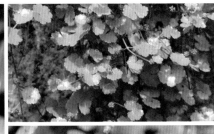

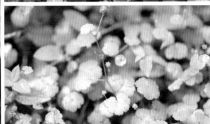

肾叶天胡荽

伞形科天胡荽属 *Hydrocotyle wilfordii* Maxim.

常用别名 │ 鱼藤草、山灯盏、大样雷公根。

药材名称 │ 毛叶天胡荽。

药用部位 │ 全草入药；夏秋季采挖，晒干或鲜用。

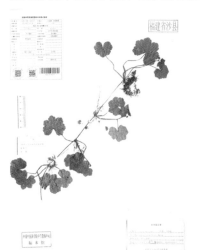

植物特征 多年生草本。茎直立或匍匐，节上生根。叶片圆形或肾圆形，边缘不明显 7 裂，裂片常有 3 钝圆齿，基部心形。花序梗纤细，单生于枝条上部，与叶对生；有时因嫩枝未延长，常有 2～3 个花序簇生于节上，小伞形花序有多数花；花密集成头状；小总苞片膜质，具紫色斑点；花瓣卵形，白色至淡黄色。果实基部心形，两侧扁压，中棱明显地隆起，幼时草绿色，成熟时紫褐色或黄褐色，有紫色斑点。花果期 5—9 月。

生境分布 生长于山谷、田野、沟边、溪旁等处。分布于我国南方大部分地区。

性味功效 味苦，性微寒。可清热解毒，利湿。主治红白痢疾，黄疸，小便淋痛，疮肿，鼻炎，耳痛，口疮。

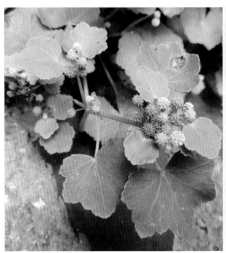
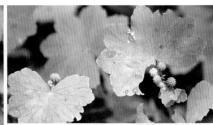
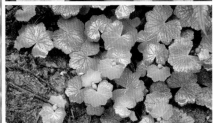

水芹

伞形科水芹属 *Oenanthe javanica* (Bl.) DC.

常用别名 | 水芹菜、野芹菜。
药材名称 | 水芹、芹花。
药用部位 | 花、根及全草入药，夏秋季采收。

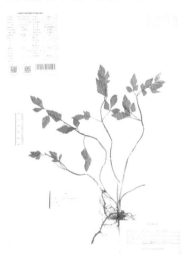

植物特征 多年生草本。茎直立或基部匍匐。基生叶有柄，基部有叶鞘；叶片轮廓三角形，1～2回羽状分裂，末回裂片卵形至菱状披针形，边缘有齿；茎上部叶无柄，裂片较小。复伞形花序顶生；总苞片2～8，线形；小伞形花序有花20余朵；萼齿线状披针形；花瓣白色，倒卵形。果实近于四角状椭圆形或筒状长圆形，侧棱较背棱和中棱隆起，木栓质，分生果横剖面近于五边状的半圆形；每棱槽内油管1，合生面油管2。花期6—7月，果期8—9月。

生境分布 生长于浅水低洼地方或池沼、水沟旁。分布于我国大部分地区。

性味功效 味辛、甘，性凉。归肺、肝、膀胱经。可清热利湿，止血，降血压。主治感冒发热，呕吐腹泻，尿路感染，崩漏，带下，高血压。

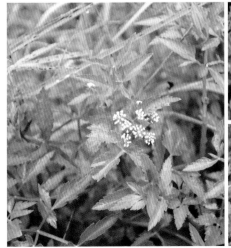
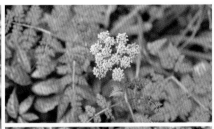
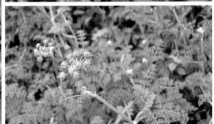

杜鹃

杜鹃花科杜鹃属 *Rhododendron simsii* Planch.

常用别名 | 杜鹃花、山石榴、映山红。

药材名称 | 杜鹃花、杜鹃花根、杜鹃花叶。

药用部位 | 根、叶及花入药；春末采花，夏季采叶，秋冬季采根。

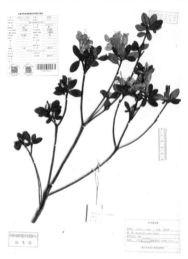

（植物特征） 落叶灌木。分枝多而纤细，密被亮棕褐色扁平糙伏毛。叶革质，常集生于枝端，卵形、椭圆状卵形或倒卵形或倒卵形至倒披针形，先端短渐尖，基部楔形或宽楔形，边缘微反卷，具细齿。花簇生于枝顶；花萼 5 深裂，裂片三角状长卵形，被糙伏毛，边缘具睫毛；花冠阔漏斗形，玫瑰色、鲜红色或暗红色，裂片 5，倒卵形，上部裂片具深红色斑点。蒴果卵球形，密被糙伏毛；花萼宿存。花期 4—5 月，果期 6—8 月。

（生境分布） 生长于山坡或平地及林中、岩畔。分布于河南、湖北及长江流域以南各地。

（性味功效） 味甘、酸，性平。根可祛风湿，活血化瘀，止血；主治风湿性关节炎，跌打损伤，闭经；外用治外伤出血。花、叶可清热解毒，化痰止咳，止痒；主治支气管炎，荨麻疹。

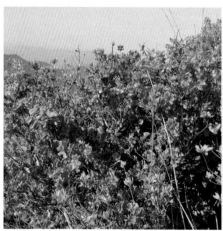

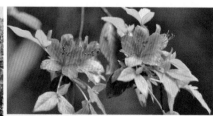

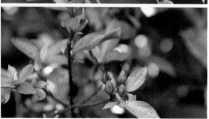

南烛

杜鹃花科越橘属 *Vaccinium bracteatum* Thunb.

常用别名｜乌饭树、米饭花、饭筒树。

药材名称｜南烛子、南烛叶、南烛根。

药用部位｜果实、叶和茎入药；茎、叶全年采收，果实秋季采收。

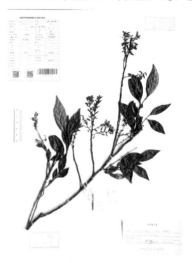

植物特征　常绿灌木或小乔木。分枝多，幼枝被短柔毛或无毛，老枝紫褐色，无毛。叶互生，薄革质，椭圆形、菱状椭圆形、披针状椭圆形至披针形，两面无毛。总状花序顶生和腋生；苞片叶状，披针形，边缘有锯齿，宿存，小苞片2，线形或卵形；萼齿短小，三角形；花冠白色，筒状，外面密被短柔毛，内有疏柔毛，口部裂片短小，三角形，外折。浆果熟时紫黑色，外面被短柔毛。花期6—7月，果期8—10月。

生境分布　生长于丘陵地带、山坡林内或灌丛中。分布于福建、江西、湖南、广东、广西等地。

性味功效　味酸、甘，性平。归肝、肾、脾经。可补肝肾，强筋骨，固精气，止泻痢。主治肝肾不足，须发早白，筋骨无力，久泄梦遗，带下不止，久泻久痢。

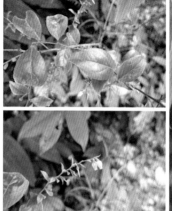

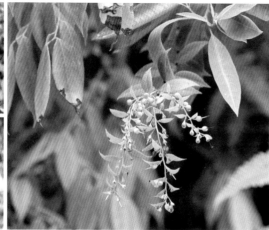

江南越橘

杜鹃花科越橘属 *Vaccinium mandarinorum* Diels

常用别名｜米饭花、小叶乌饭树、江南越桔。
药材名称｜米饭花果。
药用部位｜果实入药，夏秋季成熟时采收。

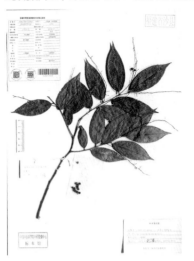

（**植物特征**） 常绿灌木或小乔木。老枝紫褐色或灰褐色，无毛。叶片厚革质，卵形或长圆状披针形，顶端渐尖，基部楔形至钝圆，边缘有细锯齿。总状花序腋生，生于枝顶叶腋，有多数花，花序轴无毛或被短柔毛；小苞片2，着生于花梗中部或近基部，线状披针形或卵形；萼齿三角形或卵状三角形或半圆形；花冠白色，有时带淡红色，筒状或筒状坛形，裂齿三角形或狭三角形，直立或反折。浆果熟时紫黑色。花期4—6月，果期6—10月。

（**生境分布**） 生长于山坡灌丛或杂木林中或路边林缘。分布于华东、中南、华南、西南地区。

（**性味功效**） 味甘，性平。可消肿散瘀。主治全身浮肿，跌打肿痛。

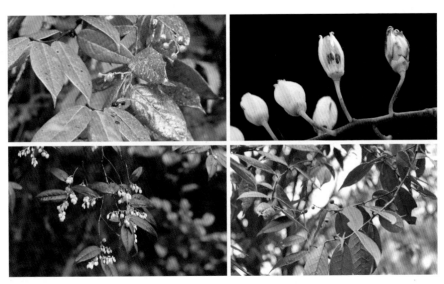

九管血

紫金牛科紫金牛属 *Ardisia brevicaulis* Diels

常用别名 | 猴爪、乌肉鸡、矮凉伞子、小罗伞。

药材名称 | 九管血。

药用部位 | 全株或根入药，6—7月采收。

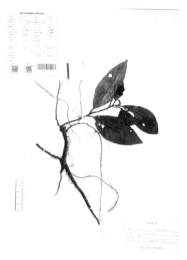

植物特征 矮小灌木。幼嫩时被微柔毛，除侧生特殊花枝外，无分枝。叶片坚纸质，狭卵形或卵状披针形，顶端急尖且钝，或渐尖，基部楔形或近圆形，近全缘。伞形花序着生于侧生特殊花枝顶端，花枝除近顶端有 1～2 片叶外，其余无叶或全部无叶；萼片披针形或卵形，具腺点；花瓣粉红色，卵形，顶端急尖，具腺点。果球形，鲜红色，具腺点，宿存萼与果梗常为紫红色。花期 6—7 月，果期 10—12 月。

生境分布 生长于密林下阴湿的地方。分布于我国南方大部分地区。

性味功效 味苦、辛，性寒。可清热解毒，祛风止痛，活血消肿。主治咽喉肿痛，风火牙痛，风湿痹痛，跌打损伤，无名肿毒，毒蛇咬伤。

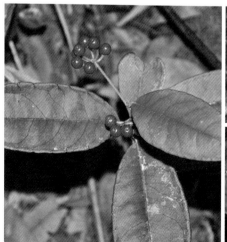

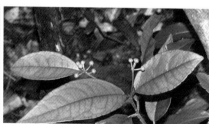

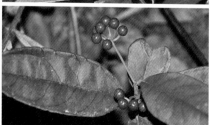

朱砂根

紫金牛科紫金牛属 *Ardisia crenata* Sims

常用别名｜龙山子、山豆根、八爪金龙、红铜盘、大罗伞。

药材名称｜朱砂根。

药用部位｜根入药，秋季采收。

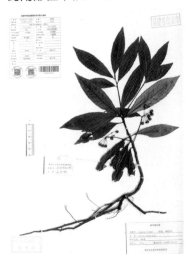

植物特征　灌木，茎粗壮。叶片薄革质，椭圆形至倒披针形，顶端急尖或渐尖，基部楔形，边缘具皱波状或波状齿，具明显的边缘腺点，两面无毛。伞形花序或聚伞花序，着生于侧生特殊花枝顶端；花枝近顶端常具 2～3 片叶，花萼基部连合，萼片长圆状卵形，顶端圆形或钝，全缘，两面无毛，具腺点；花瓣白色，稀略带粉红，盛开时反卷，卵形，顶端急尖，具腺点。果球形，鲜红色，具腺点。花期 5—6 月，果期 10—12 月。

生境分布　生长于山地林下、沟边、路旁。分布于西藏东南部至台湾，湖北至海南岛等地。

性味功效　味微苦、辛，性平。归肺、肝经。可解毒消肿，活血止痛，祛风除湿。主治咽喉肿痛，风湿痹痛，黄疸，痢疾，跌打损伤，丹毒，乳腺炎，睾丸炎。

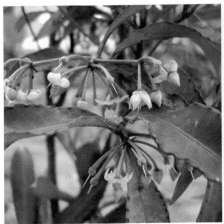

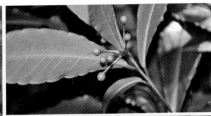

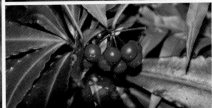

紫金牛

紫金牛科紫金牛属 *Ardisia japonica* (Thunb) Blume

常用别名｜不出林、平地木、凉伞盖珍珠、矮脚樟茶。
药材名称｜矮地茶。
药用部位｜全株入药，8—9 月采收。

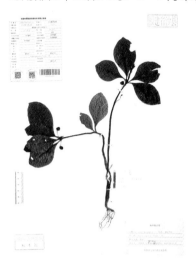

植物特征 小灌木或亚灌木，近蔓生，具匍匐生根的根茎；直立茎不分枝，表面紫褐色，有细条纹，具有短腺毛。叶对生或近轮生，叶片坚纸质或近革质，椭圆形至椭圆状倒卵形，边缘具细锯齿，多少具腺点，下面淡紫色。亚伞形花序着生于茎梢或顶端叶腋，花有时 6 数；花萼基部连合，两面无毛，具缘毛，有时具腺点；花瓣粉红色或白色，无毛，具密腺点。核果球形，鲜红色转黑色，多少具腺点。花期 5—6 月，果期 11—12 月。

生境分布 生长于山间林下或竹林下阴湿的地方。分布于陕西及长江流域以南各地。

性味功效 味辛、微苦，性平。归肺、肝经。可化痰止咳，清利湿热，活血化瘀。主治新久咳嗽，喘满痰多，痰中带血，湿热黄疸，水肿，淋证，带下，经闭痛经，风湿痹痛，跌打损伤，睾丸肿痛。

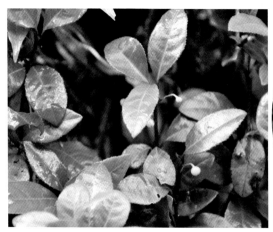

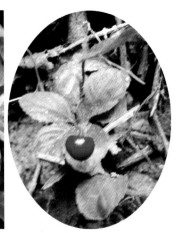

虎舌红

紫金牛科紫金牛属 *Ardisia mamillata* Hance

常用别名 | 红毛毡、老虎脷、红毛针、红毛走马胎。

药材名称 | 红毛毡。

药用部位 | 全株及根入药，夏秋季采收。

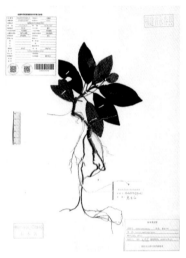

植物特征 矮小灌木，具匍匐木质根茎，幼时密被锈色卷曲长柔毛。叶互生或簇生于茎顶端，叶片坚纸质，倒卵形至长圆状倒披针形，顶端急尖或钝，基部楔形，边缘具不明显的疏圆齿，边缘腺点藏于毛中，两面绿色或暗紫红色，被锈色或紫红色糙伏毛，具腺点。伞形花序单1，着生于侧生特殊花枝顶端，近顶端常有叶1～2片，萼片披针形；花瓣粉红色，卵形，具腺点。果球形，鲜红色。花期6—7月，果期11月至翌年1月。

生境分布 生长于山谷密林下阴湿的地方。分布于西南地区及福建、湖南、广东、海南、广西等地。

性味功效 味苦、微辛，性凉。可祛风利湿，清热解毒，活血止血。主治风湿关节痛，跌打损伤，肺结核咯血，月经过多，痛经，肝炎，痢疾，小儿疳积。

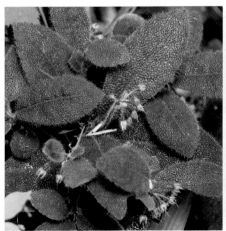

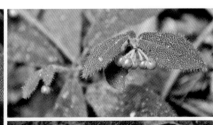

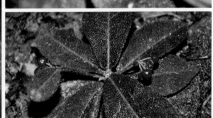

九节龙

紫金牛科紫金牛属 *Ardisia pusilla* A. DC.

常用别名 | 轮叶紫金牛、蛇药、狮子头。

药材名称 | 九节龙。

药用部位 | 全株或叶入药，全年采收。

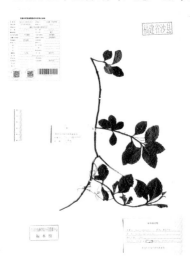

植物特征 亚灌木状小灌木，蔓生，具匍匐茎，逐节生根。叶对生或近轮生，椭圆形或倒卵形，顶端急尖或钝，基部广楔形或近圆形，边缘具齿，具疏腺点，叶面被糙伏毛，毛基部常隆起，背面被柔毛及长柔毛。伞形花序侧生，被长硬毛、柔毛或长柔毛；花萼仅基部连合，萼片披针状钻形，外面被疏柔毛及长柔毛，具腺点；花瓣白色或带微红色，广卵形，具腺点。果球形，红色，具腺点。花期5—7月，罕见于12月，果期与花期相近。

生境分布 生长于山间密林下、路旁、溪边阴湿的地方。分布于福建、江西、湖南、广东、广西等地。

性味功效 味苦、辛，性平。清热利湿，活血消肿。主治风湿痹痛，黄疸，血痢腹痛，痛经，跌打损伤，痈疮肿毒，蛇咬伤。

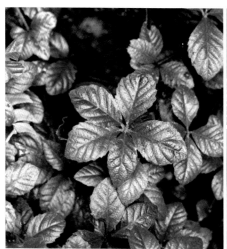

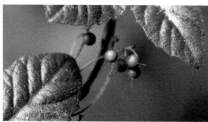

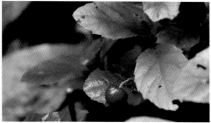

杜茎山

紫金牛科杜茎山属 *Maesa japonica* (Thunb.) Moritzi.

常用别名｜白茅茶、金砂根、野胡椒。
药材名称｜杜茎山。
药用部位｜根或茎叶入药，全年采收。

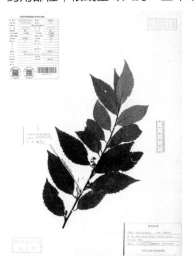

（植物特征） 灌木。小枝无毛，具细条纹，疏生皮孔。叶互生，革质，椭圆形至披针状椭圆形，顶端渐尖、急尖或钝，基部楔形，几全缘或具疏锯齿，两面无毛。总状花序或圆锥花序，单1或2～3个腋生；小苞片广卵形或肾形，紧贴花萼基部，具疏细缘毛或腺点；萼片卵形至近半圆形，顶端具细缘毛；花冠白色，长钟形，具明显的脉状腺条纹，裂片卵形或肾形，边缘略具细齿。果球形，肉质。花期1—3月，果期5月或10月。

（生境分布） 生长于山坡或灌丛中。分布于长江中下游至福建、广东、广西等地。

（性味功效） 味苦，性寒。归心、肝、脾、肾经。可祛风邪，解疫毒，消肿胀。主治热性传染病，寒热发歇不定，身疼，烦躁，口渴，水肿，跌打肿痛，外伤出血。

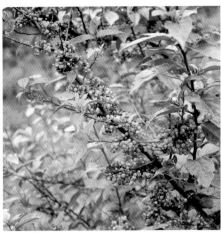

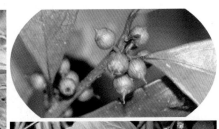

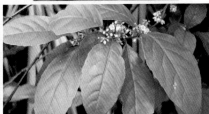

过路黄

报春花科珍珠菜属 *Lysimachia christinae* Hance

常用别名｜真金草、走游草、铺地莲。
药材名称｜金钱草。
药用部位｜全草入药，夏季采收。

植物特征 多年生草本。茎柔弱，平卧延伸。叶对生，卵圆形至肾圆形，先端锐尖或圆钝以至圆形，基部截形至浅心形，稍厚，透光可见密布的透明腺条，两面无毛或密被糙伏毛。花单生于叶腋；花梗具褐色无柄腺体；花萼分裂近达基部，裂片披针形至线形，先端锐尖或稍钝，无毛、被柔毛或仅边缘具缘毛；花冠黄色，裂片狭卵形至披针形，先端锐尖或钝，具黑色长腺条。蒴果球形，无毛，有稀疏黑色腺条。花期 5—7 月，果期 7—10 月。

生境分布 生长于沟边、路旁阴湿处和山坡林下。分布于云南、四川、河南、湖北、广西、江西、江苏、福建等地。

性味功效 味甘、咸，性微寒。归胆、肝、肾、膀胱经。可利湿退黄，利水通淋，清热解毒，散瘀消肿。主治肝、胆及泌尿系统结石，热淋，小便涩痛，肾炎水肿，湿热黄疸，疮毒痈肿，毒蛇咬伤，跌打损伤。

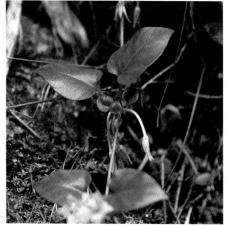

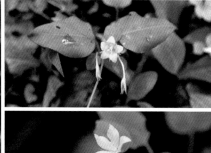

白花丹

白花丹科白花丹属 *Plumbago zeylanica* L.

常用别名 | 白皂药、白花藤、耳丁藤。

药材名称 | 白花丹。

药用部位 | 根或全草入药，全年采收。

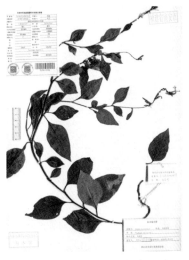

植物特征 常绿半灌木，直立。多分枝，枝条开散或上端蔓状。叶薄，通常长卵形，先端渐尖，下部骤狭成钝或截形的基部，而后渐狭成柄。穗状花序通常含（3）25～70 枚花；花轴与总花梗皆有头状或具柄的腺；苞片长卵状三角形至披针形，先端渐尖或有尾尖；小苞线形；萼筒先端有 5 枚三角形小裂片；花冠白色或微带蓝白色，裂片倒卵形。蒴果长椭圆形，淡黄褐色。种子红褐色，先端尖。花期 10 月至翌年 3 月，果期 12 月至翌年 4 月。

生境分布 生于阴湿处或半遮阴的地方。分布于台湾、福建、广东、广西、贵州、云南、四川等地。

性味功效 味辛、苦、涩，性温；有毒。可祛风除湿，行气活血，解毒消肿。主治风湿痹痛，心胃气痛，血瘀经闭，跌打损伤。

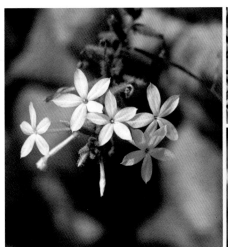

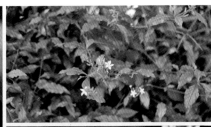

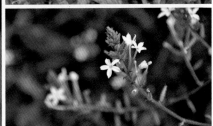

柿

柿科柿属 *Diospyros kaki* Thunb.

常用别名 | 红嘟嘟、朱果、红柿。

药材名称 | 柿子、柿蒂、柿叶、柿皮。

药用部位 | 果实、叶片入药，秋冬季采收。

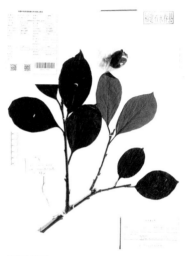

植物特征 落叶大乔木，树皮深灰色或黄灰褐色，沟纹密。枝绿色至褐色，散生纵裂皮孔。叶互生，纸质，卵状椭圆形至倒卵形或近圆形。花雌雄异株，有时雄株中有少数雌花，雌株中有少数雄花，聚伞花序腋生。雄花序常有花3朵，花萼与花冠钟状，黄白色；雌花单生于叶腋，花萼绿色，花冠淡黄白色或黄白色而带紫红色，壶形或近钟形。果形种种，基部常有棱，嫩时绿色，后变黄色、橙黄色；种子褐色，椭圆状。花期5—6月，果期9—10月。

生境分布 生长于山坡灌丛中、疏林下、丘陵地。分布于我国长江流域各地。

性味功效 味甘、涩，性凉。归心、肺、大肠经。可清热，润肺，生津，解毒。主治咳嗽，吐血，热渴，口疮，热痢，便血。

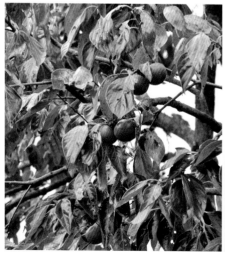

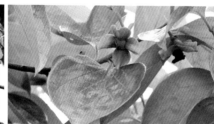

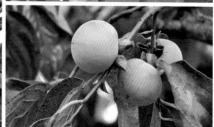

白檀

山矾科山矾属 *Symplocos paniculata* (Thunb.) Miq.

常用别名 | 土常山、乌子树、碎米子树。

药材名称 | 白檀。

药用部位 | 全株入药；根秋冬季采收，叶春秋季采收，花或种子5—7月采收。

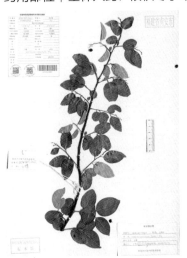

植物特征 落叶灌木或小乔木，嫩枝有灰白色柔毛。叶膜质或薄纸质，阔倒卵形或卵形，先端急尖或渐尖，基部阔楔形或近圆形，边缘有细尖锯齿；中脉在叶面凹下，侧脉在叶面平坦或微凸起。圆锥花序常有柔毛；苞片早落，通常条形，有褐色腺点；花萼萼筒褐色，无毛或有疏柔毛，裂片半圆形或卵形，淡黄色，有纵脉纹，边缘有毛；花冠白色，5深裂几达基部。核果熟时蓝色，卵状球形，稍偏斜，顶端宿萼裂片直立。

生境分布 生长于山坡、路边、疏林或密林中。分布于东北、华北、华中、华南、西南地区。

性味功效 味苦，性微寒。可清热解毒，调气散结，祛风止痒。主治乳腺炎，淋巴腺炎，肠痈，疥疮，皮肤瘙痒。

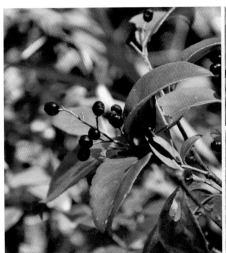

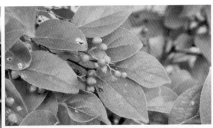

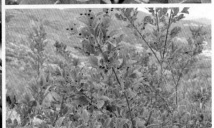

山矾

山矾科山矾属 *Symplocos sumuntia* Buch.-Ham. ex D. Don

常用别名 | 山桂花、尾叶山矾、大萼山矾。

药材名称 | 山矾叶、山矾花、山矾根。

药用部位 | 叶、花和根入药；花春季采收，根和叶夏秋季采收。

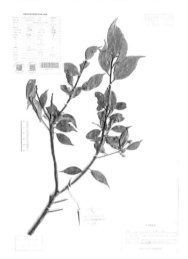

植物特征 乔木，嫩枝褐色。叶互生，革质，卵形至倒披针状椭圆形，先端常呈尾状渐尖，边缘具浅锯齿或波状齿，有时近全缘。总状花序被展开的柔毛；苞片早落，苞片与苞片同形；花萼筒倒圆锥形，无毛，裂片三角状卵形，背面有微柔毛；花冠白色，5 深裂几达基部，裂片背面有微柔毛。核果卵状坛形，外果皮薄而脆，顶端宿萼裂片直立。花期 2—3 月，果期 6—7 月。

生境分布 生长于山谷、溪边灌丛中或山坡林下。分布于西南、华东地区。

性味功效 味苦、辛，性平。归肺、胃经。可清热利湿，理气化痰。主治黄疸，咳嗽，关节炎；外用治急性扁桃体炎，鹅口疮。

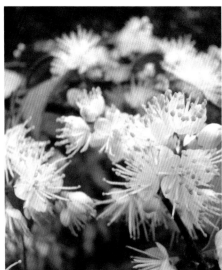

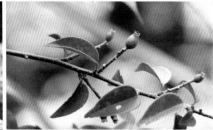

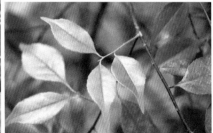

女贞

木犀科女贞属 *Ligustrum lucidum* Ait.

常用别名｜大叶蜡树、白蜡树、蜡树。

药材名称｜女贞子、女贞叶、女贞皮、女贞根。

药用部位｜果实、叶、树皮和根入药；根叶全年采收，果实秋季采收。

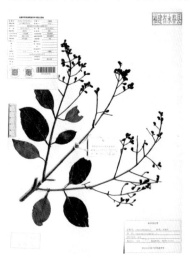

植物特征　灌木或乔木，树皮灰褐色。枝黄褐色、灰色或紫红色。叶常绿，对生，革质，卵形或椭圆形至宽椭圆形，先端锐尖至渐尖或钝，基部圆形或近圆形，有时宽楔形或渐狭，叶缘平坦，上面光亮，两面无毛。圆锥花序顶生；花序轴及分枝轴无毛，紫色或黄棕色，果时具棱；花序基部苞片常与叶同型，小苞片披针形或线形；花萼无毛，齿不明显或近截形。果肾形或近肾形，深蓝黑色，成熟时红黑色，被白粉。花期5—7月，果期7月至翌年5月。

生境分布　生长于疏、密林中。分布于长江流域以南各地。

性味功效　女贞子味甘、苦，性凉。归肝、肾经。可滋补肝肾，明目乌发。主治肝肾阴虚，眩晕耳鸣，腰膝酸软，须发早白，目暗不明，内热消渴，骨蒸潮热。

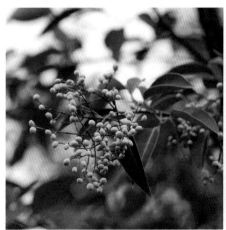

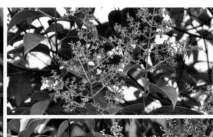

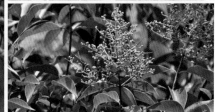

小叶女贞

木犀科女贞属 *Ligustrum quihoui* Carr.

常用别名 | 小叶冬青、小白蜡、栋青。

药材名称 | 小白蜡条。

药用部位 | 根皮、叶及果实入药；全年采根皮，夏秋季采叶，秋冬季采果实。

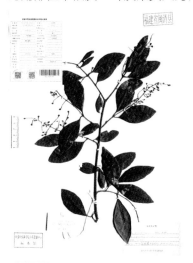

植物特征 落叶灌木。小枝密被微柔毛，后脱落。叶对生，薄革质，形状和大小变异较大，披针形、椭圆形、倒卵状长圆形至倒披针形或倒卵形，先端锐尖、钝或微凹，基部狭楔形至楔形，叶缘反卷，上面深绿色，下面淡绿色。圆锥花序顶生，小苞片卵形，具睫毛；花萼无毛，萼齿宽卵形或钝三角形；花冠裂片卵形或椭圆形。果倒卵形、宽椭圆形或近球形，呈紫黑色。花期 5—7 月，果期 8—11 月。

生境分布 生长于沟边、路旁或河边灌丛中。分布于华东、华中、西南地区。

性味功效 味苦，性凉。可清热祛暑，解毒消肿。主治伤暑发热，风火牙痛，咽喉肿痛，口舌生疮，痈肿疮毒，水火烫伤。

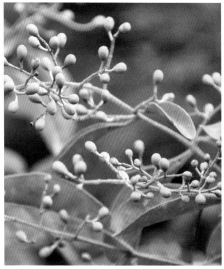

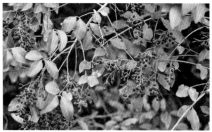

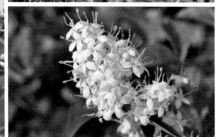

小蜡

木犀科女贞属 *Ligustrum sinense* Lour.

常用别名 ｜ 黄心柳、水黄杨、千张树。

药材名称 ｜ 小蜡树。

药用部位 ｜ 树皮及枝叶入药，夏秋季采收。

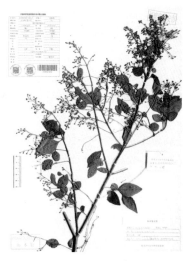

植物特征 落叶灌木或小乔木。小枝圆柱形，幼时被淡黄色短柔毛或柔毛。叶对生，纸质或薄革质，卵形、长圆状椭圆形至披针形，或近圆形，先端锐尖、短渐尖至渐尖，或钝而微凹，基部宽楔形至近圆形，或为楔形，上面深绿色，下面淡绿色，两面疏被短柔毛或无毛，或沿中脉被短柔毛。圆锥花序顶生或腋生，塔形；花萼无毛，先端呈截形或呈浅波状齿；花冠管裂片长圆状椭圆形或卵状椭圆形。果近球形。花期 3—6 月，果期 9—12 月。

生境分布 生长于疏林或密林中。分布于江苏、安徽、浙江、江西、福建等地。

性味功效 味苦，性凉；有小毒。可清热利湿，解毒消肿。主治感冒发热，肺热咳嗽，咽喉肿痛，口舌生疮，湿热黄疸，痢疾，痈肿疮毒，湿疹，皮炎，跌打损伤，烫伤。

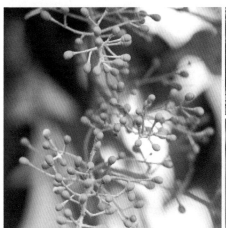

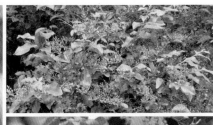

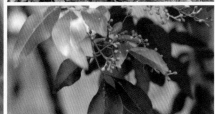

醉鱼草

马钱科醉鱼草属 *Buddleja lindleyana* Fort.

常用别名｜闭鱼花、痒见消、楼梅草、毒鱼草、鱼泡草、钱线尾、阳包树。
药材名称｜醉鱼草、醉鱼草花、醉鱼草根。
药用部位｜茎叶、花和根入药，4—6月采收。

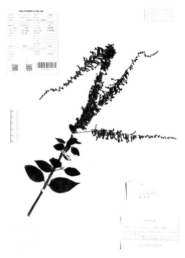

植物特征 落叶灌木。茎皮褐色，小枝四棱，棱上略有窄翅。叶对生，萌芽枝条上的叶为互生或近轮生，叶片膜质，卵形至长圆状披针形，顶端渐尖，基部宽楔形至圆形，边缘全缘或具波状齿，上面深绿色，下面灰黄绿色。穗状聚伞花序顶生；总苞片线形，小苞片线状披针形；花紫色；花萼钟状，裂片宽三角形；花冠裂片阔卵形或近圆形。果序穗状；蒴果，2瓣裂，椭圆状，基部常有宿存花萼。种子细小，近纺锤状。花期4—7月，果期10—11月。

生境分布 生长于山地路旁、河边灌丛中或林缘。分布于华东、华中、华南、西南地区。

性味功效 味辛、苦，性温；有毒。可祛风，杀虫，活血。主治流行性感冒，咳嗽，哮喘，风湿关节痛，蛔虫病，钩虫病，跌打损伤，创伤出血，烧烫伤。

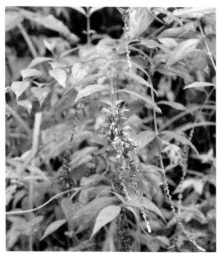

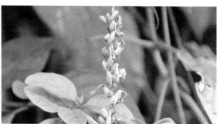

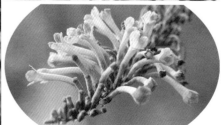

钩吻

马钱科钩吻属 *Gelsemium elegans* (Gardn. & Champ.) Benth.

常用别名 | 断肠草、胡蔓藤、大茶药、梭葛草。
药材名称 | 钩吻、大茶药根。
药用部位 | 全草入药，全年采收。

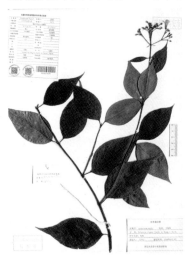

植物特征 常绿木质藤本。小枝圆柱形，幼时具纵棱。叶对生，叶片膜质，卵形至卵状披针形，顶端渐尖，基部阔楔形至近圆形，全缘。聚伞花序顶生或腋生；花冠黄色，漏斗状，内有淡红色斑点；花冠裂片卵形，雄蕊着生于花冠管中部，花丝细长，花药伸出花冠管喉部之外；柱头4浅裂；蒴果卵形或椭圆形，果皮薄革质，未开裂时具2条纵槽，成熟时黑色，花萼宿存；种子扁压状椭圆形或肾形。花期5—11月，果期7月至翌年3月。

生境分布 生长于山地路旁灌丛中或丘陵山坡疏林下。分布于我国南方大部分地区。

性味功效 味辛、苦，性温；有大毒。可祛风攻毒，散结消肿，止痛。主治疥癣，湿疹，瘰疬，痈肿，疔疮，跌打损伤，风湿痹痛，神经痛。

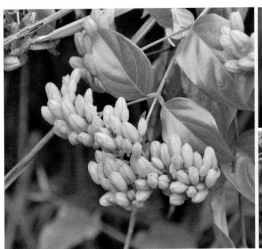

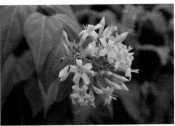

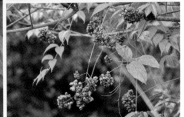

链珠藤

夹竹桃科链珠藤属 *Alyxia sinensis* Champ. ex Benth.

常用别名│阿利藤、瓜子英、过山香。

药材名称│瓜子藤。

药用部位│根及全株入药，夏秋季采收。

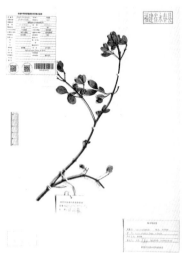

植物特征 藤状灌木，具乳汁；根外皮淡黄褐色，有香味；除花梗、苞片及萼片外，其余无毛。叶革质，对生或3枚轮生，通常圆形或卵圆形、倒卵形，顶端圆或微凹，边缘反卷。聚伞花序腋生或近顶生；总花梗被微毛；花小，长5～6毫米；小苞片与萼片均有微毛；花萼裂片卵圆形，近钝头，内面无腺体；花冠先淡红色后退变为白色，花冠筒内面无毛，近花冠喉部紧缩，花冠裂片卵圆形。核果卵形，2～3颗组成链珠状。花期4—9月，果期5—11月。

生境分布 生长于矮林或灌丛中。分布于浙江、江西、福建、湖南、广东等地。

性味功效 味辛、微苦，性温；有小毒。可祛风除湿，活血止痛。主治风湿痹痛，血瘀经闭，胃痛，泄泻，跌打损伤，湿脚气。

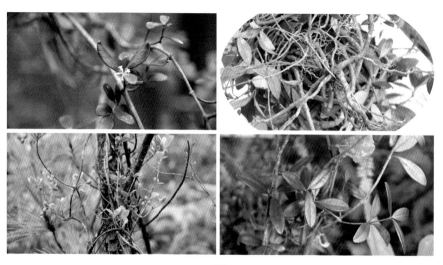

羊角拗

夹竹桃科羊角拗属 *Strophanthus divaricatus* (Lour.) Hook. et Arn.

常用别名｜羊角扭、鲤鱼橄榄、山羊角。

药材名称｜羊角拗、羊角拗子、羊角纽花。

药用部位｜种子、茎、叶入药；茎、叶四季采收，种子秋冬季采收。

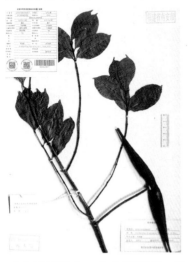

植物特征　灌木，全株无毛。小枝棕褐色或暗紫色。叶对生，薄纸质，椭圆状长圆形或椭圆形，顶端短渐尖或急尖，基部楔形，两面无毛。聚伞花序顶生；花黄色；萼片披针形；花冠裂片顶端延长成一长尾带状，裂片内具由 10 枚舌状鳞片组成的副花冠，鳞片每 2 枚基部合生。蓇葖广叉开，木质，椭圆状长圆形，外果皮绿色，具纵条纹。种子纺锤形、扁平，上部渐狭而延长成喙，轮生着白色绢质种毛，种毛具光泽。花期 3—7 月，果期 6 月至翌年 2 月。

生境分布　生长于丘陵山地、路旁疏林中或山坡灌丛中。分布于西南、华南、东南地区。

性味功效　味苦，性寒；有大毒。归心、肝、脾经。可祛风湿，通经络，解疮毒，杀虫。主治风湿痹痛，小儿麻痹后遗症，跌打损伤，痈疮，疥癣。

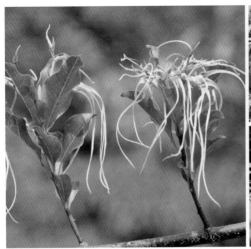

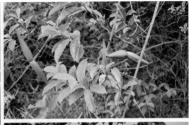

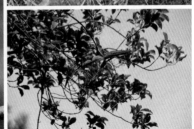

络石

夹竹桃科络石属 *Trachelospermum jasminoides* (Lindl.) Lem.

常用别名 | 石龙藤、络石藤、骑墙虎、石薜荔。

药材名称 | 络石藤。

药用部位 | 带叶藤茎入药，冬季至次春采收。

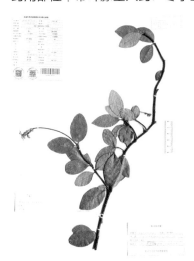

植物特征 常绿木质藤本，具乳汁；茎赤褐色，圆柱形，有皮孔；小枝被黄色柔毛。叶对生，革质或近革质，椭圆形至宽倒卵形，叶面无毛，叶背被疏短柔毛。二歧聚伞花序腋生或顶生；花白色，芳香；花萼5深裂，裂片线状披针形；花蕾顶端钝，花冠筒圆筒形，中部膨大，花冠裂片5，向右覆盖；花盘环状5裂。蓇葖双生，叉开，线状披针形；种子多颗，褐色，线形，顶端具白色绢质种毛。花期3—7月，果期7—12月。

生境分布 生长于山野、荒地，常攀缘附生于石上或其他植物上。分布于我国大部分地区。

性味功效 味苦，性微寒。归心、肝、肾经。可祛风通络，凉血消肿。主治风湿痹痛，腰膝酸痛，筋脉拘挛，咽喉肿痛，疔疮肿毒，跌打损伤，外伤出血。

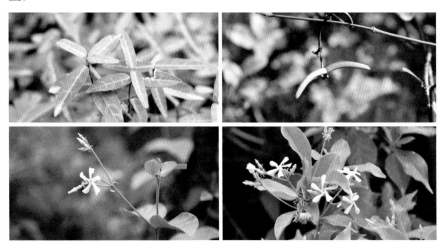

牛皮消

萝摩科鹅绒藤属 *Cynanchum auriculatum* Royle ex Wight

常用别名 | 隔山消、飞来鹤、白首乌。

药材名称 | 飞来鹤。

药用部位 | 根或全草入药；秋季采根，夏秋季采收全草。

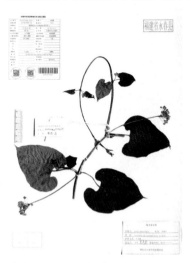

植物特征 多年生草质藤本；宿根肥厚，呈块状。茎圆形，被微柔毛。叶对生，膜质，宽卵形至卵状长圆形，顶端短渐尖，基部心形，全缘，叶背具疏毛，叶柄细长。聚伞花序伞房状，着花30朵；花萼裂片卵状长圆形；花冠白色，辐状，5裂，裂片反折，内面具疏柔毛；副花冠浅杯状，裂片椭圆形，肉质，钝头，在每裂片内面的中部有1个三角形的舌状鳞片。蓇葖双生，披针形；种子卵状椭圆形。花期6—9月，果期7—11月。

生境分布 生长于山坡林缘及路旁灌丛中。分布于长江下游地区。

性味功效 味甘、微苦，性平；有小毒。归肝、肾、脾、胃经。可健胃消积，解毒消肿。主治食积腹痛，胃痛，小儿疳积，痢疾；外用治毒蛇咬伤，疔疮。

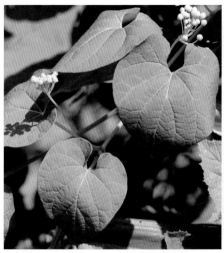

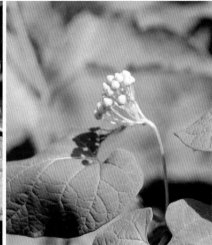

水团花

茜草科水团花属 *Adina pilulifera* (Lam.) Franch. ex Drake

常用别名 水杨梅、假马烟树、水加檀、溪棉条。

药材名称 水团花、水团花根。

药用部位 枝叶或花果、根入药；花夏季采收，果实秋季采收，叶夏秋季采收，根茎皮全年采收。

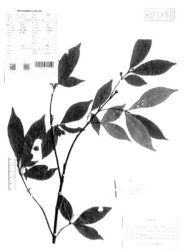

植物特征 常绿灌木至小乔木。枝柔弱，有皮孔。叶对生，倒披针形或长圆状椭圆形，基部阔楔形，先端长尖而钝；叶柄很短；托叶2裂，早落。头状花序单生于叶腋，球形；总花梗被粉状小柔毛，中部以下有轮生小苞片5；萼片5，线状长圆形；花冠白色，长漏斗状，5裂，裂片卵状长圆形；雄蕊5，着生于花冠管喉部；花盘杯状，子房下位，花柱丝状，伸出花冠管外。蒴果楔形，成熟时紫红色；种子长圆形，两端有狭翅。花期7—8月，果期8—9月。

生境分布 生长于山谷疏林下或旷野路旁、溪边水畔。分布于我国长江下游及华南地区。

性味功效 味苦、涩，性凉。可清热解毒，散瘀止痛。主治感冒发热，肺热咳嗽，腮腺炎，急性胃肠炎，跌打损伤，肝炎，咽喉肿痛，风湿关节痛。

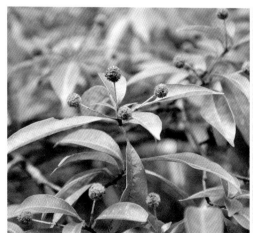

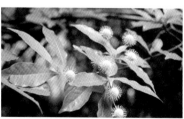

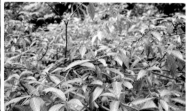

栀子

茜草科栀子属 *Gardenia jasminoides* Ellis

常用别名 | 黄叶下、黄栀子、山栀子、木丹。

药材名称 | 栀子、栀子花、栀子根。

药用部位 | 花、果实和根入药，夏秋季采收。

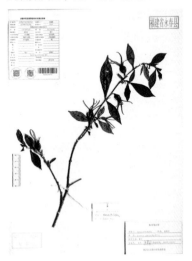

植物特征 灌木。嫩枝常被短毛，枝圆柱形，灰色。叶对生，革质，少为3枚轮生，叶两面常无毛，上面亮绿，下面色较暗。花芳香，常单朵生于枝顶；裂片披针形，结果时增长，宿存；花冠白色或乳黄色，高脚碟状，喉部有疏柔毛，顶部通常6裂，裂片广展，倒卵形或倒卵状长圆形。果卵形、近球形、椭圆形或长圆形，黄色或橙红色，有翅状纵棱5～9条，顶部具宿存萼片；种子多数，扁，近圆形而稍有棱角。花期3—7月，果期5月至翌年2月。

生境分布 生长于旷野、丘陵、山谷、山坡、溪边的灌丛或林中。分布于华北、东南、西南地区。

性味功效 味苦，性寒。归心、肝、肺、胃、三焦经。可泻火除烦，清热利湿，凉血解毒。主治热病心烦，肝火目赤，湿热黄疸，淋证，吐血衄血，口舌生疮，疮疡肿毒，扭伤肿痛。

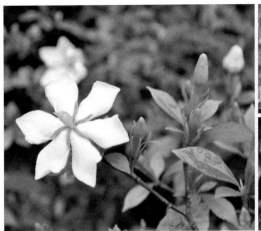
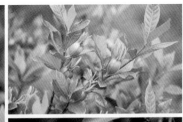
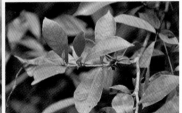

白花蛇舌草

茜草科耳草属 *Hedyotis diffusa* Willd.

常用别名 | 蛇舌草、蛇总管、蛇舌癀。

药材名称 | 白花蛇舌草。

药用部位 | 全草入药，夏秋季采收。

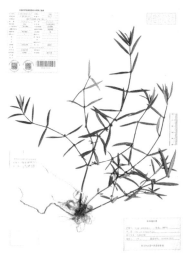

植物特征 一年生无毛纤细披散草本。茎稍扁，从基部开始分枝。叶对生，无柄，膜质，线形，顶端短尖，边缘干后常背卷，上面光滑，下面有时粗糙；中脉在上面下陷；托叶基部合生，顶部芒尖。花4数，单生或双生于叶腋；花梗粗壮；萼管球形，萼檐裂片长圆状披针形，顶部渐尖，具缘毛；花冠白色，管形，花冠裂片卵状长圆形，顶端钝。蒴果膜质，扁球形，成熟时顶部室背开裂。种子每室约10粒，具棱，干后深褐色，有深而粗的窝孔。花期春季。

生境分布 生长于山坡、路边、溪畔草丛中。分布于云南、广东、广西、福建、浙江、江苏、安徽等地。

性味功效 味苦、甘，性寒。归心、肺、甘、大肠经。可清热解毒，利湿通淋。主治肺热喘咳，咽喉肿痛，肠痈，疮肿疮疡，毒蛇咬伤，热淋涩痛，水肿，痢疾，肠炎，湿热黄疸，癌肿。

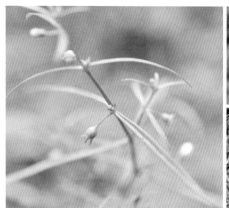

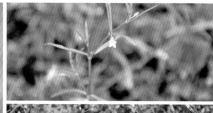

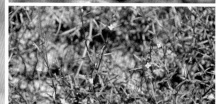

牛白藤

茜草科耳草属 *Hedyotis hedyotidea* (DC.) Merr.

常用别名｜白束、脚白藤、脓见消、土加藤、接骨丹。

药材名称｜牛白藤、牛白藤根。

药用部位｜全草入药，全年采收。

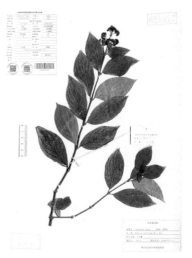

植物特征 多年生藤状灌木。嫩枝方柱形，老时圆柱形。叶对生，膜质，叶片卵状披针形，上面粗糙，下面被柔毛；托叶顶部截平，有刺状毛。复伞形花序，腋生或顶生，花 10 ~ 20 朵，细小，白色；花萼被微柔毛，裂片 4，线状披针形；冠管短，裂片披针形；近喉部有长毛；雄蕊长，突出；花柱线状。蒴果近球形，开裂；种子数粒，微小，具棱。花期 4—7 月。

生境分布 生长于低海拔至中海拔沟谷灌丛或丘陵坡地。分布于华南、华东、西南地区。

性味功效 味甘、淡，性凉。归肺、肝、肾经。可清热解毒，解暑，祛风湿，续筋骨。主治中暑，感冒咳嗽，胃肠炎，风湿性关节炎，跌打损伤，骨折，皮肤湿疹。

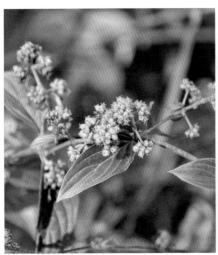

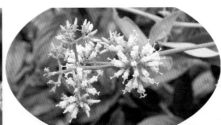

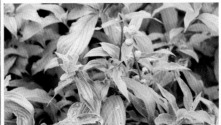

粗叶木

茜草科粗叶木属 *Lasianthus chinensis* (Champ.) Benth.

常用别名｜木黄、白果鸡屎树。

药材名称｜粗叶木、粗叶木叶。

药用部位｜根和叶入药；根秋季采收，叶夏秋季采收。

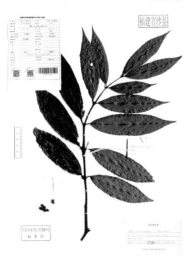

植物特征 灌木。枝和小枝均粗壮，被褐色短柔毛。叶对生，薄革质或厚纸质，通常为长圆形或长圆状披针形，顶端常骤尖或有时近短尖，基部阔楔形或钝。托叶三角形，被黄色绒毛。花无梗，常 3～5 朵簇生于叶腋，无苞片；萼管卵圆形或近阔钟形，密被绒毛；花冠常白色，或带紫色，近管状，裂片 6，披针状线形，顶端内弯，有刺状长喙。核果近卵球形，成熟时蓝色或蓝黑色，常有 6 个分核。花期 5 月，果期 9—10 月。

生境分布 生长于林缘或林下。分布于福建、台湾、江西、广东等地。

性味功效 根味甘、涩，性平。可祛风胜湿，活血止痛。主治风寒湿痹，筋骨疼痛。叶味苦，性寒。可清热除湿。主治湿热黄疸。

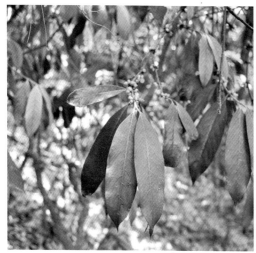

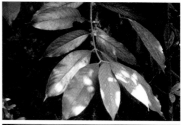

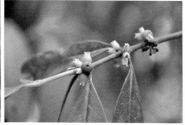

羊角藤

茜草科巴戟天属 *Morinda umbellata* L. subsp. *obovata* Y. Z. Ruan

常用别名｜蓝藤、百眼藤、伞花树。

药材名称｜羊角藤、羊角藤叶。

药用部位｜种子、茎、叶入药；茎、叶四季可采，种子秋冬季采收。

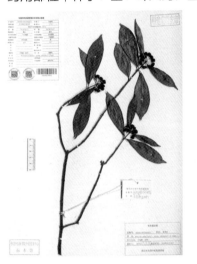

植物特征 藤本。嫩枝无毛，绿色，老枝具细棱，蓝黑色。叶对生，纸质或革质，倒卵形、倒卵状披针形或倒卵状长圆形，顶端渐尖或具小短尖，基部渐狭或楔形。花序 3～11 伞状排列于枝顶；头状花序；花 4～5 基数；各花萼下部彼此合生，上部环状，顶端平，无齿；花冠白色，稍呈钟状，檐部 4～5 裂，裂片长圆形。聚花核果由 3～7 花发育而成，成熟时红色，近球形或扁球形。种子角质，棕色，与分核同形。花期 6—7 月，果期 10—11 月。

生境分布 生长于山地林下、路旁等疏阴或密阴灌木上。分布于福建、广东、广西、贵州等地。

性味功效 味苦，性寒；有大毒。可强心消肿，止痛，止痒，杀虫。主治风湿关节肿痛，小儿麻痹后遗症，皮癣，多发性疖肿，腱鞘炎，骨折。

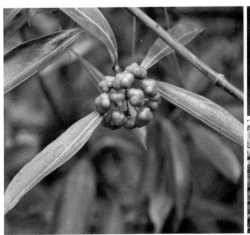

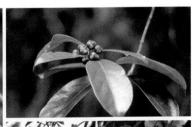

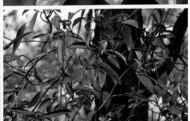

玉叶金花

茜草科 玉叶金花属 *Mussaenda esquirolii* Levl.

常用别名｜大叶白纸扇、白扇宝心、大弯鸡树。
药材名称｜大叶白纸扇。
药用部位｜茎叶或根入药；茎叶夏季采收，根全年采收。

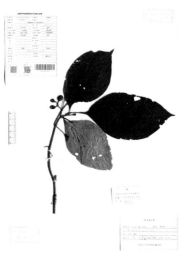

植物特征　直立或攀缘灌木；嫩枝密被短柔毛。叶对生，薄纸质，广卵形或广椭圆形，顶端骤渐尖或短尖，基部楔形或圆形，上面淡绿色，下面浅灰色；托叶卵状披针形，常 2 深裂或浅裂。聚伞花序顶生；苞片托叶状，小苞片线状披针形；花萼管陀螺形，被贴伏的短柔毛，萼裂片近叶状，白色，外面被短柔毛；花叶倒卵形，短渐尖；花冠黄色，花冠裂片卵形，有短尖头，外面有短柔毛，内面密被黄色小疣突。浆果近球形。花期 5—7 月，果期 7—10 月。

生境分布　生长于山坡水沟边或竹林下阴湿处。分布于长江流域以南各地。
性味功效　味苦、微甘，性凉。可清热解毒，解暑利湿。主治感冒，中暑高热，咽喉肿痛，痢疾，泄泻，小便不利，无名肿痛，毒蛇咬伤。

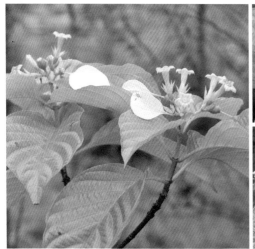

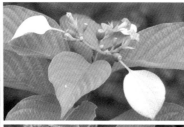

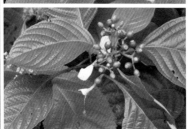

玉叶金花

茜草科玉叶金花属 *Mussaenda pubescens* Ait. f.

常用别名｜野白纸扇、良口茶、白茶。
药材名称｜山甘草、白常山。
药用部位｜茎叶和根入药，全年采收。

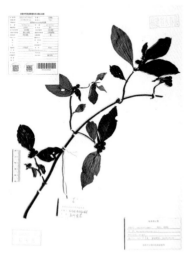

（植物特征） 攀缘灌木。叶对生或轮生，膜质或薄纸质，卵状长圆形或卵状披针形，顶端渐尖，基部楔形，上面近无毛或疏被毛，下面密被短柔毛；托叶三角形，深2裂，裂片钻形。聚伞花序顶生；苞片线形；花萼管陀螺形，萼裂片线形；花叶阔椭圆形，顶端钝或短尖，基部狭窄，两面被柔毛；花冠黄色，花冠管外被贴伏短柔毛，花冠裂片长圆状披针形，内密生金黄色小疣突。浆果近球形，疏被柔毛，顶部有萼檐脱落后的环状疤痕。花期6—7月。

（生境分布） 生长于山坡、林地。分布于四川、广西、广东、福建、台湾等地。

（性味功效） 味甘、淡，性凉。可清热解暑，凉血解毒。主治中毒，感冒，支气管炎，扁桃体炎，咽喉炎，肾炎水肿，肠炎，子宫出血，毒蛇咬伤。

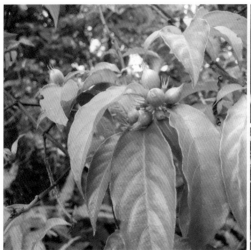

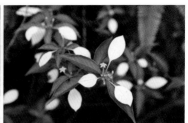

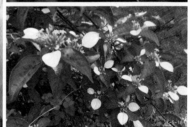

日本蛇根草

茜草科蛇根草属 *Ophiorrhiza japonica* Bl.

常用别名 ｜蛇根草、散血草、猪菜、天青地红。
药材名称 ｜蛇根草。
药用部位 ｜全草入药，四季采收。

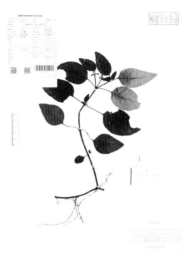

植物特征 草本；茎下部匍地生根，上部直立，近圆柱状。叶对生，纸质，卵形，椭圆状卵形或披针形，顶端渐尖或短渐尖，基部楔形或近圆钝，干时上面淡绿色，下面变红色，常两面光滑无毛。花序顶生，总梗分枝短，螺状，小苞片披针状线形或线形，渐尖；萼近无毛或被短柔毛，裂片三角形或近披针形；花冠白色或粉色，近漏斗形，裂片5，三角状卵形；短柱花；花萼和花冠同长柱花形。蒴果近僧帽状，近无毛。花期冬春，果期春夏。

生境分布 生长于常绿阔叶林下的沟谷沃土上。分布于华东、华中、西南、华南地区。

性味功效 味淡，性平。可祛痰止咳，活血调经。主治咳嗽，劳伤吐血，大便下血，痛经，月经不调，筋骨疼痛，扭挫伤。

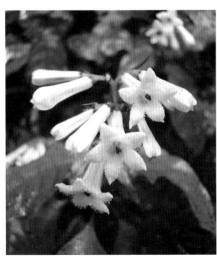

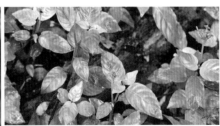

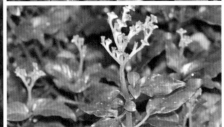

短小蛇根草

茜草科蛇根草属 *Ophiorrhiza pumila* Champ. ex Benth.

常用别名 | 荷包草、金锁匙、鸡冠草。

药材名称 | 短小蛇根草。

药用部位 | 全草入药，夏秋季采收。

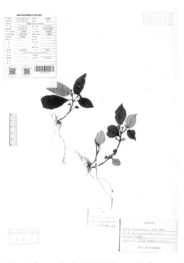

植物特征 矮小草本。茎被短柔毛，直立或下部匍匐，匍匐部分节上生根。叶对生，薄纸质；叶柄被短柔毛；托叶钻形，脱落；叶片狭椭圆形或长圆状披针形，先端急尖或渐尖，基部楔形，略下延，全缘，上面被疏短粗毛，下面较密，侧脉 7～9 对，于近叶缘处弯拱联结。聚伞花序顶生，多歧分枝；花萼密被毛，萼筒短，5 齿裂，裂片卵形；花冠白色，近管状，外面被短柔毛，花冠裂片卵状三角形。蒴果倒心形，被微柔毛。花期 4—7 月。

生境分布 生长于林下潮湿的土壤或水边岩石上。分布于福建、广东、海南、广西等地。

性味功效 味苦，性寒。可清热解毒。主治感冒发热，咳嗽，痈疽肿毒，毒蛇咬伤。

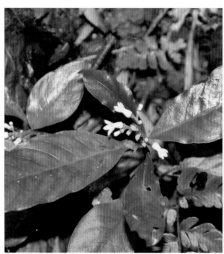

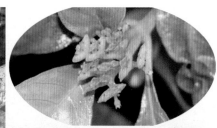

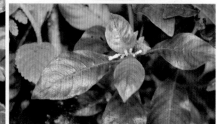

鸡矢藤

茜草科鸡矢藤属 *Paederia scandens* (Lour.) Merr.

常用别名｜牛皮冻、解暑藤、女青、鸡屎藤、臭藤、毛葫芦。
药材名称｜鸡屎藤。
药用部位｜全草或根、果实入药；夏季采收地上部分，秋冬季采收根部。

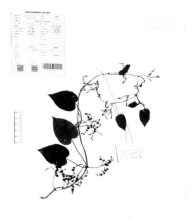

（**植物特征**） 多年生缠绕草质藤本，基部木质。叶对生，纸质或近革质，卵形、卵状长圆形至披针形，顶端急尖或渐尖。圆锥花序式的聚伞花序腋生和顶生，分枝对生，末次分枝上着生的花常呈蝎尾状排列；花冠白紫色；萼狭钟状；花冠钟状，上端5裂，内面红紫色，外面被粉末状柔毛；雄蕊5，花丝极短，着生于花冠筒内；花柱丝状，2枚。浆果球形，成熟时草黄色；小坚果无翅，浅黑色。花期5—7月，果期9—10月。

（**生境分布**） 生长于山坡、沟谷边灌丛中或缠绕在灌木上。分布于安徽、江苏、浙江、江西、福建等地。

（**性味功效**） 味甘、苦，性微寒。可祛风除湿，消食化积，解毒消肿。主治风湿痹痛，脘腹疼痛，食积腹胀，小儿疳积，腹泻痢疾，瘰疬，肠痈，无名肿痛，气虚浮肿，跌打损伤。

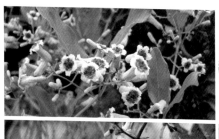
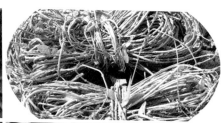
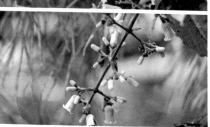
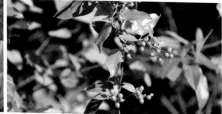

九节

茜草科九节属 *Psychotria rubra* (Lour.) Poir.

常用别名｜山大颜、吹筒管、刀伤木、暗山香、散血丹。

药材名称｜山大刀、山大刀根。

药用部位｜根、叶入药，全年采收。

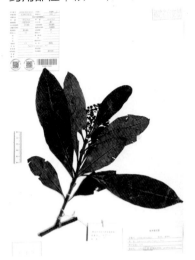

植物特征 常绿灌木。小枝近四棱形，后渐变为圆形，暗黑色。叶对生，纸质，叶片长圆形至倒披针状长圆形，先端短渐尖，基部楔形，全缘，下面脉腋内有簇毛。聚伞花序常顶生；近基部 3 分歧；花小，白色；萼筒短，裂片短三角形；花冠漏斗状，冠内喉部有白毛，顶端 5 裂，裂片三角状披针形。核果近球形，熟时红色，光滑；种子背面有纵沟。花期 8—10 月。

生境分布 生长于丘陵、坡地、沟谷疏林下。分布于我国东南地区。

性味功效 味苦，性寒。可清热解毒，祛风除湿，活血止痛。主治感冒发热，咽喉肿痛，白喉，痢疾，肠伤寒，疮疡肿毒，风湿痹痛，跌打损伤，毒蛇咬伤。

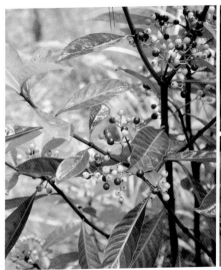

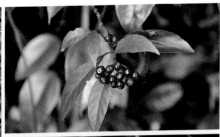

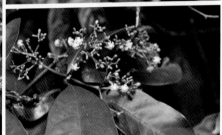

白马骨

茜草科白马骨属 *Serissa serissoides* (DC.) Druce

常用别名 | 鸡骨柴、六月寒、六月雪。
药材名称 | 白马骨。
药用部位 | 全株入药，全年采收。

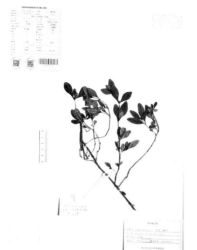

植物特征 小灌木。枝粗壮，灰色，被短毛，后毛脱落变无毛。叶通常丛生，薄纸质，倒卵形或倒披针形，顶端短尖或近短尖，基部收狭成一短柄，除下面被疏毛外，其余无毛；托叶具锥形裂片，基部阔，膜质，被疏毛。花无梗，生于小枝顶部，有苞片；苞片膜质，斜方状椭圆形；花托无毛；萼檐裂片5，坚挺延伸呈披针状锥形，极尖锐，具缘毛；花冠管外面无毛，喉部被毛，裂片5，长圆状披针形。花期4—6月。

生境分布 生长于荒地或草坪。分布于江苏、安徽、浙江、江西、福建等地。

性味功效 味淡、苦、微辛，性凉。可祛风利湿，清热解毒。主治感冒，咳嗽，喉痛，肠炎，痢疾，腰腿疼痛，妇女闭经，小儿疳积，惊风，风火牙痛，痈疽肿毒，跌打损伤。

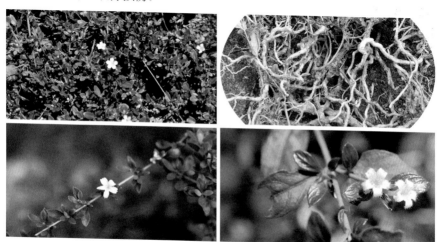

白花苦灯笼

茜草科乌口树属 *Tarenna mollissima* (Hook. et Arn.) Rob.

常用别名｜乌口树、麻糖风、黑虎、青作树、小肠枫、鸡公辣

药材名称｜麻糖风。

药用部位｜根及叶入药，夏秋季采收。

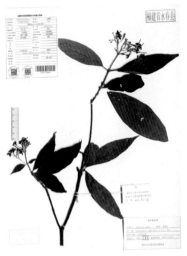

植物特征 灌木或小乔木，全株密被灰色或褐色柔毛或短绒毛，但老枝毛渐脱落。单叶对生；叶纸质，披针形至卵状椭圆形，顶端渐尖，基部楔尖或钝圆，干后变黑褐色；托叶卵状三角形，顶端尖。伞房状的聚伞花序顶生，多花；苞片和小苞片线形；萼管近钟形，裂片5，三角形；花冠白色，喉部密被长柔毛，裂片4或5，长圆形，开放时外反。浆果近球形，被柔毛，黑色。花期5—7月，果期5月至翌年2月。

生境分布 生长于低海拔地区丛林中。分布于福建、江西、湖南、广东、海南、广西、贵州等地。

性味功效 味微苦，性凉。可清热解毒，消肿止痛。主治感冒发热，咳嗽，急性扁桃体炎，头痛，风湿性关节炎，坐骨神经痛，肾炎水肿，创伤，疮疖脓肿。

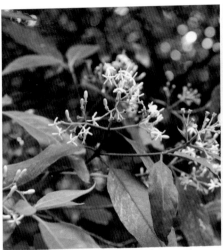

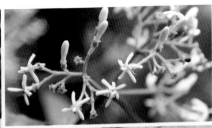

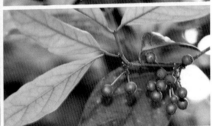

钩藤

茜草科钩藤属 *Uncaria rhynchophylla* (Miq.) Miq. ex Havil.

常用别名｜倒挂刺、金钩藤、鹰爪风。

药材名称｜钩藤、钩藤根。

药用部位｜带钩茎枝和根入药；根夏秋季采收，带钩茎枝秋冬季采收。

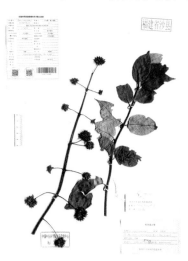

(植物特征) 藤本；嫩枝较纤细，方柱形或略有 4 棱角，无毛。叶对生，纸质，椭圆形或椭圆状长圆形，两面均无毛，干时褐色或红褐色，下面有时有白粉，顶端短尖或骤尖，基部楔形至截形；托叶狭三角形，深 2 裂。头状花序单生于叶腋，总花梗腋生；小苞片线形或线状匙形；花冠裂片卵圆形，外面无毛或略被粉状短柔毛，边缘有时有纤毛。小蒴果被短柔毛，宿存萼裂片近三角形，星状辐射。花期 6—7 月，果期 10—11 月。

(生境分布) 生长于山谷、溪边的疏林下。分布于浙江、福建、广西、江西、湖南、四川、贵州等地。

(性味功效) 味甘，性凉。归肝、心包经。可息风定惊，清热平肝。主治小儿惊风、夜啼，热盛动风，子痫，肝阳眩晕，肝火头胀痛，感冒夹惊，半身不遂，癫病，水肿，跌扑损伤。

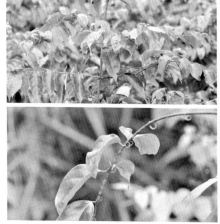

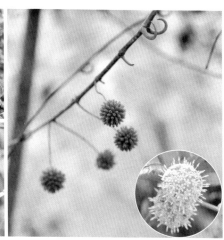

南方菟丝子

旋花科菟丝子属 *Cuscuta australis* R. Br.

常用别名｜无根藤、女萝、金线藤、黄丝藤。

药材名称｜菟丝子、菟丝。

药用部位｜种子和全草入药，秋季采收。

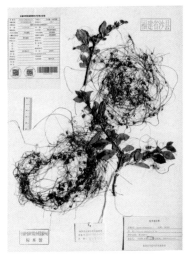

植物特征 一年生寄生草本。茎缠绕，金黄色，纤细，无叶。花序侧生，少花或多花簇生成小伞形或小团伞花序，总花序梗近无；花萼杯状，基部连合，长圆形或近圆形，顶端圆；花冠乳白色或淡黄色，杯状，裂片卵形或长圆形，直立，宿存；雄蕊着生于花冠裂片弯缺处，比花冠裂片稍短；鳞片小，边缘短流苏状。蒴果扁球形，下半部为宿存花冠所包，成熟时不规则开裂，不为周裂。种子卵形，淡褐色。花期7—9月，果期8—10月。

生境分布 生长于路边荒地、灌丛中、山坡向阳处，寄生于豆科、菊科、蒺藜科等植物上。分布于黑龙江、河北、陕西、甘肃、山东、江苏、安徽、浙江、福建、云南等地。

性味功效 味辛、甘，性平。归脾、肝、肾经。可补益肝肾，固精缩尿，安胎，明目，止泻；外用消风祛痰。主治肝肾不足，腰膝酸软，阳痿遗精，肾虚胎漏，胎动不安，目昏耳鸣，淋浊，带下，便溏；外治白癜风。

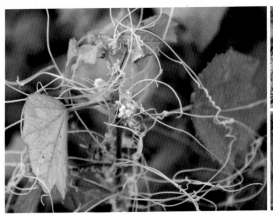
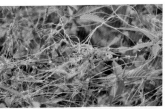
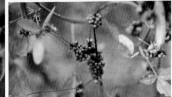

牵牛

旋花科牵牛属 *Pharbitis nil* (L.) Choisy

常用别名 │ 牵牛花、喇叭花、勤娘子、打碗花。

药材名称 │ 牵牛子。

药用部位 │ 种子入药，7—10 月采收果实。

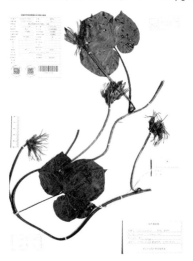

植物特征 一年生攀缘草本。茎缠绕，多分枝。叶互生，心形，3 裂至中部，中间裂片卵圆形，先端短渐尖，两侧裂片斜卵形，全缘，两面均被毛。花 2～3 朵腋生，具总梗；小花梗具 2 细长苞片；花萼 5 深裂，裂片狭披针形，先端长尖，基部被硬毛；花冠漏斗状，紫色或淡红色，上部色较深，下部色浅；雄蕊 5，生于花冠近基部；子房圆形，3 室，柱头头状。蒴果球形，种子黑褐色或白色、浅黄色，无毛。花期 6～9 月，果期 7—10 月。

生境分布 生长于山坡灌丛、干燥河谷路边、山地路边。分布于我国大部分地区。

性味功效 味苦，性寒；有毒。归肺、肾、大肠经。可利水通便，祛痰逐饮，消积杀虫。主治水肿，腹水，脚气，痰壅喘咳，大便秘结，食滞虫积，阴囊肿胀，痈疽肿毒，痔瘘便毒。

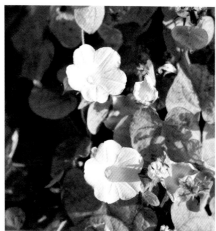

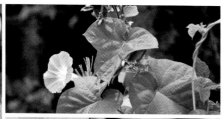

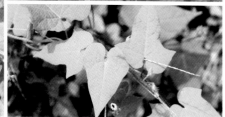

杜虹花

马鞭草科紫珠属 *Callicarpa formosana* Rolfe

常用别名│粗糠仔，老蟹眼、紫珠草。
药材名称│紫珠叶。
药用部位│叶入药，7—8 月采收。

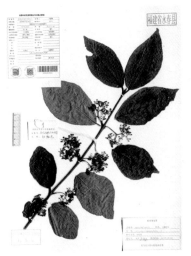

植物特征 灌木，小枝、叶柄和花序均被灰黄色星状毛和分枝毛。叶对生，卵状椭圆形或椭圆形，顶端常渐尖，基部钝或浑圆，边缘有细锯齿，表面被短硬毛，背面被灰黄色星状毛和细小黄色腺点，侧脉 8～12 对，主脉、侧脉和网脉在背面隆起；叶柄粗壮。聚伞花序，通常 4～5 次分歧；苞片细小；花萼杯状，被灰黄色星状毛，萼齿钝三角形；花冠紫色或淡紫色，无毛，裂片钝圆。果实近球形，先为绿色，成熟时逐渐变为紫色。花期 5—7 月，果期 8—11 月。

生境分布 生长于平地、山坡和溪边的林中或灌丛中。分布于长江流域以南地区。

性味功效 味苦、涩，性凉。归肝、肺、胃经。可凉血，收敛止血，散瘀解毒消肿。主治咯血，呕血，衄血，牙龈出血，尿血，便血，崩漏，热毒疮疡，外伤出血，痈疽肿毒，毒蛇咬伤，水火烫伤。

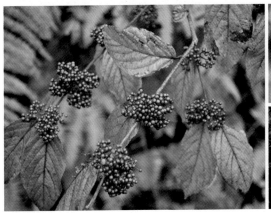

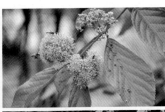

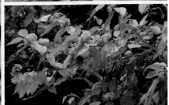

枇杷叶紫珠

马鞭草科紫珠属 *Callicarpa kochiana* Makino

常用别名｜劳来氏紫珠、长叶紫珠、野枇杷。

药材名称｜牛舌癀。

药用部位｜根或茎叶入药，夏秋季采收。

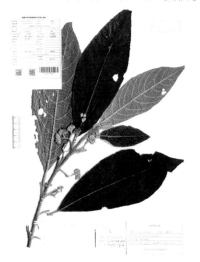

（植物特征）灌木，小枝、叶柄与花序密生黄褐色分枝茸毛。叶对生，长椭圆形或长椭圆状披针形，顶端渐尖或锐尖，基部楔形，边缘有锯齿，表面无毛或疏被毛，通常脉上较密，背面密生黄褐色星状毛和分枝茸毛，两面被不明显的黄色腺点。聚伞花序，3～5次分歧；花近无柄，密集于分枝的顶端；花萼管状，被茸毛，萼齿线形或为锐尖狭长三角形；花冠淡红色或紫红色，裂片密被茸毛。果实圆球形，包藏于宿存的花萼内。花期7—8月，果期9—12月。

（生境分布）生长于山坡或谷地溪旁林中和灌丛中。分布于福建、河南、浙江、江西、湖南等地。

（性味功效）味苦、辛，性平。可祛风除湿，活血止血。主治风湿痹痛，风寒咳嗽，头痛，胃出血，外伤出血。

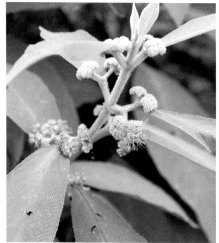

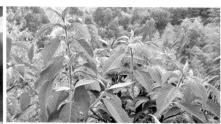

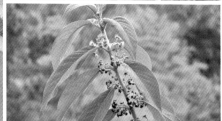

大青

马鞭草科大青属 *Clerodendrum cyrtophyllum* Turcz.

常用别名 │ 路边青、猪屎青、山尾花、土地骨皮。

药材名称 │ 大青叶、大青根。

药用部位 │ 茎叶和根入药，夏秋季采收。

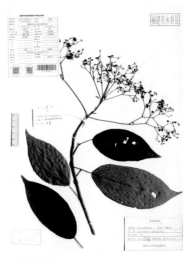

植物特征 灌木或小乔木。幼枝被短柔毛，枝黄褐色。叶对生，纸质，椭圆形至长圆状披针形，顶端渐尖或急尖，基部圆形或宽楔形，全缘，两面无毛或沿脉疏生短柔毛。伞房状聚伞花序顶生或腋生，花萼钟状，花冠白色，外生细毛和腺点，花冠管顶端 5 裂，裂片卵形；雄蕊 4，与花柱同伸出花冠外。果实球形或倒卵形，绿色，成熟时蓝紫色，宿萼红色。花果期 6 月至次年 2 月。

生境分布 生长于平原、丘陵、山地林下或溪谷旁。分布于华东、中南、西南地区。

性味功效 味苦，性寒。归胃、心经。可清热解毒，凉血止血，祛风除湿。主治外感热病，热盛烦渴，咽喉肿痛，口疮，黄疸，热毒痢，急性肠炎，痈疽肿毒，衄血，血淋，外伤出血。

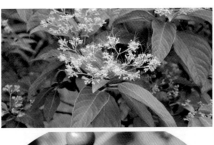

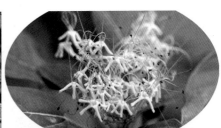

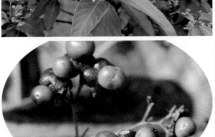

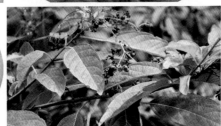

白花灯笼

马鞭草科大青属 *Clerodendrum fortunatum* L.

常用别名 │ 灯笼草、鬼灯笼、苦灯笼。

药材名称 │ 鬼灯笼。

药用部位 │ 根或全株入药，全年采收。

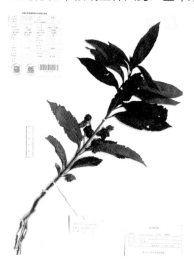

植物特征 灌木。嫩枝密被黄褐色短柔毛，小枝暗棕褐色。叶纸质，长椭圆形或倒卵状披针形，顶端渐尖，基部楔形或宽楔形，全缘或波状，表面被短柔毛，背面沿脉被短柔毛。聚伞花序腋生，1～3次分歧，具花3～9朵；苞片线形，密被棕褐色短柔毛；花萼红紫色，具5棱，基部连合，顶端5深裂，裂片宽卵形；花冠淡红色或白色稍带紫色，花冠管顶端5裂，裂片长圆形。核果近球形，熟时深蓝绿色，藏于宿萼内。花果期6—11月。

生境分布 生长于丘陵、山坡、路边、村旁和旷野。分布于福建、广东、广西、江西南部等地。

性味功效 味微苦，性凉。归心、肺经。可清热止咳，解毒消肿。主治肺痨咳嗽，潮热，咽喉肿痛，跌打损伤，疬肿疔疮。

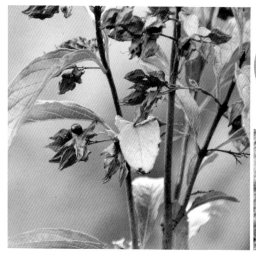

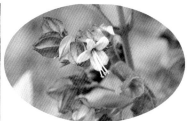

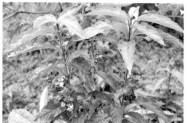

尖齿臭茉莉

马鞭草科大青属 *Clerodendrum lindleyi* Dence ex Planch.

常用别名 | 臭牡丹、臭茉莉、臭珠桐、臭八宝。

药材名称 | 过墙风。

药用部位 | 根与叶入药；夏季采叶，秋季采根。

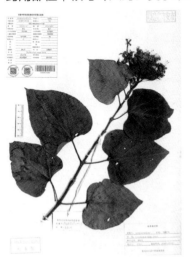

植物特征 灌木，植株有臭味；花序轴、叶柄密被柔毛；小枝近圆形，皮孔显著。叶片纸质，宽卵形或卵形，边缘具粗或细锯齿，表面散生短柔毛，基部脉腋有数个盘状腺体。伞房状聚伞花序顶生，密集；苞片叶状至卵状披针形，小苞片披针形；花萼钟状，被短柔毛及少数盘状腺体，萼齿三角形或狭三角形；花冠淡红色、红色或紫红色，裂片倒卵形；雄蕊及花柱均突出花冠外；花柱短于、等于或稍长于雄蕊；核果近球形，成熟时蓝黑色。花果期5—11月。

生境分布 生长于湿润的林边、山沟及屋旁。分布于华北、西北、西南地区，以及福建、江西、广西等地。

性味功效 味苦，性平。可祛风湿，强筋骨，活血消肿。主治风湿痹痛，脚气水肿，跌打扭伤，血瘀肿痛，痔疮脱肛，慢性骨髓炎。

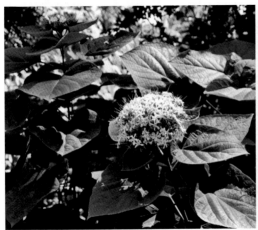

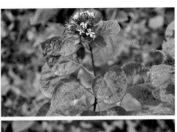

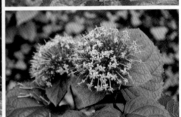

马鞭草

马鞭草科马鞭草属 *Verbena officinalis* L.

常用别名 │ 铁马鞭、风须草、透骨草、蜻蜓草。

药材名称 │ 马鞭草。

药用部位 │ 全草入药，7—10 月开花时采收。

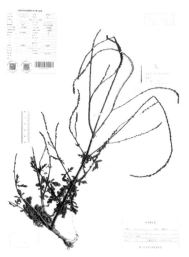

植物特征 多年生草本。茎直立，基部木质化，上部有分枝，四棱形，棱及节上疏生硬毛。叶对生；茎生叶近无柄；质硬而脆，断面有髓或中空。叶片倒卵形或长椭圆形，先端尖，基部楔形，羽状深裂，裂片上疏生粗锯齿，两面均有硬毛。穗状花序顶生或腋生；花小，紫蓝色；花萼管状，先端 5 浅裂，外面及顶端具硬毛；花冠唇形，喉部有白色长毛；雄蕊 4，着生于花冠筒内，不外露。蒴果长方形，成熟时分裂为 4 个小坚果。花期 6—8 月，果期 7—10 月。

生境分布 生长于路边、山坡、溪边或林旁。分布于我国大部分地区。

性味功效 味苦，性凉。归肝、脾经。可活血散瘀，截疟解毒，利水退黄。主治癥瘕积聚，经闭痛经，疟疾，喉痹，痈肿，水肿，热淋，黄疸。

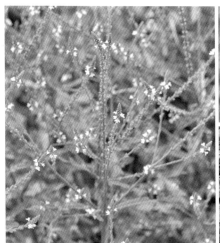

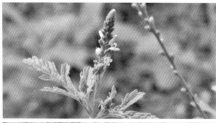

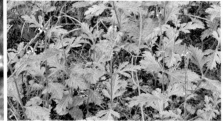

黄荆

马鞭草科牡荆属 *Vitex negundo* L.

常用别名｜埔姜、五指柑、五指风。

药材名称｜黄荆子、黄荆叶、黄荆枝、黄荆根。

药用部位｜果实、叶、枝条和根入药；叶片夏季未开花时采收，根 2 月和 8 月采收。

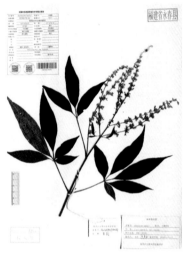

（植物特征）灌木或小乔木。小枝四棱形，密生灰白色绒毛。掌状复叶，小叶 5，少有 3；小叶片长圆状披针形至披针形，顶端渐尖，基部楔形，全缘或每边有少数粗锯齿，表面绿色，背面密生灰白色绒毛。聚伞花序排成圆锥花序式，顶生，花序梗密生灰白色绒毛；花萼钟状，顶端 5 裂；花冠淡紫色，顶端 5 裂，二唇形；雄蕊伸出花冠管外。核果近球形，具宿萼。花期 4—6 月，果期 7—10 月。

（生境分布）生长于山坡路旁或灌丛中。分布于长江流域以南各地。

（性味功效）味辛、苦，性温。归肺、肝经。可解表清热，利湿解毒。主治感冒发热，中暑吐泻，痧气腹痛，肠炎，痢疾，疟疾，湿疹，疮痈疥癣，蛇虫咬伤。

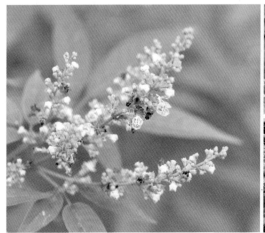

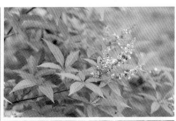

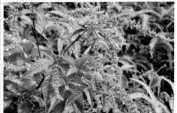

牡荆

马鞭草科牡荆属 *Vitex negundo* L. var. *cannabifolia* (Sieb. et Zucc.) Hand.-Mazz.

常用别名 | 铺香、蚊香草、洋公柴。

药材名称 | 牡荆子、牡荆叶、牡荆茎、牡荆根。

药用部位 | 果实、叶、茎和根入药；果实 8—9 月采收，茎叶夏秋季采收，根秋后采收。

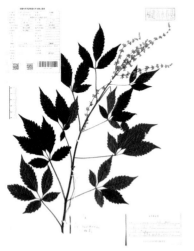

植物特征 落叶灌木或小乔木，多分枝，有香味。小枝四棱形，绿色，被细短毛；老枝圆形，褐色。叶对生，掌状复叶，小叶通常 5 片，少有 3 片，若具 5 片，中间 3 片最大，最外一对小叶长仅中间的 1/4 ～ 1/2；小叶片披针形或椭圆状披针形，顶端渐尖，基部楔形，边缘每侧常有 5 ～ 8 对粗锯齿，表面绿色，背面淡绿色，叶两面仅沿脉上有细短毛。圆锥花序顶生，长 10 ～ 20 厘米；花冠淡紫色。果实近球形，黑褐色。花期 6—7 月，果期 8—11 月。

生境分布 生长于向阳的山坡路边或灌丛中。分布于华东、西南、华南、中南地区。

性味功效 牡荆叶味微苦、辛，性平。归肺经。可祛痰，止咳，平喘。主治咳嗽痰多，伤风感冒，胃痛，腹痛，暑湿泻痢，脚气肿胀，风疹瘙痒。

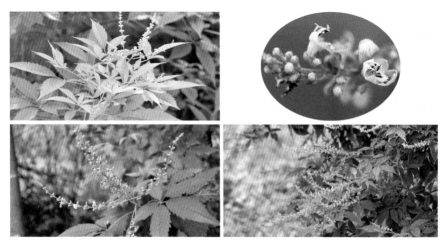

单叶蔓荆

马鞭草科牡荆属　*Vitex rotundifolia* Linnaeus f.

常用别名｜荆条子、京子、白布荆。

药材名称｜蔓荆子。

药用部位｜果实入药，秋季果实成熟时采收。

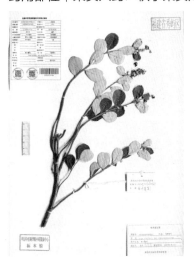

植物特征　灌木。茎匍匐，节处常生不定根；小枝四棱形，密生细柔毛。单叶对生，叶片倒卵形或近圆形，顶端通常钝圆或有短尖头，基部楔形，全缘。圆锥花序顶生，花序梗密被灰白色绒毛；花萼钟形，顶端5浅裂，外面有绒毛；花冠淡紫色或蓝紫色，外面及喉部有毛，花冠管内有较密的长柔毛，顶端5裂，二唇形，下唇中间裂片较大。核果近圆形，成熟时黑色；果萼宿存，外被灰白色绒毛。花期7—8月，果期8—10月。

生境分布　生于沙滩、海边及湖畔。分布于华东、华南地区。

性味功效　味辛、苦，性微寒。归膀胱、肝、胃经。可疏散风热，清利头目。主治风热感冒头痛，齿龈肿痛，目赤多泪，目暗不明，头晕目眩。

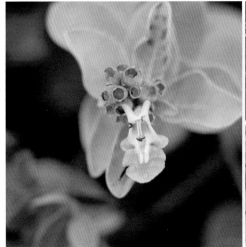

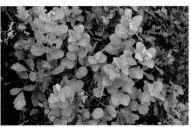

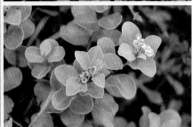

金疮小草

唇形科筋骨草属 *Ajuga decumbens* Thunb.

常用别名 | 筋骨草、散血草、破血丹。
药材名称 | 筋骨草。
药用部位 | 全草入药，5—8月采收。

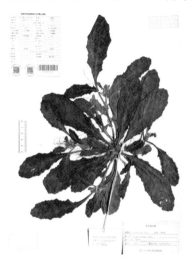

植物特征 多年生草本；根茎横生，较短。茎直立，四棱形，基部略木质化。叶对生；有柄；下部叶篦状或鳞片状，小形；中部叶卵形至广卵形，基部广楔形，柄较长，有翅，叶缘有粗锯齿。顶生密集的穗状花序，穗间有叶状苞片；花冠紫色，具蓝色条纹，唇形，花冠下唇大于上唇，上唇极不明显。小坚果长圆状或卵状三棱形，背部具网状皱纹，腹部中间隆起，果脐大，几占整个腹面。花期4—8月，果期7—9月。

生境分布 生长于山谷溪旁阴湿的草地上、林下湿润处及路旁草丛中。分布于我国大部分地区。

性味功效 味苦，性寒。可清热解毒，凉血消肿。主治咽喉肿痛，肺热咯血，跌打肿痛。

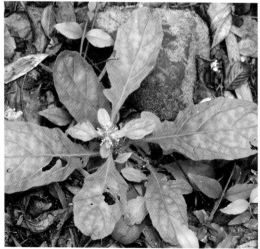

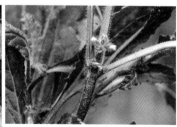

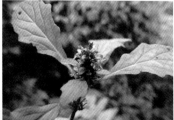

紫背金盘

唇形科筋骨草属 *Ajuga nipponensis* Makino

常用别名 | 破血丹、筋骨草、散瘀草、散血丹。

药材名称 | 筋骨草。

药用部位 | 全草入药，3—4月或9—10月采收。

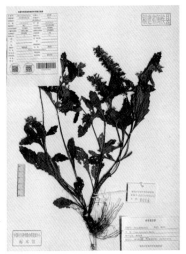

植物特征 一年生或二年生草本，平卧或上升，具匍匐茎，茎被白色长柔毛或绵状长柔毛，幼嫩部分尤多，绿色，老茎有时呈紫绿色。基生叶较多，较茎生叶长而大，茎生叶对生，叶柄具狭翅，呈紫绿色或浅绿色；叶片薄纸质，匙形或倒卵状披针形。轮伞花序多花，花萼漏斗状，萼齿5，花冠白色、淡蓝色或淡红紫色，稀白色，筒状，挺直，基部略膨大，花盘环状，裂片不明显。小坚果倒卵状三棱形，背部具网状皱纹，腹部有果脐。花期3—7月，果期5—11月。

生境分布 生长于溪边、路旁及湿润的草坡上。分布于长江流域以南各地。

性味功效 味苦，性寒。归肺经。可清热解毒，凉血消肿。主治咽喉肿痛，肺热咯血，肺痈，目赤肿痛，痢疾，痈肿疔疮，毒蛇咬伤，跌打损伤。

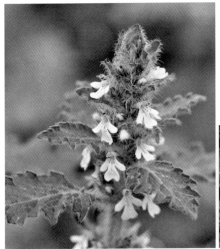
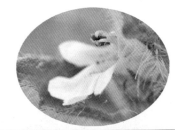
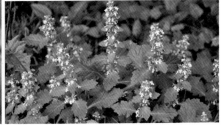

风轮菜

唇形科风轮菜属 *Clinopodium chinense* (Benth.) O. Ktze.

常用别名 | 九层塔、山薄荷、苦刀草。

药材名称 | 断血流。

药用部位 | 全草入药，5—9月采收。

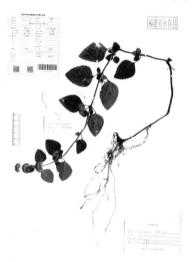

植物特征 多年生草本。茎基部匍匐生根，上部上升，多分枝，四棱形，具细条纹，密被短柔毛及腺微柔毛。叶对生，卵圆形，先端急尖或钝，基部阔楔形，边缘具齿，上面榄绿色，下面灰白色。轮伞花序多花密集，半球状；苞片针状，花萼狭管状，常染紫红色，上唇3齿，下唇2齿；花冠紫红色，外面被微柔毛，内面在下唇下方喉部具二列茸毛。雄蕊4，前对稍长；花柱微露出，2浅裂，裂片扁平。小坚果倒卵形，黄褐色。花期5—8月，果期8—10月。

生境分布 生长于山坡、草丛、路边、灌丛、林下。分布于浙江、江苏、安徽、江西、福建等地。

性味功效 味微苦、涩，性凉。归肝经，可收敛止血。主治崩漏，尿血，鼻衄，牙龈出血，外伤出血。

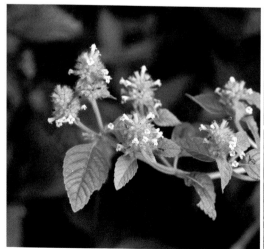

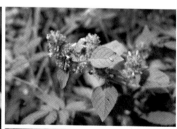

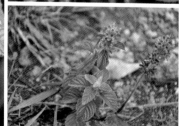

中华锥花

唇形科锥花属 *Gomphostemma chinense Oliv.*

常用别名｜棒丝花、山继香、白腊锁。

药材名称｜老虎耳。

药用部位｜全草入药，全年采收。

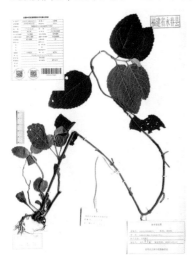

植物特征 多年生草本。茎直立，上部四棱形，下部近木质，密被星状绒毛。叶对生；叶片椭圆形或卵状椭圆形，先端钝，基部钝至圆形，边缘具不等大的粗齿或几全缘。聚伞花序具 4 至多花，生于茎的基部，苞片形或披针形；小苞片线形，花萼狭钟形，萼齿披针形，先端长渐尖；花冠白色，外面疏被微柔毛，上唇先端微凹，下唇 3 裂，中裂片近倒卵形，边缘为不规则波状，侧裂片卵圆形，边缘微波状。小坚果褐色。花期 7—8 月，果期 8—12 月。

生境分布 生于山谷湿地密林下。分布于福建、江西、广东、广西等地。

性味功效 味苦，性凉。可益气血，祛风湿，通经络，消肿毒。主治气亏血虚，风湿痹痛，拘挛麻木，刀伤出血，口疮。

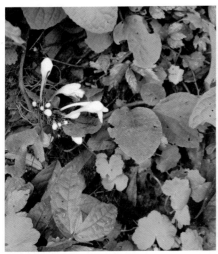

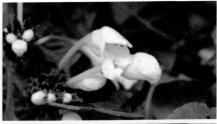

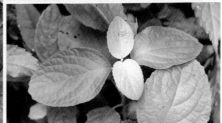

益母草

唇形科益母草属 *Leonurus japonicus* Houtt.

常用别名 | 鸭母草、臭艾、益母艾。

药材名称 | 益母草、茺蔚子、益母草花。

药用部位 | 全草、种子、花入药，夏季采收。

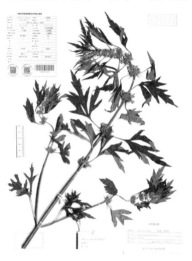

植物特征 一年生或二年生草本。茎直立，钝四棱形，有倒向糙伏毛，多分枝，或仅于茎中部以上有能育小枝条。叶对生，茎下部叶轮廓为卵形，基部宽楔形，掌状3裂；茎中部叶轮廓为菱形，通常分裂成3个或多个长圆状线形裂片。轮伞花序腋生，具8～15花，轮廓为圆球形，多数远离而组成长穗状花序；花萼管状钟形；小苞片刺状；花冠粉红至淡紫红色。小坚果长圆状三棱形，淡褐色，光滑。花期6—9月，果期9—10月。

生境分布 生长于山野荒地、田埂、草地、溪边等处。分布于我国大部分地区。

性味功效 味辛、苦，性微寒。归肝、膀胱、心包经。可活血调经，利尿消肿，清热解毒。主治月经不调，痛经经闭，胎漏难产，胞衣不下，产后血晕，瘀血腹痛，跌打损伤，小便不利，水肿，痈肿疮疡。

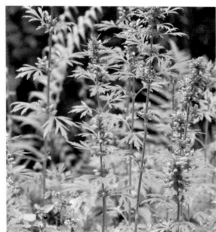

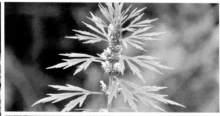

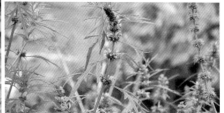

石香薷

唇形科石荠苧属 *Mosla chinensis* Maxim.

常用别名｜香薷、土荆芥、小香薷。

药材名称｜香薷。

药用部位｜带根全草或地上部分入药，夏秋季采收。

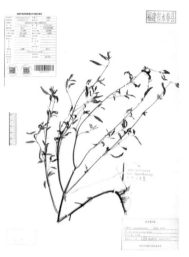

植物特征 直立草本。茎纤细，自基部多分枝，被白色疏柔毛。叶线状长圆形至线状披针形，先端渐尖或急尖，基部渐狭或楔形，边缘具疏而不明显的浅锯齿，上面榄绿色，下面较淡。总状花序头状；苞片覆瓦状排列，两面被疏柔毛，下面具凹陷腺点，边缘具睫毛。花萼钟形，萼齿5，钻形。花冠紫红色、淡红色至白色。坚果球形，灰褐色，具深雕纹。花期6—9月，果期7—11月。

生境分布 生长于草坡或林下。分布于福建、江苏、湖南、贵州、台湾等地。

性味功效 味辛，性微温。归肺、胃经。可发汗解表，和中化湿。主治暑湿感冒，恶寒发热，头痛无汗，脘腹疼痛，呕吐腹泻，小便不利，水肿。

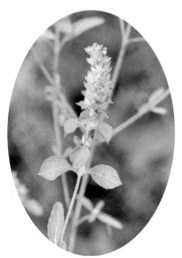

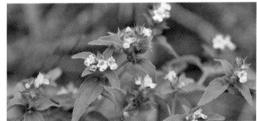

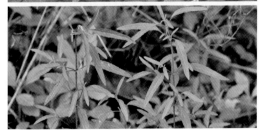

石荠苎

唇形科石荠苎属 *Mosla scabra* (Thunb.) C. Y. Wu et H. W. Li

常用别名｜月斑草、石荠宁、白鹤草、不脸草。
药材名称｜石荠苎。
药用部位｜全草入药，夏秋季采收。

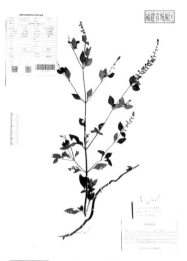

植物特征 一年生草本。茎多分枝，四棱形。叶卵形或卵状披针形，先端急尖或钝，基部圆形或宽楔形，边缘近基部全缘，自基部以上为锯齿状，纸质，上面榄绿色，下面灰白。花序总状；苞片卵形，先端尾状渐尖；花萼钟形，外面被疏柔毛，二唇形。花冠粉红色，外面被微柔毛，内面基部具毛环。小坚果黄褐色，球形，具深雕纹。花期5—11月，果期9—11月。

生境分布 生长于山坡、路旁或灌丛下。分布于福建、四川、贵州、云南、江西、广东等地。

性味功效 味辛、苦，性凉。可疏风解表，清暑除湿，解毒止痒。主治感冒头痛，咳嗽，中暑，风疹，肠炎，痢疾，痔血，血崩，热痱，湿疹，脚癣，蛇虫咬伤。

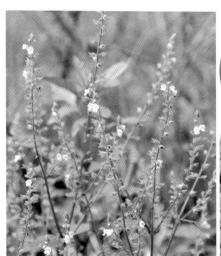

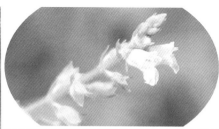

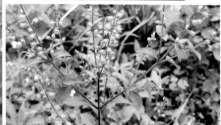

紫苏

唇形科紫苏属 *Perilla frutescens* (L.) Britt.

常用别名｜赤苏、红（紫）苏、香荽。

药材名称｜紫苏叶、紫苏梗、紫苏子。

药用部位｜叶或带叶小软枝、茎和果实入药；带枝嫩叶9月采收，果实秋季采收。

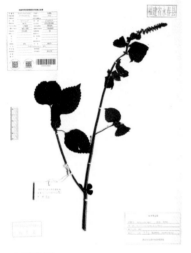

植物特征 一年生直立草本。茎钝四棱形，密被长柔毛。叶对生，阔卵形或圆形，先端短尖或突尖，基部圆形或阔楔形，边缘在基部以上有粗锯齿。轮伞花序2花，组成密被长柔毛、偏向一侧的顶生及腋生总状花序；苞片外被红褐色腺点，无毛，边缘膜质；花梗密被柔毛。花萼钟形，直伸，下部被长柔毛，夹有黄色腺点，内面喉部有疏柔毛环。花冠白色至紫红色。小坚果近球形，灰褐色，具网纹。花期8—11月，果期8—12月。

生境分布 生长于山地路旁、村边荒地。分布于湖北、河南、江西、福建、四川等地。

性味功效 味辛，性温。归肺、脾经。可散寒解表，理气宽中，润肠通便。主治风寒感冒，胸腹胀满，脾胃气滞，脘腹痞满，咳嗽气喘，肠燥便秘。

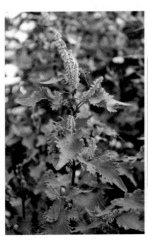
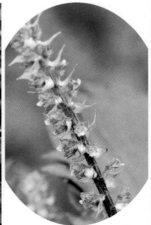
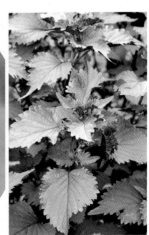

华鼠尾草

唇形科鼠尾草属 *Salvia chinensis* Benth.

常用别名 | 石见穿、半支莲、野沙参、月下红。

药材名称 | 紫参。

药用部位 | 全草入药，秋季开花时采收。

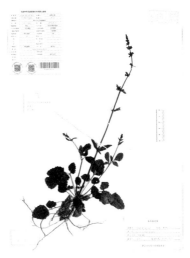

植物特征 一年生草本；根略肥厚，多分枝，紫褐色。茎方形，单一或分枝，钝四棱形，具槽，表面紫棕色或绿色，被倒向柔毛。叶对生，全为单叶或茎下部为三出复叶，卵形或卵状椭圆形，先端钝或锐尖，基部心形或圆形，边缘有圆齿或钝锯齿。轮伞花序 6 花，集成假总状或圆锥花序；苞片披针形，先端渐尖，基部宽楔形或近圆形；花萼钟状，紫色；花冠蓝紫色或紫色，外被长柔毛。小坚果椭圆状卵形，褐色，光滑。花期 7—8 月，果期 9—10 月。

生境分布 生长于山坡、路旁、林缘及草丛中。分布于福建、江苏、浙江、安徽等地。

性味功效 味苦、辛，性平。归肝、脾经。可清热解毒，活血理气止痛。主治急慢性肝炎，脘胁胀痛，湿热带下，乳腺炎，疔肿。

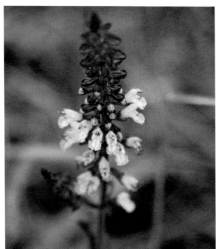

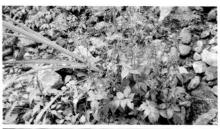

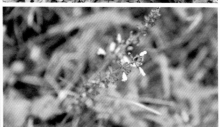

鼠尾草

唇形科鼠尾草属 *Salvia japonica* Thunb.

常用别名 | 消炎草、秋丹参、水青。

药材名称 | 鼠尾草。

药用部位 | 全草入药，夏季采收。

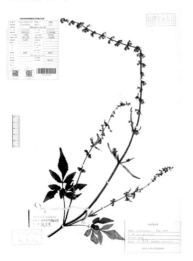

植物特征 一年生草本，须根密集。茎直立，四棱形。茎下部叶为二回羽状复叶，茎上部为一回羽状复叶；顶生小叶披针形或菱形，侧生小叶卵圆状披针形，近无柄。轮伞花序，每轮2～6花，组成总状花序或总状圆锥花序；苞片及小苞片披针形；花梗短，被柔毛；花萼筒形，二唇形；花冠淡红紫色至淡白色，冠檐二唇形，上唇椭圆形，下唇3裂，中裂片较大倒心形，边缘有圆齿。小坚果椭圆形，褐色，光滑。花期6—9月。

生境分布 生长于山坡、路旁、荫蔽草丛、水边及林荫下。分布于我国南方大部分地区。

性味功效 味苦、辛，性平。可清热利湿，活血调经，解毒消肿。主治黄疸，赤白下痢，湿热带下，月经不调，痛经，跌打损伤。

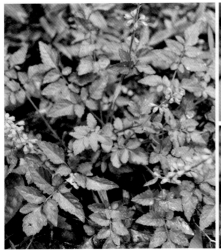

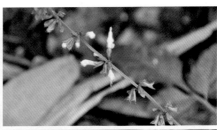

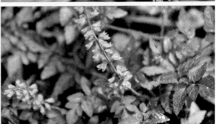

半枝莲

唇形科黄芩属 *Scutellaria barbata* D. Don

常用别名 | 狭叶韩信草、耳挖草、向天盏。
药材名称 | 半枝莲。
药用部位 | 全草入药，夏秋季采收。

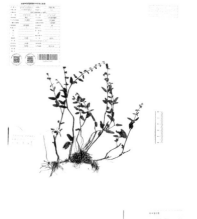

植物特征 多年生草本。茎直立，四棱形。叶对生，具短柄或近无柄，腹凹背凸，疏被小毛；叶片三角状卵圆形或卵圆状披针形，先端急尖，基部宽楔形或近截形，边缘生有疏而钝的浅牙齿，上面橄榄绿色，下面淡绿有时带紫色，两面沿脉上疏被紧贴的小毛或几无毛。花单生于茎或分枝上部叶腋内；花萼外面沿脉被微柔毛，边缘具短缘毛；花冠紫蓝色，外被短柔毛，内在喉部疏被疏柔毛。小坚果褐色，扁球形，具小疣状突起。花果期4—7月。

生境分布 生长于水田边、溪边或湿润草地上。分布于江苏、江西、福建、广东、广西等地。

性味功效 味辛、苦，性寒。归肺、肝、肾经。可清热解毒，化瘀利尿。主治热毒痈肿，咽喉疼痛，肺痈，肠痈，瘰疬，毒蛇咬伤，跌打损伤，吐血，衄血，血淋，水肿，腹水，黄疸，癌症。

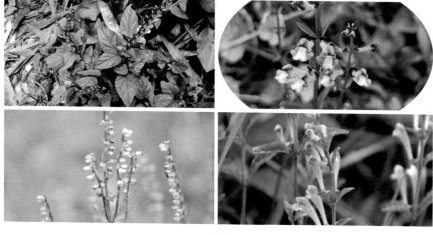

韩信草

唇形科黄芩属 *Scutellaria indica* L.

常用别名｜大力草、耳挖草、虎咬癀、向天盏、调羹草。

药材名称｜韩信草。

药用部位｜全草入药，夏秋季采收。

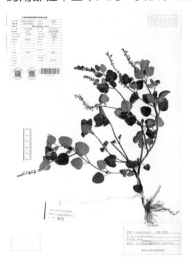

植物特征 多年生草本。茎四棱形，常带暗紫色，被微柔毛。叶对生，心状卵圆形，先端钝或圆，基部圆形至心形，边缘密生圆锯齿，两面被微柔毛或糙伏毛。花对生，在茎或分枝顶上排列成总状花序；花萼钟状，二唇形，后裂片背部的圆形盾片结果时增大；花冠蓝紫色，檐部2唇形，上唇盔状，下唇中裂片圆状卵圆形；雄蕊4枚。成熟小坚果栗色或暗褐色，卵形，具瘤，腹面近基部具一果脐。花期4—5月，果期6—9月。

生境分布 生长于山地或丘陵地、疏林下、路旁空地及草地上。分布于华东、华南、西南地区。

性味功效 味辛、苦，性寒。归心、肝、肺经。可清热解毒，活血止痛，止血消肿。主治痈肿疔毒，瘰疬，毒蛇咬伤，肺热咳喘，牙痛，筋骨疼痛，吐血咯血，跌打损伤，创伤出血，皮肤瘙痒。

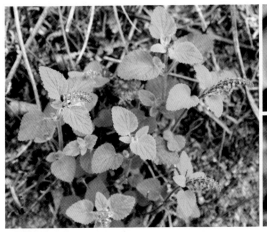

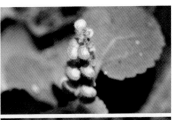

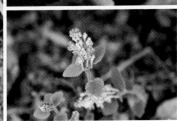

血见愁

唇形科香科科属 *Teucrium viscidum* Bl.

常用别名｜山藿香、布地锦、野薄荷。

药材名称｜山藿香。

药用部位｜全草入药，6—8月采收。

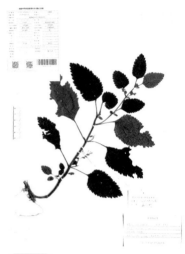

（植物特征）多年生草本，具匍匐茎。茎四棱，下部卧地生根，上部直立，有分枝，上部具夹生腺毛的短柔毛。单叶对生；叶片卵圆形至卵圆状长圆形，先端短渐尖，基部楔形，下延，边缘为带重齿的圆齿，两面近无毛。假穗状花序生于茎及短枝上部，由密集具2花的轮伞花序组成；苞片披针形；花萼钟形，外面密被腺长柔毛，内面在齿下被稀疏微柔毛，齿缘具缘毛，萼齿5。花冠白色、淡红色或淡紫色。小坚果扁球形，黄棕色。花期6—8月，果期8—10月。

（生境分布）生长于山地林下润湿处。分布于广西、广东、云南、福建等地。

（性味功效）味辛、苦，性凉。归肺、大肠经。可凉血止血，解毒消肿。主治咳血，吐血，衄血，肺痈，跌打损伤，痈疽肿毒，疔疮肿痛，漆疮，脚癣，狂犬咬伤，毒蛇咬伤。

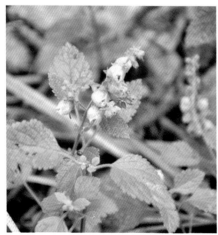

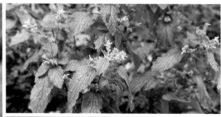

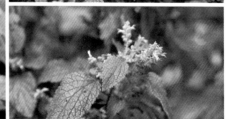

颠茄

茄科颠茄属 *Atropa belladonna* L.

常用别名 | 颠茄草。

药材名称 | 颠茄草。

药用部位 | 以叶、幼枝及根入药，6—9 月采收。

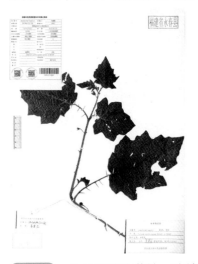

植物特征 多年生草本。茎下部单一，上部叉状分枝。叶互生或在枝上部大小不等2 叶双生，叶柄幼时生腺毛；叶片卵形、卵状椭圆形或椭圆形，顶端渐尖或急尖，基部楔形并下延到叶柄，上面暗绿色或绿色，下面淡绿色，两面沿叶脉有柔毛。花俯垂，裂片三角形，顶端渐尖，生腺毛，花后稍增大，果时成星芒状向外开展；花冠筒状钟形，下部黄绿色，上部淡紫色。浆果球状，成熟后紫黑色，光滑，汁液紫色。种子扁肾脏形，褐色。花果期 6—9月。

生境分布 生长于路边荒地、疏林或灌丛中。分布于我国南方地区。

性味功效 味辛，性温。可解痉止痛，抑制分泌。主治胃及十二指肠溃疡，胃肠道、肾、胆绞痛，呕恶，盗汗，流涎。

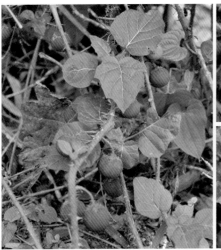

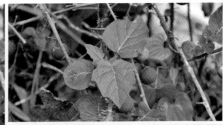

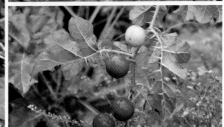

红丝线

茄科红丝线属 *Lycianthes biflora* (Lour.) Bitter

常用别名 | 十萼茄、衫钮子、野花毛辣角、野苦菜。

药材名称 | 枪刀药。

药用部位 | 全株入药，秋后采收。

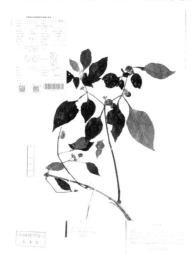

植物特征 灌木或亚灌木。小枝、叶下面、叶柄、花梗及萼的外面密被淡黄色的单毛。大叶片椭圆状卵形，偏斜，先端渐尖，基部楔形渐窄至叶柄而成窄翅；小叶片宽卵形，先端短渐尖；两种叶均膜质，全缘，上面绿色，下面灰绿色。花序着生于叶腋内；萼杯状，萼齿 10，钻状线形；花冠白色，顶端深 5 裂，裂片披针形。浆果球形，成熟果红色。种子多数，淡黄色，近卵形至近三角形，水平扁压，外面具凸起的网纹。花期 5—8 月，果期 7—11 月。

生境分布 生长于荒野阴湿地、林下、路旁、水边及山谷中。分布于福建、广东、贵州、云南等地。

性味功效 味苦，性凉。可清热解毒，祛痰止咳。主治咳嗽，哮喘，痢疾，热淋，狂犬咬伤，疔疮红肿，外伤出血。

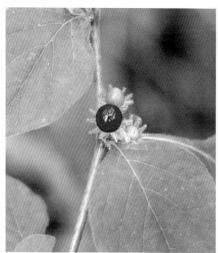

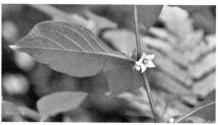

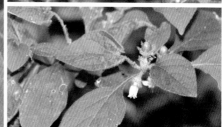

苦蘵

茄科酸浆属 *Physalis angulata* L.

常用别名｜灯笼泡、灯笼草。

药材名称｜苦蘵果实、苦蘵根、苦蘵。

药用部位｜果实、根和全草入药；果实秋季成熟时采收，根和全草夏季采收。

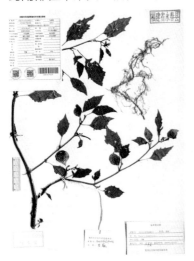

植物特征　一年生草本。茎斜卧或直立，多分枝，有毛或近无毛。叶互生，卵圆形或长圆形，先端短尖，基部斜圆形，全缘或具不规则的浅锯齿。花单生于叶腋；花梗萼钟状，上端5裂，裂片披针形或近三角形，端尖；花冠钟状，淡黄色；雄蕊5，花药矩圆形，纵裂；子房二室，花柱线形，柱头具不明显的两裂片。浆果球形，光滑无毛，黄绿色；宿萼在结果时增大，膨大如灯笼，具5棱角，绿色，有细毛。花期7—9月，果期8—10月。

生境分布　生长于山谷林下及村边路旁。分布于华东、华中、华南、西南地区。

性味功效　味苦、酸，性寒。可清热解毒，利尿消肿。主治感冒，肺热咳嗽，咽喉肿痛，牙龈肿痛，湿热黄疸，痢疾，水肿，热淋，天疱疮，疔疮。

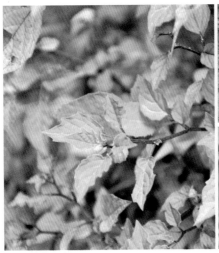

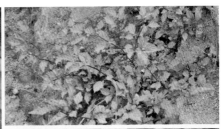

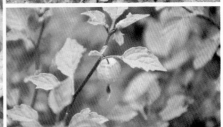

少花龙葵

茄科茄属 *Solanum americanum* Miller

常用别名｜白花菜、五地茄、七粒扣。
药材名称｜古钮菜。
药用部位｜全草入药，春夏秋季采收。

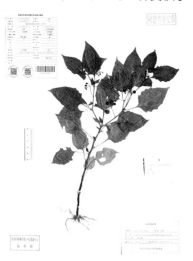

植物特征 纤弱草本，茎无毛或近于无毛。叶卵形至卵状长圆形，先端渐尖，基部楔形下延至叶柄而成翅，叶缘波状或有不规则的粗齿，两面均具疏柔毛，有时下面近于无毛；叶柄纤细，具疏柔毛。花序近伞形，腋外生，纤细，具微柔毛，着生1～6朵花，花小；萼绿色，5裂达中部，裂片卵形，先端钝，具缘毛；花冠白色，筒部隐于萼内，冠檐5裂，裂片卵状披针形。浆果球状，幼时绿色，成熟后黑色；种子近卵形，两侧扁压。全年均可开花结果。

生境分布 生长于溪边、密林阴湿处或林边荒地。分布于我国南方大部分地区。

性味功效 味微苦，性寒。可清热解毒，利湿消肿。主治高血压，痢疾，热淋，咽喉肿痛，疔疮疖肿。

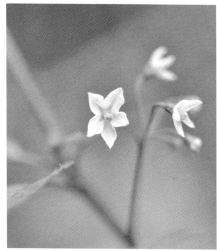
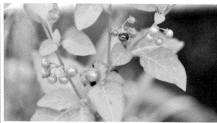
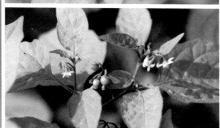

泥花草

玄参科母草属 *Lindernia antipoda* (L.) Alston

常用别名｜田素香、羊角草、定经草。

药材名称｜水虾子草。

药用部位｜全草入药，秋季采收。

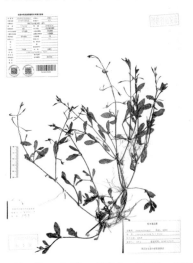

植物特征 一年生草本。茎多分枝，枝基部匍匐。叶片矩圆形、矩圆状披针形或矩圆状倒披针形，顶端急尖或圆钝，基部下延有宽短叶柄，而近于抱茎，边缘有少数不明显的锯齿至有明显的锐锯齿或近于全缘，两面无毛。花多在茎枝之顶成总状着生；苞片钻形；萼仅基部联合，齿5，条状披针形；花冠紫色、紫白色或白色，上唇2裂，下唇3裂。蒴果圆柱形，顶端渐尖；种子为不规则三棱状卵形，褐色，有网状孔纹。花、果期春季至秋季。

生境分布 生长于路旁、田埂湿地。分布于江苏、安徽、浙江、江西、福建等地。

性味功效 味甘、微苦，性寒。归心、膀胱经。可清热解毒，利尿通淋，活血消肿。主治肺热咳嗽，咽喉肿痛，泄泻，热淋，目赤肿痛，痈疽疔毒，跌打损伤，毒蛇咬伤。

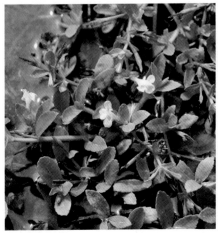

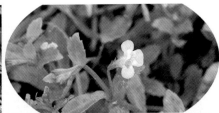

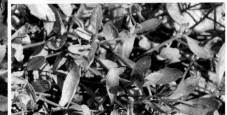

野甘草

玄参科野甘草属 *Scoparia dulcis* L.

常用别名｜四时茶、冰糖草、珠子草、节节珠、米碎草。
药材名称｜野甘草。
药用部位｜全株入药，全年采收。

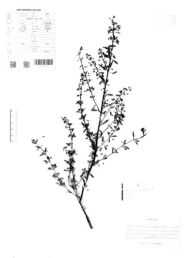

植物特征 直立草本或半灌木状。茎多分枝，枝有棱角及狭翅，无毛。叶对生或轮生，菱状卵形至菱状披针形，枝上部叶较小，顶端钝，基部长渐狭，全缘而成短柄，前半部有齿，齿有时颇深，多少缺刻状而重出，有时近全缘，两面无毛。花单朵或更多成对生于叶腋；花梗细，无毛；无小苞片，萼分生，齿4，卵状矩圆形，顶端有钝头，具睫毛，花冠小，白色。蒴果卵圆形至球形，室间室背均开裂，中轴胎座宿存。春至秋季开花结果。

生境分布 生长于荒地及村边。分布于福建、广东、广西、台湾等地。

性味功效 味甘，性凉。可清热解毒，利尿消肿。主治肺热咳嗽，暑热泄泻，脚气浮肿，小儿麻疹，湿疹，热痱，喉炎，丹毒。

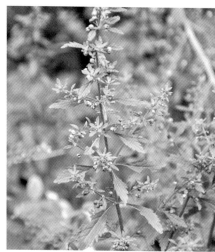
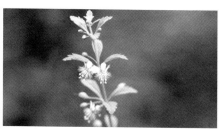
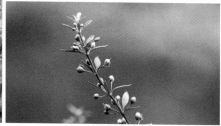

阴行草

玄参科阴行草属 *Siphonostegia chinensis* Benth.

常用别名 北刘寄奴、土茵陈、铃茵陈、金钟茵陈。
药材名称 北刘寄奴。
药用部位 全草入药，秋季采收。

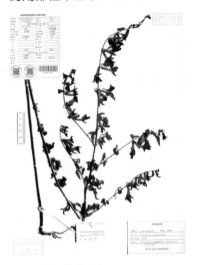

（**植物特征**） 一年生草本，直立，干时变为黑色，密被锈色短毛。茎多单条，上部多分枝；枝对生，稍具棱角，密被无腺短毛。叶对生，叶片基部下延，扁平；叶片厚纸质，广卵形，两面皆密被短毛。花对生于茎枝上部，或有时假对生，构成总状花序；苞片叶状，羽状深裂或全裂，密被短毛；花冠黄色，外面密被长纤毛。果被包于宿存的萼内，披针状长圆形，黑褐色，有 10 条纵沟；种子多数，黑色，长卵圆形。花期 6—8 月。

（**生境分布**） 生长于山坡与草地中。分布于我国大部分地区。

（**性味功效**） 味苦，性寒。归脾、胃、肝、胆经。可清热利湿，活血祛瘀，通络止痛，凉血止血。主治湿热黄疸，肠炎痢疾，小便淋浊，尿血，便血，外伤出血，痛经，瘀血经闭，月经不调，产后瘀痛，癥瘕积聚，水肿腹胀，白带过多，跌打损伤，关节炎。

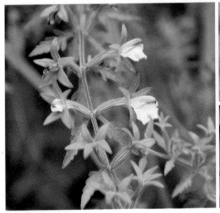

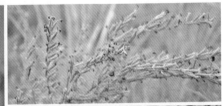

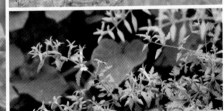

腹水草

玄参科腹水草属 *Veronicastrum stenostachyum* (Hemsl.) Yamazaki

常用别名 | 仙桥草、两头爬、双头镇、钓鱼竿。

药材名称 | 腹水草。

药用部位 | 全草入药，夏秋季采收。

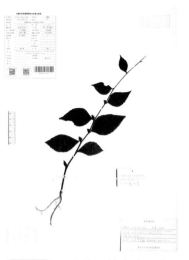

植物特征 多年生蔓性草本。茎多分枝，有细纵棱，常无毛，多少被黄色卷毛，上部倾卧，顶端着地处可生根。单叶互生，长卵形至卵状披针形，膜质至纸质，先端渐尖或短尖，基部楔形或圆形，边缘有锯齿，无毛或在叶脉有疏短毛，具短柄。穗状花序腋生，圆柱状长卵形，花密集；花冠紫红色；苞片及花萼裂片钻形，具睫毛或否。蒴果卵形；种子小，具网纹。花期6—9月，果期10月。

生境分布 生长于山谷阴湿处。分布于浙江、江苏、安徽、江西、福建等地。

性味功效 味苦，性微寒。归肝、脾、肾经。可清热解毒，行水，散瘀。主治肝硬化腹水，肾炎水肿，跌打损伤，疮肿疔毒，烫伤，毒蛇咬伤。

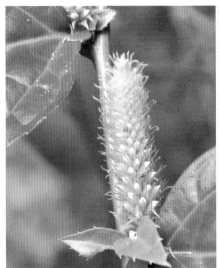

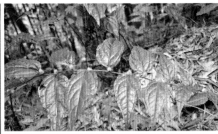

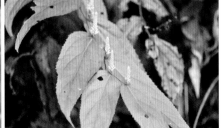

穿心莲

爵床科穿心莲属 *Andrographis paniculata* (Burm. f.) Nees

常用别名｜一见喜、苦草、榄核莲。

药材名称｜穿心莲。

药用部位｜全草入药，夏季采收。

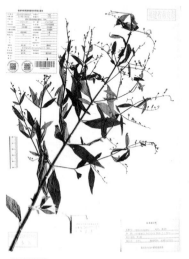

植物特征 一年生草本。茎直立，4棱，下部多分枝，具纵条纹，节稍膨大。叶对生，卵状矩圆形至矩圆状披针形，顶端略钝，上面绿色，下面灰色，两面无毛。花序轴上叶较小，总状花序顶生和腋生，集成大型圆锥花序；苞片和小苞片微小；花萼裂片三角状披针形，有腺毛和微毛；花冠白色而小，下唇带紫色斑纹，外有腺毛和短柔毛，2唇形，花冠筒与唇瓣等长。蒴果扁，中有一沟，疏生腺毛；种子12粒，四方形，有皱纹。花期9—10月，果期10—11月。

生境分布 生长于温暖潮湿地带。分布于长江流域以南地区。

性味功效 味苦，性寒。归心、肺、大肠、膀胱经。可清热解毒，凉血，消肿。主治感冒发热，咽喉肿痛，口舌生疮，顿咳劳嗽，泄泻痢疾，热淋涩痛，痈肿疮疡，毒蛇咬伤。

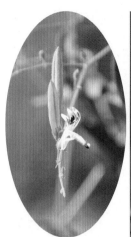
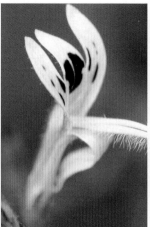
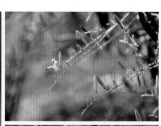
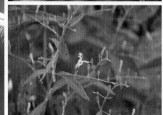

板蓝

爵床科板蓝属 *Baphicacanthus cusia* (Nees) Bremek.

常用别名｜马蓝、大叶青、蓝靛。

药材名称｜板蓝、南板南根、青黛。

药用部位｜茎叶、根及根茎入药；茎叶夏秋季采收，根初冬采收。

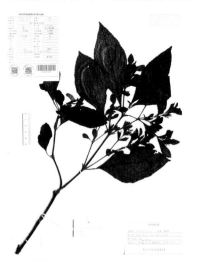

植物特征　亚灌木状草本，多年生一次性结实，茎直立或基部外倾，多分枝，有钝棱，节膨大；稍木质化，通常成对分枝，幼嫩部分和花序均被锈色、鳞片状毛。叶柔软，纸质，对生，长圆形或卵状椭圆形，顶端短渐尖，基部楔形，边缘有稍粗的锯齿，两面无毛，干时黑色。穗状花序直立，花常数朵集生于小枝顶端；苞片叶状，花萼5裂；花冠管状，淡紫色，先端5浅裂。蒴果长圆形；种子卵形。花期11月。

生境分布　生长于山谷沟沿阴湿地。分布于江苏、浙江、福建、湖北、广东等地。

性味功效　青黛味咸，性寒。归肝经。可清热解毒，凉血消斑，泻火定惊。主治温毒发斑，血热吐衄，胸痛咳血，口疮，痄腮，喉痹，小儿惊痫。

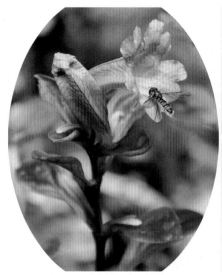

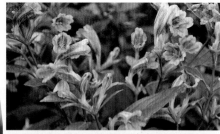

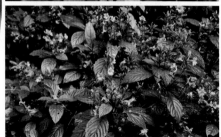

狗肝菜

爵床科狗肝菜属 *Dicliptera chinensis* (L.)Juss.

常用别名 | 华九头狮子草、六角英、乌疔草。

药材名称 | 狗肝菜。

药用部位 | 全草入药，夏秋季采收。

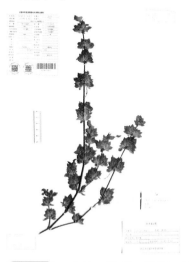

植物特征　草本。茎外倾或上升，节常膨大膝曲状。叶对生，卵状椭圆形，顶端短渐尖，基部阔楔形或稍下延，纸质，绿深色，两面近无毛或背面脉上被疏柔毛。花序腋生或顶生，由 3 ～ 4 个聚伞花序组成，每个聚伞花序有 1 至少数花，总花梗下面有 2 枚总苞状苞片，阔倒卵形或近圆形；花萼裂片 5，钻形；花冠淡紫红色，2 唇形。蒴果被柔毛，开裂时由蒴底弹起，具种子4 粒。花期 10—11 月，果期翌年 2—3 月。

生境分布　生长于村边园中、草丛中，半阴生。分布于广西、广东、福建、安徽等地。

性味功效　味甘、微苦，性寒。可清热，凉血，利湿，解毒。主治热病斑疹，便血，溺血，小便不利，肿毒疔疮。

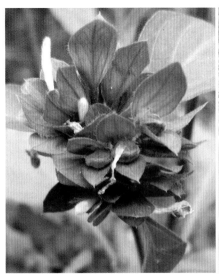

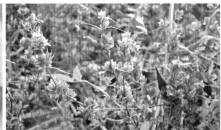

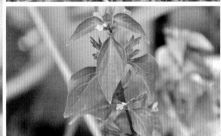

爵床

爵床科爵床属 *Rostellularia procumbens* (L.) Nees

常用别名｜麦穗癀、六角仙、小号夏枯草。

药材名称｜爵床。

药用部位｜全草入药，夏秋季采收。

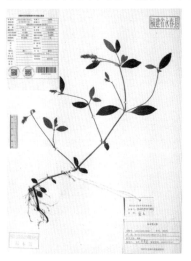

植物特征　一年生草本，茎基部匍匐，方形，通常有短硬毛。叶对生，叶片椭圆形至椭圆状长圆形，先端锐尖或钝，基部宽楔形或近圆形，两面常被短硬毛；叶柄短。穗状花序顶生或腋生；苞片1，小苞片2，均披针形，有缘毛；花萼裂片4，线形，有膜质边缘和缘毛；花冠淡红色或带紫红色，2唇形，下唇3浅裂，蒴果线形，淡棕色，先端短尖，基部渐狭，全体扁压状。种子卵圆形而微扁，黑褐色，表面有瘤状皱纹。花期8—11月。

生境分布　生长于旷野草地和路旁的阴湿处。分布于浙江、江西、云南、广东、福建、台湾等地。

性味功效　味苦、咸、辛，性寒。归肺、肝、膀胱经。可清热解毒，利湿消积，活血止痛。主治感冒发热，咳嗽，咽喉肿痛，湿热泻痢，疟疾，黄疸，筋骨疼痛，跌打损伤，痈疽疔疮，湿疹。

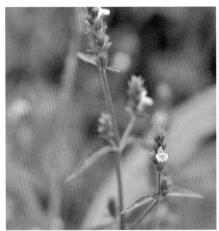

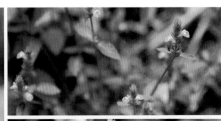

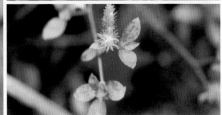

大花石上莲

苦苣苔科马铃苣苔属 *Oreocharis maximowiczii* Clarke

常用别名｜福建苦苣苔、岩白菜、毛莙菜。
药材名称｜大花石上莲。
药用部位｜全草入药，全年采收。

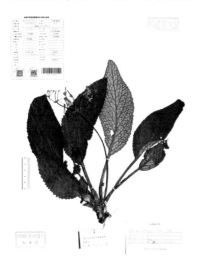

植物特征　多年生无茎草本，根状茎短而粗。叶全部基生，有柄；叶片狭椭圆形，顶端钝，基部楔形，边缘具不规则的细锯齿，上面密被贴伏短柔毛，下面密被褐色绢状绵毛；侧脉每边 6～7 条，下面稍隆起；叶柄密被褐色绢状绵毛。聚伞花序 2 次分枝，每花序具（1～）5～10 余花。花萼 5 裂至近基部，裂片长圆形，外面被绢状绵毛。花冠钟状粗筒形，粉红色、淡紫色，外面近无毛。蒴果倒披针形，无毛。花期 4 月。

生境分布　生长于山坡路旁及林下岩石上。分布于江西、福建等地。

性味功效　味甘、辛，性平。可清肺止咳，散瘀止血。主治肺热咳嗽，咯血，头晕，头痛，闭经，崩漏，跌打损伤。

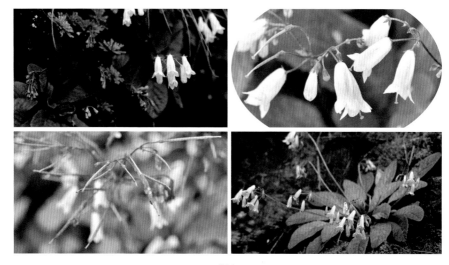

台闽苣苔

苦苣苔科台闽苣苔属 *Titanotrichum oldhamii* (Hemsl.) Soler.

常用别名｜俄氏草、俄氏昌。

药材名称｜鱼鳞甲。

药用部位｜全草入药，全年采收。

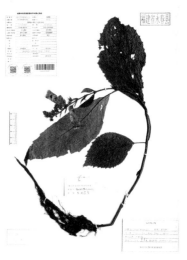

植物特征 多年生草本。叶对生，同一对叶不等大，有时互生，具柄；叶片草质或纸质，狭椭圆形、椭圆形或狭卵形，顶端渐尖或急尖，基部楔形或宽楔形，边缘有牙齿和小牙齿，两面疏被短柔毛。能育花花序总状，顶生；苞片披针形；小苞片生花梗基部，线形或狭披针形，被短柔毛；不育花花序似穗状花序。花萼5裂达基部，宿存，裂片披针形，顶端渐狭，两面均被短柔毛。花冠黄色，裂片有紫斑，裂片近圆形。蒴果褐色，种子褐色。花期8月。

生境分布 生长于山谷阴处。分布于福建、台湾等地。

性味功效 味苦，性寒。归肺、心经。可利水通淋，清热解毒。主治小便淋沥涩痛，痛肿疮疖。

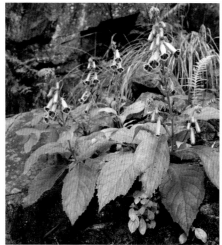

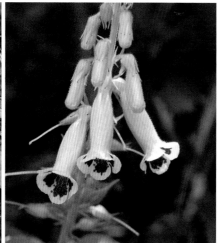

野菰

列当科野菰属 *Aeginetia indica* L.

常用别名｜马口含珠、鸭脚板、烟斗花、蔗寄生。

药材名称｜野菰。

药用部位｜肉质茎、花、全草入药，秋季采收。

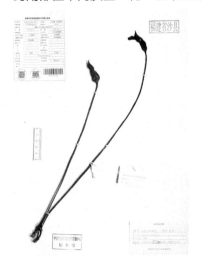

植物特征 一年生寄生草本。叶肉红色，卵状披针形或披针形，两面光滑无毛。花单生于茎端。花梗粗壮，直立，具紫红色条纹。花萼一侧裂开至近基部，紫红色，具紫红色条纹，先端急尖。花冠带黏液，常与花萼同色，或有时下部白色，上部带紫色，不明显的二唇形，筒部宽，稍弯曲，在花丝着生处变窄，顶端5浅裂。蒴果圆锥状或长卵球形，2瓣开裂。种子椭圆形，黄色，种皮网状。花期4—8月，果期8—10月。

生境分布 生长于土层深厚、湿润及多枯叶地，寄生于芒草和芦苇根上。分布于华东、华南、西南地区。

性味功效 味苦，性凉；有小毒。可解毒消肿，清热凉血。主治扁桃体炎，咽喉炎，尿路感染，骨髓炎；外用治毒蛇咬伤，疔疮。

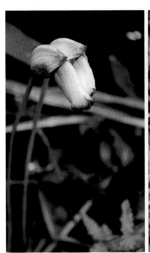
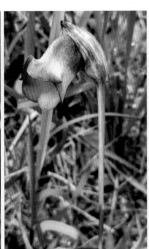
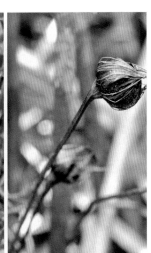

车前

车前科车前属 *Plantago asiatica* L.

常用别名｜车前草、车轮草、蛤蟆草、猪耳草。
药材名称｜车前草、车前子。
药用部位｜全草和种子入药，夏秋季采收。

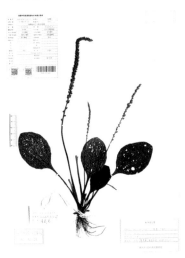

植物特征 多年生草本。叶基生呈莲座状，平卧、斜展或直立；叶片薄纸质，宽卵形至宽椭圆形，先端钝圆至急尖，边缘波状、全缘或中部以下有锯齿，基部宽楔形，通常5～7条弧形脉。花序3～10个，穗状花序细圆柱状；苞片狭卵状三角形或三角状披针形。萼片先端钝圆或钝尖。花冠管卵形，白色，裂片狭三角形，先端渐尖或急尖。蒴果纺锤状卵形，于基部上方周裂。种子卵状椭圆形，具角。花期4—8月，果期6—9月。

生境分布 生长于路边、沟旁、田边潮湿处。分布于我国大部分地区。

性味功效 车前草味甘，性寒。归肝、肾、肺、小肠经。可清热解毒，利尿通淋，祛痰，凉血。主治水肿尿少，热淋涩痛，暑湿泻痢，痰热咳嗽，吐血衄血，痈肿疮毒。

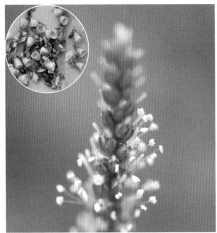

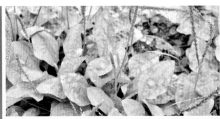

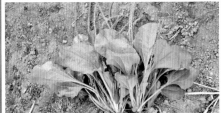

忍冬

忍冬科忍冬属 *Lonicera japonica* Thunb.

常用别名｜金银花、鸳鸯藤、老翁须。

药材名称｜金银花、金银花露、金银花子、忍冬藤。

药用部位｜花蕾、果实和茎枝入药，茎叶秋冬季采收。

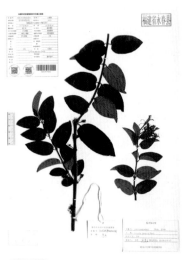

植物特征 多年生半常绿缠绕灌木。叶对生；叶片卵圆形或长卵形，先端短尖，基部圆形或近于心形，全缘，两面和边缘均被短柔毛。花成对腋生；花梗密被短柔毛；苞片2枚，叶状；花萼5裂，裂片三角形，先端急尖；花冠唇形，上唇4浅裂，花冠筒细长，约与唇部等长，外面被短柔毛，花初开时为白色，2～3日后变金黄色；雄蕊5，着生在花冠管口附近；子房下位，花柱细长，和雄蕊皆伸出花冠外。浆果球形，熟时黑色。花期5—7月，果期7—10月。

生境分布 生长于山坡灌丛或疏林中。分布于我国大部分地区。

性味功效 金银花味甘，性寒。归心、胃、肺经。可清热解毒，疏散风热。主治温病发热，热毒血痢，痈肿疔疮，喉痹，丹毒，风热感冒。

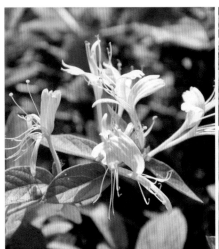

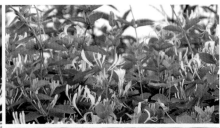

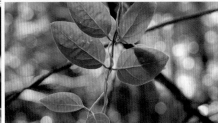

接骨草

忍冬科接骨木属 *Sambucus chinensis* Lindl.

常用别名 | 陆英、蒴藋、走马箭、七叶麻、排风藤。

药材名称 | 陆英、陆英根、陆英果实。

药用部位 | 茎叶、果实和根入药；茎叶夏秋季采收，根秋后采收，果实9—10月采收。

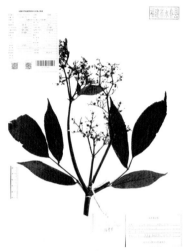

植物特征 高大草本或半灌木。叶对生，单数羽状复叶，小叶5～9，长椭圆状披针形，先端渐尖，基部偏斜稍圆或阔楔形，边缘具密而尖锐的锯齿；顶生小叶卵形或倒卵形，小叶无托叶。复伞形花序顶生，萼筒杯状，萼齿三角形；花冠辐状，白色，裂片卵形，反曲。雄蕊5，与花冠裂片互生，花药黄色或紫色；浆果球形，红色。花期4—5月，果期8—9月。

生境分布 生长于山坡、林下、沟边和草丛中。分布于我国南方大部分地区。

性味功效 味甘、微苦，性平。归肝经。可疏肝健脾，活血化瘀，利尿消肿。主治急性病毒性肝炎，肾炎水肿，风湿痛，脱臼，脚气水肿，荨麻疹，跌扑损伤，骨折。

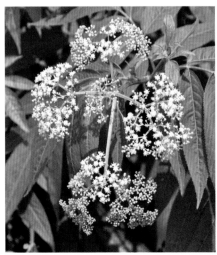

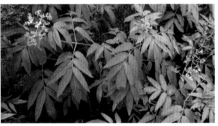

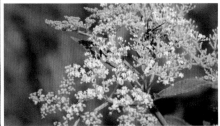

荚蒾

忍冬科荚蒾属 *Viburnum dilatatum* Thunb.

常用别名｜糯米子、招果、糯米树。

药材名称｜荚蒾、荚蒾根。

药用部位｜茎叶和根入药，夏秋季采收。

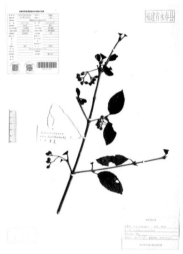

植物特征 落叶灌木。茎直立，褐色，多分枝，冬芽具2外鳞，嫩枝有星状毛。单叶对生，膜质，叶片圆形至广卵形以至倒圆形，先端突尖至短渐尖，基部圆形至近心脏形，叶缘具三角状锯齿；上面有疏毛，下面有星状毛及黄色鳞片状腺点；叶脉羽状，直走叶缘；无托叶。聚伞花序多花，有星状毛；萼管短，具5齿，宿存；花冠裂片5；雄蕊5，长于花冠。浆果状核果，广卵圆形，深红色。花期5—6月，果期9—10月。

生境分布 生长于山地或丘陵地区的灌丛中。分布于江苏、浙江、山东、陕西、湖北、福建等地。

性味功效 味辛、涩，性微寒。可疏风解表，清热解毒，祛瘀消肿。主治风热感冒，疔疮发热，产后伤风，跌打骨折，牙痛，淋巴结炎。

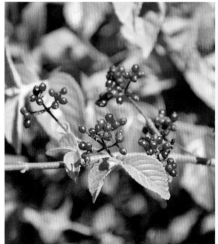

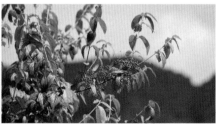

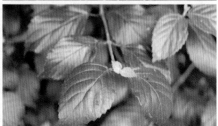

南方荚蒾

忍冬科荚蒾属 *Viburnum fordiae* Hance

常用别名 | 东南荚蒾、人丹子、苦茶子。

药材名称 | 南方荚蒾。

药用部位 | 根、茎、叶入药；根全年采收，茎叶夏秋季采收。

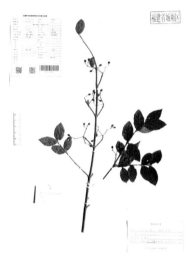

植物特征 灌木或小乔木。全株均被由暗黄色或黄褐色簇状毛组成的绒毛，枝灰褐色或黑褐色。叶对生，纸质至厚纸质，宽卵形或菱状卵形，顶端钝或短尖至短渐尖，基部圆形至截形或宽楔形，边缘基部除外常有小尖齿；壮枝上的叶带革质，常较大。复伞形式聚伞花序顶生；萼筒倒圆锥形，萼齿钝三角形；花冠白色，辐状，裂片卵形。果实红色，卵圆形；核扁，有2条腹沟和1条背沟。花期4—5月，果期10—11月。

生境分布 生长于山谷溪涧旁疏林、山坡灌丛中。分布于我国南方大部分地区。

性味功效 味苦、涩，性凉。归肺、胃、肝经。可疏风解表，活血散瘀，清热解毒。主治感冒，发热，月经不调，风湿痹痛，跌打损伤，淋巴结炎，疮疖，湿疹。

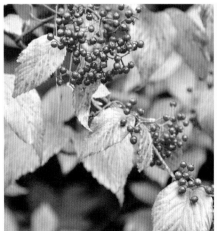

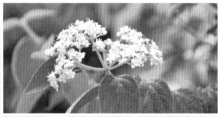

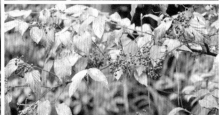

攀倒甑

败酱科败酱属 *Patrinia villosa* (Thunb.) Juss.

常用别名 | 白花败酱、毛败酱、苦斋。
药材名称 | 败酱。
药用部位 | 全草入药，夏秋季采收。

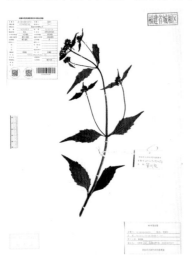

植物特征 多年生草本。基生叶丛生，叶片卵形、宽卵形或卵状披针形至长圆状披针形，边缘具粗钝齿，基部楔形下延，不分裂或大头羽状深裂；茎生叶对生，与基生叶同形，上部叶窄小，常不分裂，两面被糙伏毛或近无毛。由聚伞花序组成顶生圆锥花序或伞房花序；花萼小，萼齿5，浅波状或浅钝裂状；花冠钟形，白色，5深裂，裂片不等形。瘦果倒卵形，与宿存增大苞片贴生；果苞多形，不分裂或微3裂，基部楔形或钝，网脉明显。花期8—10月，果期9—11月。

生境分布 生长于山地林下、林缘或灌丛中、草丛中。分布于华东、华南、西南地区。

性味功效 味苦，性寒。归胃、大肠、肝经。可清热解毒，活血排脓。主治肠痈，肺痈，痢疾，产后瘀滞腹痛。

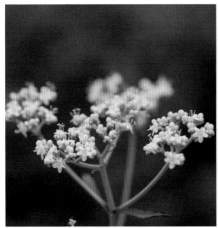

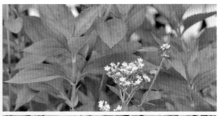

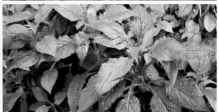

羊乳

桔梗科党参属 *Codonopsis lanceolata* (Sieb. et Zucc.) Trautv.

常用别名｜羊奶参、轮叶党参、四叶参。

药材名称｜山海螺、四叶参。

药用部位｜根入药，春秋季采收。

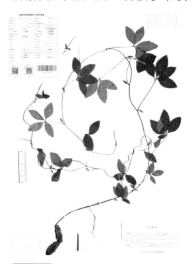

植物特征 多年生缠绕草本，全株有乳汁，具特异臭气。茎无毛，有多数短分枝。主茎上的叶互生，细小，短枝上的叶4片簇生，椭圆形或菱状卵形，叶缘有刚毛，背面灰绿色；近无柄。花单生，偶成对生于侧枝端；花萼贴生至子房中部，先端5裂，花冠钟状，5浅裂，黄绿色，内有紫色斑点。蒴果下部半球状，上部有喙，宿萼。种子有翼。花期7—8月，果期9—10月。

生境分布 生长于山野沟洼潮湿地带或林缘、灌木林下。分布于东北、华东、中南、西南地区。

性味功效 味甘、辛，性平。归脾、肺经。可益气养阴，解毒消肿。主治身体虚弱，四肢无力，头晕头痛，阴虚咳嗽，乳汁不足，肺脓疡，乳腺炎，疔疮，虫咬。

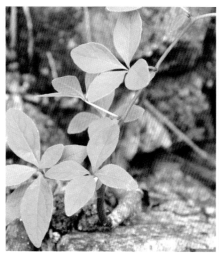

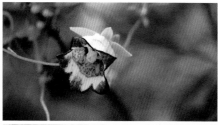

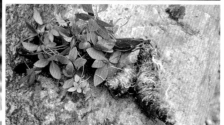

半边莲

桔梗科半边莲属 *Lobelia chinensis* Lour.

常用别名 | 急解索、细米草、瓜仁草、蛇舌草、蛇利草。

药材名称 | 半边莲。

药用部位 | 全草入药，夏季采收。

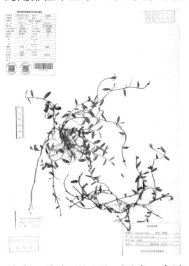

植物特征 多年生草本。茎细弱，匍匐，节上生根，分枝直立，无毛。叶互生，椭圆状披针形至条形，平滑无毛，叶缘具疏锯齿。花单生于叶腋，有细长的花柄；花萼绿色，上部 5 裂，裂片线形，下部呈圆筒状；花冠浅紫色，下部筒状，一侧开裂，上部 5 裂，裂片倒披针形，偏向一方，花冠喉部裂片连接处有绿色的小凸起物，花冠筒内壁密生茸毛；雄蕊 5，蒴果倒锥状。种子椭圆状，稍扁压，花期 5—8 月，果期 9—10 月。

生境分布 生长于水田边、沟边及潮湿草地上。分布于江西、福建、台湾、广东、广西等地。

性味功效 味辛，性平。归心、肺、小肠经。可清热解毒，利水消肿。主治蛇虫咬伤，痈肿疔疮，扁桃体炎，湿疹，足癣，跌打损伤，湿热黄疸，阑尾炎，肠炎，肾炎，肝硬化腹水，多种癌症。

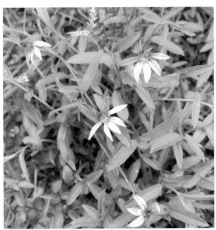

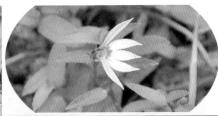

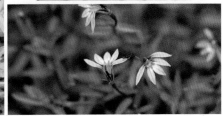

铜锤玉带草

桔梗科铜锤玉带属 *Pratia nummularia* (Lam.) A. Br. et Aschers.

常用别名 | 小铜锤、地钮子、打锣锤。

药材名称 | 铜锤玉带草。

药用部位 | 全草入药，夏季采收。

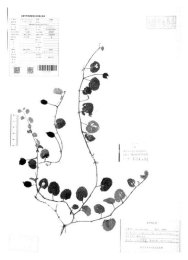

植物特征 多年生草本。茎平卧，被开展的柔毛，节上生根。叶互生，叶片圆卵形或心形，先端钝圆或急尖，基部斜心形，边缘有牙齿，两面疏生短柔毛。花单生于叶腋；花萼筒坛状，裂片条状披针形；花冠紫红色、淡紫色或黄白色，花冠筒外无毛，内生柔毛，檐部二唇形，裂片5，上唇2裂片条状披针形，下唇裂片披针形。果为浆果，紫红色，椭圆状球形。种子多数，近圆球状，稍扁压，表面有小疣突。在热带地区整年可开花结果。

生境分布 生长于丘陵、低山草坡或疏林中潮湿地。分布于西南、华南、华东、华中地区。

性味功效 味苦、辛，性平。可祛风除湿，活血，解毒。主治风湿疼痛，跌打损伤，月经不调，目赤肿痛，乳痈，无名肿毒。

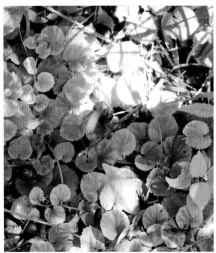

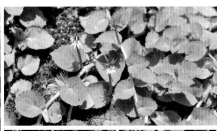

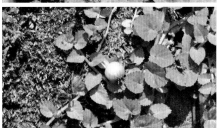

下田菊

菊科下田菊属 *Adenostemma lavenia* (L.) O. Kuntze

常用别名｜猪耳朵叶、白龙须、水胡椒。

药材名称｜下田菊。

药用部位｜全草入药，夏秋季采收。

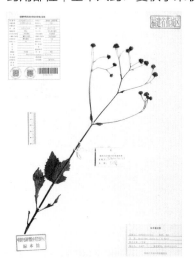

（植物特征） 多年生草本。茎直立，基部稍平卧，着地生根，上部分枝，紫红色，有细毛，下部光滑。叶对生，叶片广卵形或卵状椭圆形，基部楔形，有柄，边缘有粗锯齿，叶面略有皱纹，具疏毛。秋季开白色或黄色小花，头状花序小，有长梗，排列成顶生疏散、2 或 3 枝的圆锥花序；总苞片短圆形，约 2 列；花全为管状，两性对称，5 裂，外面常有毛。瘦果倒椭圆形。花果期 6—10 月。

（生境分布） 生长于水边及低湿地区。分布于我国温热带地区。

（性味功效） 味苦，性寒。可清热利湿，解毒消肿。主治感冒高热，支气管炎，咽喉炎，扁桃体炎，黄疸性肝炎；外用治痈疖疮疡，蛇咬伤。

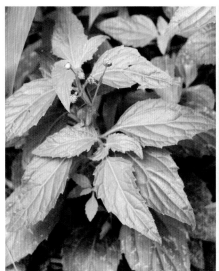

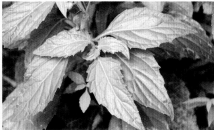

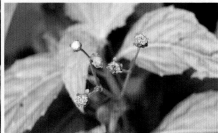

藿香蓟

菊科藿香蓟属 *Ageratum conyzoides* L.

常用别名 │ 胜红蓟、白花臭草、藿香菊、白花草。

药材名称 │ 胜红蓟。

药用部位 │ 全草入药，夏秋季采收。

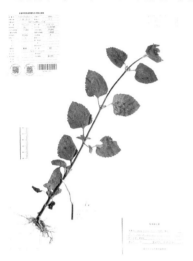

植物特征 一年生草本，被粗毛，有特殊气味。全部茎枝淡红色，或上部绿色，被白色尘状短柔毛或上部被稠密开展的长绒毛。叶对生，有时上部互生，常有腋生不发育叶芽。全部叶基部钝或宽楔形，边缘圆锯齿，两面被白色短柔毛且有黄色腺点。头状花序多个在茎顶排成伞房状花序；总苞片矩圆形，突尖，背部有疏毛；小花蓝色或白色，全部管状，先端5裂。瘦果黑褐色，具芒状鳞片形冠毛。花果期全年。

生境分布 生长于荒地上。分布于福建、广东、广西、云南、贵州等地。

性味功效 味辛、微苦，性凉。归肺、心包经。可清热解毒，利咽消肿。主治感冒发热，咽喉肿痛，痈疽疮疖，外伤出血，跌打损伤，湿疹瘙痒。

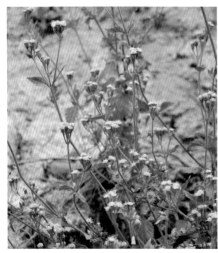

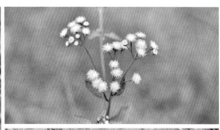

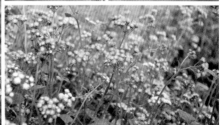

杏香兔儿风

菊科兔儿风属 *Ainsliaea fragrans* Champ.

常用别名 | 金地匙、一支香、兔耳风、金边兔耳。
药材名称 | 杏香兔儿风。
药用部位 | 全草入药，夏秋季采收。

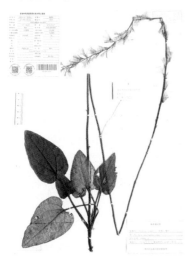

植物特征 多年生草本。叶聚生于茎的基部，莲座状或呈假轮生，叶片厚纸质，卵形或狭卵形，顶端钝或具凸尖头，基部深心形，边全缘或具小齿，有向上弯拱的缘毛，上面绿色，下面淡绿色，被较密的长柔毛。头状花序常有小花 3 朵，于花葶之顶排成间断的总状花序；总苞片约 5 层，背部有纵纹，有时顶端带紫红色。花两性，白色。瘦果棒状圆柱形或近纺锤形，栗褐色，略扁压，被 8 条显著的纵棱，被较密的长柔毛。花期 11—12 月。

生境分布 生长于山坡灌木林下或路旁、沟边草丛中。分布于我国南方大部分地区。

性味功效 味苦、辛，性平。归肺、肝经。可清热补虚，凉血止血，利湿解毒。主治虚劳骨蒸，肺痨咳血，妇女崩漏，湿热黄疸，水肿，痈疽肿毒，瘰疬结核，跌打损伤，毒蛇咬伤。

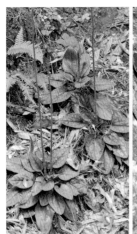
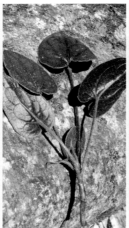
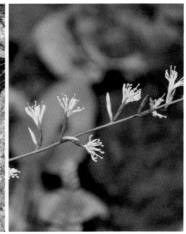

奇蒿

菊科蒿属 *Artemisia anomala* S. Moore

常用别名 | 南刘寄奴、苦婆菜、千粒米、六月霜。

药材名称 | 南刘寄奴、六月霜茶。

药用部位 | 带花全草入药，8—9月花期采收。

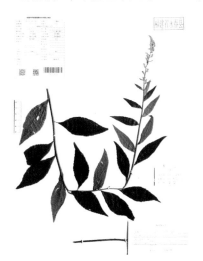

植物特征 多年生直立草本。茎有明显纵肋，被细毛。叶互生；长椭圆形或披针形，先端渐尖，基部狭窄成短柄，边缘具锐尖锯齿，上面绿色，下面灰绿色。头状花序钟状，密集成穗状圆锥花序；总苞片4轮，淡黄色，无毛，覆瓦状排列；外层花雌性，中央花两性，管状，先端5裂，聚药雄蕊5。瘦果矩圆形。花期7—9月，果期8—10月。

生境分布 生长于林缘、灌丛中、河岸旁。分布于我国中部至南部地区。

性味功效 味苦，性温。归心、肝、脾经。可清暑利湿，活血行瘀，通经止痛。主治中暑，头痛，肠炎，痢疾，经闭腹痛，风湿疼痛，跌打损伤，创伤出血，乳腺炎。

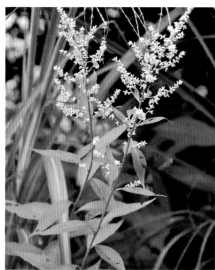

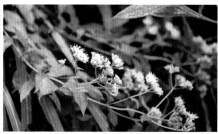

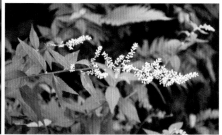

野艾蒿

菊科蒿属 *Artemisia lavandulifolia* Candolle

常用别名 | 野艾、狭叶艾、苦艾。

药材名称 | 艾叶。

药用部位 | 叶入药,夏季花未开时采收。

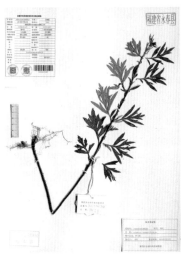

植物特征 叶长达8厘米,宽达5厘米,基部渐狭成短柄,有假托叶,羽状深裂,裂片1～2对,条状披针形,或无裂片,顶端尖,上面被短微毛,密生白腺点,下面有灰白色密短毛,中脉无毛;上部叶渐小,条形,全缘。头状花序极多数,常下倾,在上部的分枝上排列成复总状,有短梗及细长苞叶;总苞矩圆形,长约4毫米,直径约2毫米;总苞片矩圆形,约4层,外层渐短,边缘膜质,背面被密毛;花红褐色,外层雌性,内层两性。瘦果长不及1毫米,无毛。

生境分布 生长于山谷、草地、灌丛及路旁。分布于我国大部分地区。

性味功效 味辛、苦,性温。归肝、脾、肾经。可温经止血,散寒止痛,祛湿止痒。主治吐血,衄血,月经不调,痛经,胎动不安,心腹冷痛。

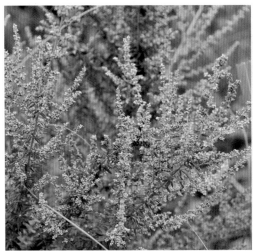

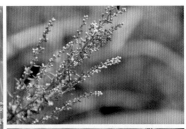

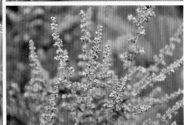

白舌紫菀

菊科紫菀属 *Aster baccharoides* (Benth.) Steetz.

常用别名｜子菀。

药材名称｜白舌紫菀。

药用部位｜全草入药，全年采收。

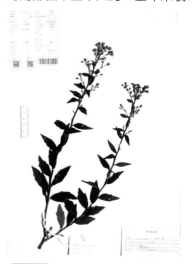

（**植物特征**）　木质草本或亚灌木。茎直立，多分枝；老枝灰褐色，有棱，脱毛；幼枝被密短毛；茎和枝基部有密集的枯叶残片，下部叶枯落后留有腋芽。下部叶匙状长圆形，上部有疏齿；中部叶长圆形，全缘或上部有小尖头状疏锯齿；上部叶渐小，近全缘；全部叶上面被短糙毛，下面被短毛或有腺点。头状花序在枝端排列成圆锥伞房状，或在短枝上单生，舌状花的舌片白色。管状花有微毛。瘦果狭长圆形，被密短毛；冠毛白色。花期 7—10 月，果期 8—11 月。

（**生境分布**）　生长于山坡路旁、草地和沙地。分布于广东、福建、江西、湖南、浙江等地。

（**性味功效**）　味苦、性温。可清热解毒，止血生肌，温肺止咳。主治感冒。

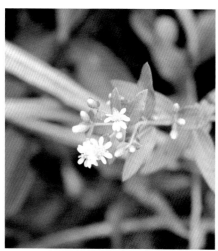

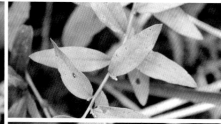

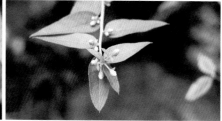

白花鬼针草

菊科鬼针草属 *Bidens pilosa* L. var. *radiata* Sch.-Bip.

常用别名 | 金杯银盏、金盏银盆、盲肠草。

药材名称 | 鬼针草。

药用部位 | 全草入药，夏秋季采收。

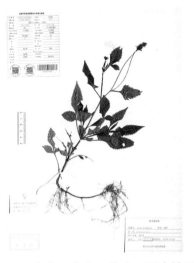

植物特征 一年生草本。茎下部叶较小，3裂或不分裂，中部叶具无翅的柄，三出，小叶3枚，少为羽状复叶，两侧小叶椭圆形或卵状椭圆形，具短柄，边缘有锯齿、顶生小叶较大，具柄，边缘有锯齿，上部叶小，3裂或不分裂，条状披针形。头状花序边缘具舌状花5～7枚，舌片椭圆状倒卵形，白色，先端钝或有缺刻。总苞基部被短柔毛，苞片条状匙形，草质，外层托片披针形，干膜质，背面褐色，具黄色边缘，条状披针形。瘦果黑色。花果期全年。

生境分布 生长于村旁、路边及荒地中。分布于华东、华中、华南、西南地区。

性味功效 味甘、微苦，性平。可清热解毒，利湿退黄。主治感冒发热，风湿痹痛，湿热黄疸，痈肿疮疖。

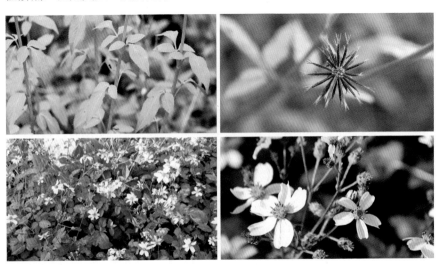

东风草

菊科艾纳香属 *Blumea megacephala* (Randeria) Chang et Tseng

常用别名｜大头艾纳香、毛千里光、黄花地胆草。
药材名称｜东风草。
药用部位｜全草入药，夏秋季采收。

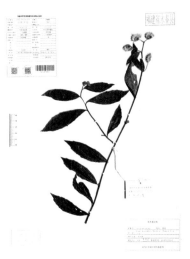

植物特征 攀缘状草质藤本。下部和中部叶有柄，叶片卵形、卵状长圆形或长椭圆形，边缘有疏细齿或点状齿；小枝上部的叶较小，椭圆形或卵状长圆形，具短柄，边缘有细齿。头状花序，常 1 ～ 7 个在腋生小枝顶端排列成总状或近伞房状花序，再排成大型具叶的圆锥花序；总苞半球形；总苞片 5 ～ 6 层，卵形。花黄色，雌花多数，细管状；两性花花冠管状，被白色多细胞节毛。瘦果圆柱形，有 10 条棱，被疏毛。冠毛白色，糙毛状。花期 8—12 月。

生境分布 生长于林缘、灌丛、山坡、丘陵等处。分布于我国南方大部分地区。

性味功效 味苦、微辛，性凉。可清热明目，祛风止痒，解毒消肿。主治目赤肿痛，风疹疥疮，皮肤瘙痒，痈肿疮疖，跌打红肿。

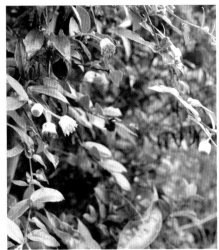
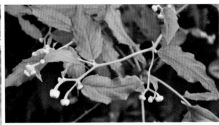
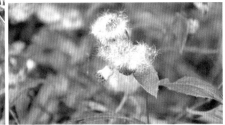

天名精

菊科天名精属 *Carpesium abrotanoides* L.

常用别名｜鹤虱、天蔓青、地菘。

药材名称｜天名精、鹤虱。

药用部位｜全草、果实入药；全草 7—8 月采收，果实秋季成熟时采收。

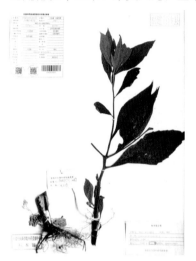

植物特征 多年生粗壮草本。茎圆柱状，下部木质，近无毛，上部密被短柔毛，有明显纵条纹。茎下部叶广椭圆形，先端钝或锐尖，基部楔形，上面深绿色，被短柔毛，后脱落，叶面粗糙，下面淡绿色，密被短柔毛，有细小腺点，边缘具钝齿，齿端有腺状胼胝体；茎上部叶较密，长椭圆形，先端渐尖或锐尖，基部阔楔形。头状花序多数，生于茎端及叶腋，成穗状花序式排列；雌花狭筒状，两性花筒状，冠檐5 齿裂。瘦果条形。花果期 6—10 月。

生境分布 生长于山野草丛中。分布于河南、湖南、湖北、云南、江苏、浙江、福建等地。

性味功效 鹤虱味苦、辛，性平。归脾、胃经。可杀虫消积。主治蛔虫病，蛲虫病，绦虫病，虫积腹痛，小儿疳积。

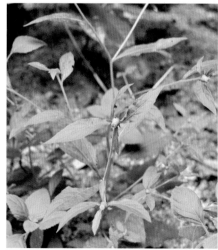

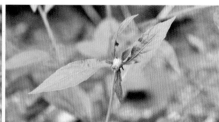

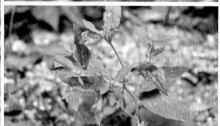

烟管头草

菊科天名精属 *Carpesium cernuum* L.

常用别名｜金挖耳、杓儿菜、烟袋草、烟管菊。
药材名称｜挖耳草、挖耳草根。
药用部位｜全草和根入药，秋季采收。

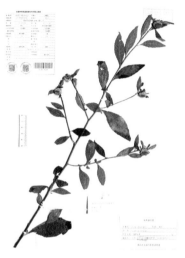

植物特征 多年生草本。基叶常开花前凋萎，茎下部叶较大，下部具狭翅，叶片长椭圆形或匙状长椭圆形，上面绿色，被稍密的倒伏柔毛，下面淡绿色，被白色长柔毛，两面均有腺点，中部叶椭圆形至长椭圆形，上部叶渐小，椭圆形至椭圆状披针形，近全缘。头状花序单生于茎端及枝端，开花时下垂；苞叶多枚，其中 2～3 枚较大，密被柔毛及腺点；苞片 4 层，外层苞片叶状，披针形，中层及内层狭矩圆形至条形。瘦果。花期秋季。

生境分布 生长于路边荒地及山坡、沟边等处。分布于我国大部分地区。

性味功效 味苦、辛，性寒。可清热解毒，消肿止痛。主治感冒发热，高热惊风，咽喉肿痛，痄腮，牙痛，尿路感染，淋巴结结核，疮疡疖肿，乳腺炎。

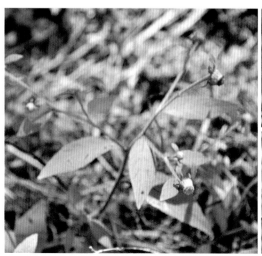

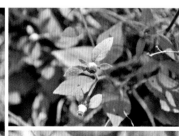

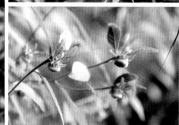

石胡荽

菊科石胡荽属 *Centipeda minima* (L.) A. Br. et Aschers.

常用别名 | 鹅不食草、球子草、鸡肠草。
药材名称 | 鹅不食草。
药用部位 | 全草入药，全年采收。

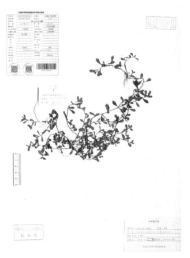

植物特征 一年生小草本。茎多分枝，匍匐状，微被蛛丝状毛或无毛。叶互生，楔状倒披针形，顶端钝，基部楔形，边缘有少数锯齿。头状花序小，扁球形，单生于叶腋，无花序梗或极短；总苞半球形；总苞片2层，椭圆状披针形，绿色，边缘透明膜质，外层较大；边缘花雌性，花冠细管状，淡绿黄色，顶端2～3微裂；盘花两性，花冠管状，顶端4深裂，淡紫红色，下部有明显的狭管。瘦果椭圆形，具4棱，棱上有长毛。花果期6—10月。

生境分布 生长于路旁、荒野阴湿地。分布于我国大部分地区。

性味功效 味辛，性温。归肺经。可发散风寒，通鼻窍，止咳。主治风寒头痛，咳嗽痰多，鼻塞不通，鼻渊流涕。

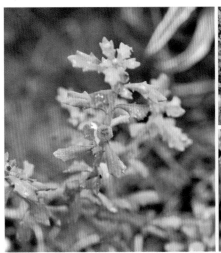

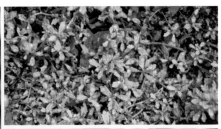

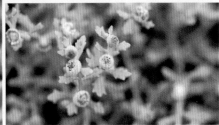

白酒草

菊科白酒草属 *Conyza japonica* (Thunb.) Less.

常用别名｜假蓬、山地菊、酒香草。
药材名称｜白酒草。
药用部位｜根或全草入药，夏秋季采收。

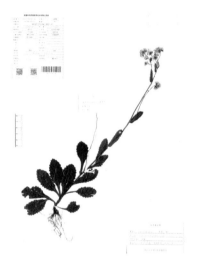

植物特征 一年生或二年生草本。叶常密集于茎较下部，呈莲座状，基部叶倒卵形或匙形，基部常下延成具宽翅的柄，边缘有圆齿或粗锯齿，两面被白色长柔毛；中部叶倒披针状长圆形，基部宽而半抱茎，边缘有齿；上部叶渐小，披针形或线状披针形。头状花序常在茎及枝端密集成球状或伞房状，总苞片覆瓦状。花黄色，外围的雌花极多数，花冠丝状，顶端有微毛；中央的两性花少数，花冠管状，上部膨大，有5个卵形裂片。瘦果长圆形，黄色，扁压，有微毛；冠毛污白色或稍红色，糙毛状。花期5—9月。

生境分布 生长于山谷田边、山坡草地或林缘。分布于福建、台湾、广西、广东、四川、云南等地。

性味功效 味苦、辛，性寒。可清热止痛，祛风化痰。主治肋膜炎，肺炎，咽喉肿痛，小儿惊风。

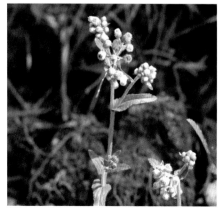
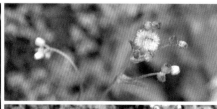
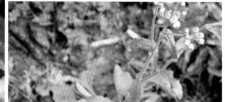

野茼蒿

菊科野茼蒿属 *Crassocephalum crepidioides* (Benth.) S. Moore

常用别名｜假茼蒿、革命菜、鹊不踏、通刺、鸟不宿、飞机菜。

药材名称｜野木耳菜。

药用部位｜全草入药，春夏季采收。

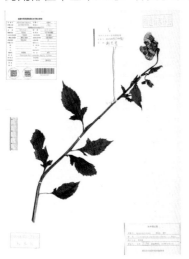

植物特征　一年生草本。茎直立。单叶互生，叶片膜质，长圆状椭圆形，边缘有不规则锯齿、重锯齿或有时基部羽状分裂，两面无毛。头状花序，少数，在枝顶排成圆锥状；总苞圆柱形，总苞片 2 层，条状披针形，边缘膜质，先端小束毛，基部有小苞片数枚；花全为两性，管状，粉红色，花冠先端 5 齿裂，花柱基部小球状，分枝，顶端尖，被乳头状毛。瘦果狭圆柱形。花期 7—12 月。

生境分布　生长于山坡荒地、路旁及沟谷杂草丛中。分布于西南、华中、华东地区。

性味功效　味微苦、辛，性平。可清热解毒，调和脾胃。主治感冒，肠炎，痢疾，口腔炎，乳腺炎，消化不良。

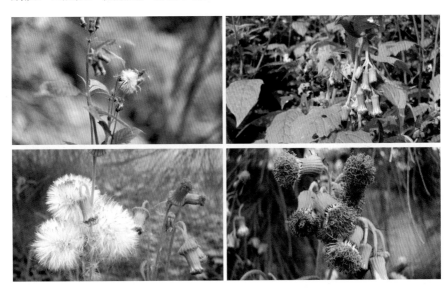

鱼眼草

菊科鱼眼草属 *Dichrocephala auriculata* (Thunb.) Druce

常用别名 | 鱼眼菊、茯苓菜、肉桂草、泥鳅菜、夜明草。
药材名称 | 蚯疽草。
药用部位 | 全草入药，夏秋季采收。

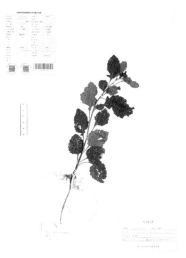

植物特征 一年生草本。茎枝被白色长或短绒毛。叶互生，卵形，椭圆形或披针形；中部茎叶大头羽裂；自中部向上或向下的叶渐小同形；基部叶常不裂，卵形。中下部叶的叶腋常有不发育的叶簇或小枝。枝端生球形头状花序，多数头状花序排列成伞房状花序。总苞片膜质，长圆形或长圆状披针形，微锯齿状撕裂。外围雌花多层，紫色，花冠顶端常2齿；中央两性花黄绿色，少数，顶端4～5齿。瘦果扁压，倒披针形。无冠毛。花果期全年。

生境分布 生长于原野荒地。分布于我国东南部地区。

性味功效 味苦、辛，性平。可活血调经，解毒消肿。主治月经不调，扭伤肿痛，疔毒，毒蛇咬伤。

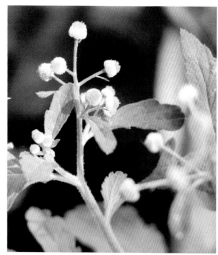
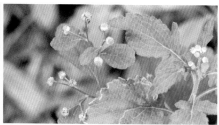
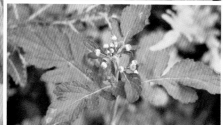

鳢肠

菊科鳢肠属 *Eclipta prostrata* (L.) L.

常用别名 | 旱莲草、墨菜、白花蟛蜞草、墨旱莲、莲子草。

药材名称 | 墨旱莲。

药用部位 | 地上部分入药，夏秋季采收。

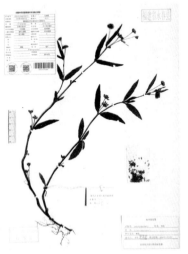

植物特征 一年生草本。茎柔弱，直立或葡匐，被毛。叶对生，近无柄，线状矩圆形至披针形，基部楔形，先端短尖或钝，全缘或稍具齿，叶两面密被白色粗毛。头状花序，腋生或顶生，具花梗；总苞绿色，卵形至阔钟形，苞片少数，2列，被小粗毛；花托扁平，有线状鳞片；舌状花雌性，约2列，狭线形，白色，全缘或为2齿裂；管状花两性；花冠管状，4浅裂，裂片卵形；雄蕊4，花药围绕花柱四周。瘦果黄黑色，长椭圆形。花期6—9月，果期9—10月。

生境分布 生长于河边、田边或路旁。分布于我国大部分地区。

性味功效 味甘、酸，性寒。归肝、肾经。可滋补肝肾，凉血止血。主治肝肾不足，牙齿松动，头晕目眩，须发早白，腰膝酸软，阴虚血热之吐血、衄血、尿血，血痢，崩漏，外伤出血。

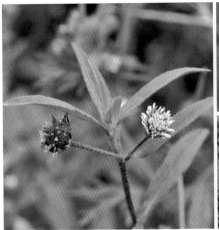

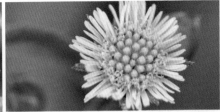

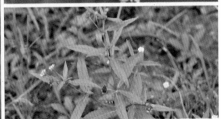

地胆草

菊科地胆草属 *Elephantopus scaber* L.

常用别名 │ 苦地胆、地胆头、磨地胆、鹿耳草。

药材名称 │ 苦地胆、苦地胆根。

药用部位 │ 全草和根入药，夏秋季采收。

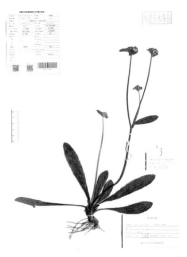

植物特征 多年生草本。茎直立，二歧分枝，密被白色贴生长硬毛。根状茎平卧或斜升，着生多数须状根。叶基生，匙形或倒披针状匙形，顶端圆钝，或具短尖，基部渐狭成宽短柄，边缘具圆齿状锯齿；全部叶上面被疏长糙毛，下面密被长硬毛和腺点。头状花序着生于梗上，呈稀疏单枝聚伞排列，分枝处有叶状苞片，头状花序有 2 列总苞片，外层紫色，全为管状花，花冠淡紫色。瘦果长圆状线形，具棱，顶端通常有 6 枚长而硬的刺毛。花期 7—11 月。

生境分布 生长于开旷山坡、路旁或山谷林缘等地草丛中。分布于广东、广西、福建等地。

性味功效 味苦、辛，性寒。归肺、肝、肾经。可清热泻火，凉血解毒，清利湿热，利水消肿。主治感冒，黄疸，菌痢，胃肠炎，扁桃体炎，咽喉炎，肾炎水肿，疔疮，虫蛇咬伤。

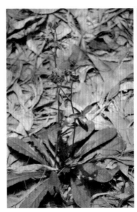

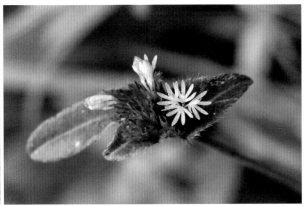

白花地胆草

菊科地胆草属 *Elephantopus tomentosus* L.

常用别名｜牛舌草、大号牛托鼻、毛地胆草。
药材名称｜苦地胆、苦地胆根。
药用部位｜全草和根入药；全草夏末采收，根全年采收。

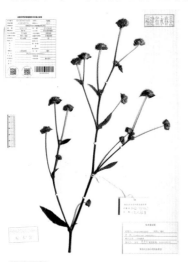

植物特征 多年生草本。茎直立，多分枝，具棱条，被白色开展的长柔毛，具腺点。下部叶长圆状倒卵形，基部渐狭成具翅的柄，稍抱茎，上部叶椭圆形，全部叶具齿，上面皱而具疣状突起，被短柔毛，下面被密长柔毛和腺点。头状花序在茎枝顶集成团球状复头状花序，花冠白色，漏斗状。瘦果长圆状线形，具10条肋，被短柔毛。冠毛污白色，具5条硬刚毛。花期8—12月，果期11月至翌年5月。

生境分布 生长于山坡旷野、路边或灌丛中。分布于广东、广西、福建等地。

性味功效 味苦、辛，性寒。归肺、肝、肾经。可清热解毒，凉血利湿。主治感冒，百日咳，扁桃体炎，咽喉炎，眼结膜炎，黄疸，肾炎水肿，月经不调，带下，疮疖，湿疹，虫蛇咬伤。

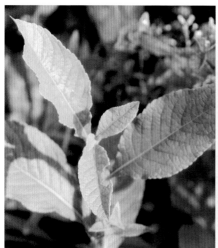

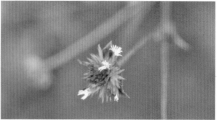

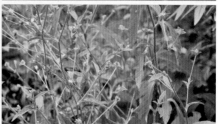

一点红

菊科一点红属 *Emilia sonchifolia* (L.) DC.

常用别名 | 红背叶、紫背草、叶下红、红头草、羊蹄草。

药材名称 | 羊蹄草。

药用部位 | 全草入药，夏秋季采收。

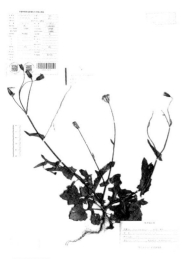

植物特征 一年生草本。茎直立，紫红色或绿色，被疏毛。下部叶密集，大头羽状分裂，顶生裂片宽卵状三角形，具不规则的齿，侧生裂片长圆形或长圆状披针形，具波状齿；中部茎叶疏生卵状披针形或长圆状披针形，全缘或有不规则细齿；上部叶少数，线形。头状花序，通常 2～5，在枝端排列成疏伞房状；总苞片长圆状线形或线形，黄绿色，顶端渐尖，边缘窄膜质，背面无毛。花两性，全为管状花，紫色，5 裂。瘦果圆柱形。花期 7—11 月，果期 9—12 月。

生境分布 生长于山坡荒地、田埂、路旁。分布于广东、广西、福建、贵州、江西等地。

性味功效 味苦，性凉。可清热解毒，散瘀消肿。主治上呼吸道感染，口腔溃疡，肺炎，乳腺炎，肠炎，菌痢，尿路感染，疮疖痛肿，湿疹，跌打损伤。

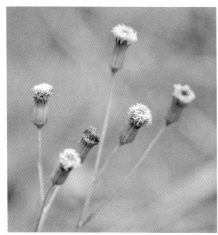
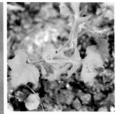
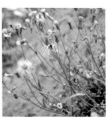
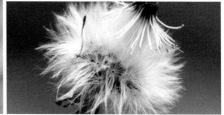

一年蓬

菊科飞蓬属 *Erigeron annuus* (L.) Pers.

常用别名｜治疟草、野蒿、墙头草、油麻草、白马兰。

药材名称｜一年蓬。

药用部位｜全草入药，夏秋季采收。

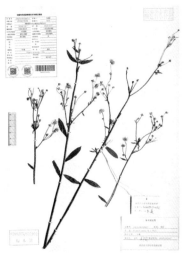

植物特征 二年生草本。茎直立，全体均有短柔毛。基部叶卵形或卵状披针形，先端尖或钝，基部窄狭成翼柄；茎生叶互生，披针形或线状。头状花序排列成伞房状；总苞半球形，苞片线形；外缘舌状花，2至数列，舌片线形，白色或略带紫色；中央管状花，黄色，先端6裂，有冠状毛2列，内长外短，花托略凸起，具细点。瘦果扁平，边缘有棱。花期6—9月。

生境分布 生长于路边、旷野山坡上。分布于福建、江苏、浙江、安徽、江西、湖北等地。

性味功效 味甘、苦，性凉。归胃、大肠经。可消食止泻，清热解毒，截疟。主治消化不良，胃肠炎，齿龈炎，疟疾，毒蛇咬伤。

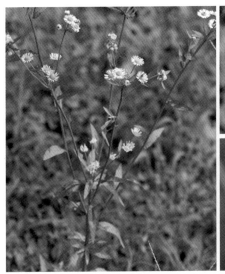

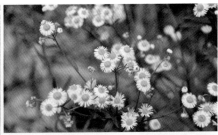

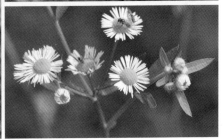

佩兰

菊科泽兰属 *Eupatorium fortunei* Turcz.

常用别名 | 兰草、水香、鸡骨香。

药材名称 | 佩兰。

药用部位 | 地上部分入药，夏秋季采收。

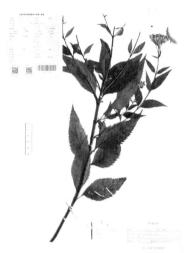

植物特征 多年生草本。根茎横走，淡红褐色。茎直立，绿色或红紫色，分枝少或仅在茎顶有伞房状花序分枝。全部茎枝被稀疏的短柔毛。中部茎叶较大，三全裂或三深裂，上部茎叶常不分裂。中部以下茎叶渐小，基部叶花期枯萎。头状花序多数在茎顶及枝端排成复伞房花序。总苞片2～3层，覆瓦状排列；全部苞片紫红色，顶端钝。花白色或带微红色。瘦果黑褐色，长椭圆形，5棱；冠毛白色。花果期7—11月。

生境分布 生长于路边灌丛及山沟路旁。分布于福建、山东、浙江、湖北、湖南、云南、四川、贵州、广西、陕西等地。

性味功效 味辛，性平。归脾、胃、肺经。可发表解暑，芳香化湿，醒脾开胃。主治感冒暑湿，寒热头痛，湿浊内蕴，脘痞不饥，恶心呕吐，口中甜腻，口臭，多涎，暑湿表证，湿温初起，发热倦怠，胸闷不舒。

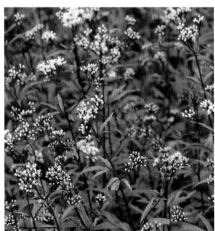

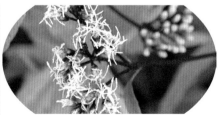

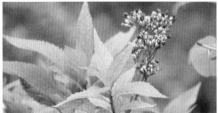

牛膝菊

菊科牛膝菊属 *Galinsoga parviflora* Cav.

常用别名｜珍珠草、向阳花、辣子草。
药材名称｜辣子草。
药用部位｜全草入药，夏秋季采收。

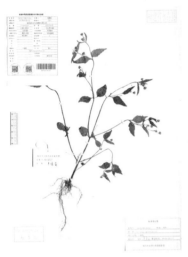

植物特征 一年生草本。叶对生，卵形或长椭圆状卵形，基部圆形，顶端渐尖；向上及花序下部的叶渐小，常披针形；边缘浅，在花序下部的叶有时全缘或近全缘。头状花序半球形，多数在茎枝顶端排成伞房花序。总苞半球形或宽钟状。舌状花舌片白色，顶端3齿裂，筒部细管状；管状花花冠黄色。瘦果三棱或中央的瘦果4～5棱。舌状花冠毛毛状，脱落；管状花冠毛膜片状，披针形，边缘流苏状，固结于冠毛环上。花果期7—10月。

生境分布 生长于林下、河谷地、荒野路旁。分布于福建、四川、云南、西藏等地。

性味功效 味淡，性平。归肝、胃经。可清热解毒，止咳平喘，止血。主治扁桃体炎，咽喉炎，黄疸性肝炎，咳嗽，肺结核，疔疮，外伤出血。

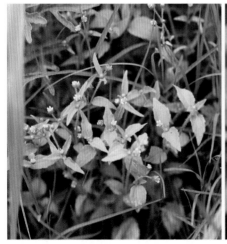

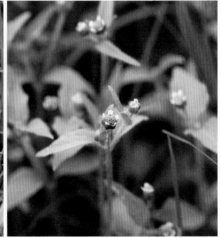

鼠麴草

菊科鼠麴草属 *Gnaphalium affine* D. Don

常用别名 | 黄花曲草、波波菜、鼠曲草。

药材名称 | 鼠曲草。

药用部位 | 全草入药，春夏季采收。

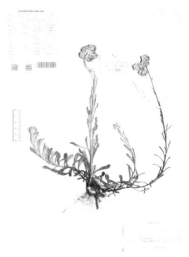

植物特征 一年生草本。叶无柄，匙状倒披针形或倒卵状匙形，上部叶基部渐狭，顶端圆，具刺尖头，两面被白色绵毛，上面常较薄。头状花序近无柄，在枝顶密集成伞房花序，花黄色至淡黄色；总苞片2～3层，膜质，有光泽，外层倒卵形或匙状倒卵形，内层长匙形。雌花多数，花冠细管状，顶端扩大，3齿裂，裂片无毛。两性花较少，管状，向上渐扩大，裂片三角状渐尖。瘦果倒卵形或倒卵状圆柱形，有乳头状突起。冠毛粗糙，污白色，基部联合成2束。花期1—4月，果期8—11月。

生境分布 生长于田边、山坡及路边。分布于我国大部分地区。

性味功效 味甘、微酸，性平。归肺经。可化痰止咳，祛风除湿，解毒。主治咳嗽痰多，风湿痹痛，泄泻，水肿，蚕豆病，赤白带下，痈肿疔疮，阴囊湿痒，荨麻疹，高血压。

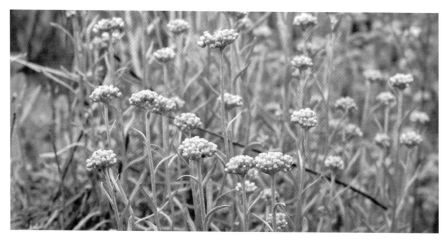

红凤菜

菊科菊三七属 *Gynura bicolor* (Roxb. ex Willd.) DC.

常用别名｜两色三七草、红番苋、紫背天葵。

药材名称｜观音苋。

药用部位｜全草入药，夏秋季采收。

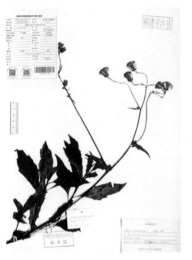

植物特征 多年生草本，全株无毛。茎直立，柔软，基部稍木质，上部有伞房状分枝，干时有条棱。叶互生，倒卵形或倒披针形，顶端尖或渐尖，基部楔状渐狭成具翅的叶柄，或近无柄，边缘具齿，上面绿色，下面干时变紫色，两面无毛。头状花序多数，排列成疏伞房状；花序梗细，具丝状苞片；总苞基部有 7～9 个小苞片；总苞片 1 层，线状披针形或线形，背面具 3 肋。小花橙黄色至红色，裂片卵状三角形。瘦果圆柱形，淡褐色。花果期 5—10 月。

生境分布 生长于山坡林下、岩石上或河边湿处。分布于福建、浙江、江西、广西、江苏等地。

性味功效 味辛、甘，性凉。可清热凉血，解毒消肿。主治咳血，崩漏，外伤出血，痛经，痢疾，疮疡肿毒，跌打损伤，溃疡久不收敛。

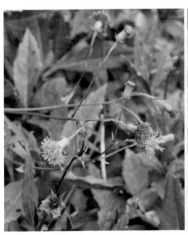

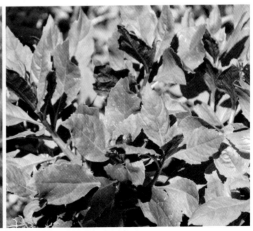

马兰

菊科马兰属 *Kalimeris indica* (L.) Sch. -Bip.

常用别名 | 马兰头、田菊、路边菊、蓑衣莲、毛蜞菜。

药材名称 | 马兰。

药用部位 | 全草或根入药，夏秋季采收。

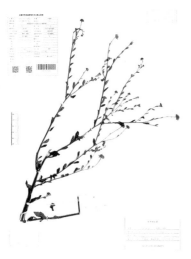

植物特征 多年生草本。茎直立，上部有短毛。叶倒披针形或倒卵状矩圆形，顶端钝或尖，基部渐狭成具翅的长柄，边缘有小尖头的钝或尖齿或有羽状裂片，上部叶小，全缘，基部急狭无柄，全部叶稍薄质，两面或上面有疏微毛或近无毛，边缘及下面沿脉有短粗毛。头状花序单生于枝端并排列成疏伞房状；总苞片 2～3 层，覆瓦状排列；外层倒披针形，内层倒披针状矩圆形。舌状花 1 层，舌片浅紫色；管状花被短密毛。瘦果倒卵状矩圆形，上部被腺及短柔毛。冠毛弱而易脱落。花期 5—9 月，果期 8—10 月。

生境分布 生长于路旁、田埂、河边等较潮湿处。分布于福建、江苏、江西、河南、山西等地。

性味功效 味辛，性凉。归肺、肝、胃、大肠经。可凉血止血，清热利湿，解毒消肿。主治感冒发烧，咳嗽，急性咽炎，小儿疳积，肠炎，痢疾，崩漏，月经不调，疮疖肿痛，乳腺炎，外伤出血。

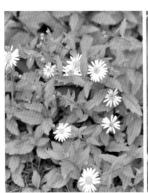
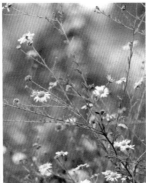
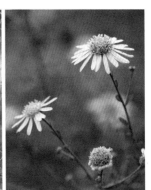

千里光

菊科千里光属 *Senecio scandens* Buch.-Ham. ex D. Don

常用别名 | 九里明、九里光、蔓黄菀。

药材名称 | 千里光。

药用部位 | 全草入药，夏秋季采收。

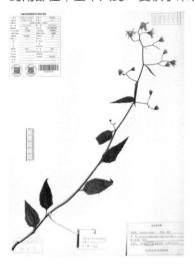

植物特征 多年生草本。茎多分枝，被柔毛或无毛，老时变木质。叶片卵状披针形至长三角形，通常具浅或深齿，两面被短柔毛至无毛。头状花序有舌状花，在枝端排列成顶生复聚伞圆锥花序；分枝和花序梗被密至疏短柔毛。总苞圆柱状钟形；舌状花 8～10，舌片黄色，长圆形，钝，具3细齿，具4脉；管状花多数，花冠黄色；裂片卵状长圆形，上端有乳头状毛。瘦果圆柱形，被柔毛，冠毛白色。秋天开花，可持续到翌年春。

生境分布 生长于森林、灌丛中。分布于江苏、浙江、福建、江西、湖南、四川等地。

性味功效 味苦，性寒。归肺、肝经。可清热解毒，明目，利湿。主治感冒发热，目赤肿痛，急性扁桃体炎，泄泻痢疾，黄疸性肝炎，痈肿疖毒，皮肤湿疹，烧烫伤。

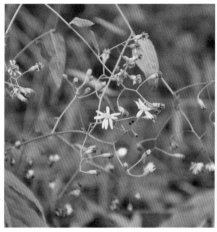

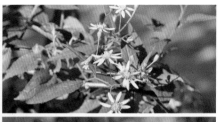

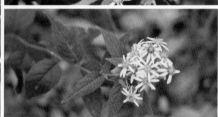

豨莶

菊科豨莶属 *Siegesbeckia orientalis* L.

常用别名 | 虾柑草、粘糊菜、肥猪草、粘苍子、黄花仔。

药材名称 | 豨莶草。

药用部位 | 地上部分入药，夏秋季采收。

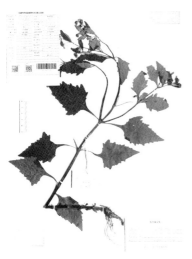

植物特征 一年生草本。茎直立，全部分枝被灰白色短柔毛。叶对生，有柄；中部叶三角状卵圆形或卵状披针形，基部阔楔形，下延成翼柄，顶端渐尖，边缘有规则的浅裂或粗齿，纸质，具腺点，两面被毛；上部叶渐小。头状花序，多数聚生于枝端，排列成圆锥花序。花杂性，黄色，边缘为舌状花，雌性，先端3浅裂；柱头2裂；中央为管状花，两性；先端5裂。瘦果倒卵圆形，有4棱，顶端有灰褐色环状突起。花期4—9月，果期6—11月。

生境分布 生长于山坡、林缘及路旁。分布于秦岭及长江流域以南各地。

性味功效 味苦、辛，性寒。归肝、肾经。可祛风湿，利关节，解毒。主治四肢麻痹，筋骨疼痛，腰膝无力，疟疾，急性肝炎，半身不遂，疔疮肿毒，外伤出血。

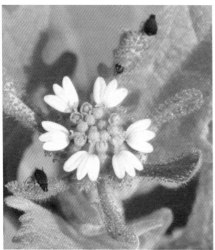

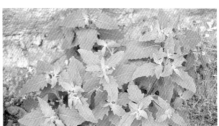

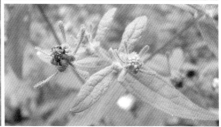

苦苣菜

菊科苦苣菜属 *Sonchus oleraceus* L.

常用别名 | 滇苦英菜、刺苦菜、败酱草。

药材名称 | 苦菜。

药用部位 | 全草入药，全年采收。

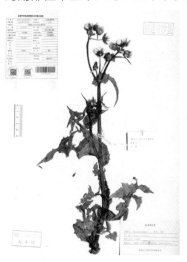

植物特征 一年生或二年生草本。茎直立，单生，有纵条棱或条纹。基生叶羽状深裂，全形长椭圆形或倒披针形，或基生叶不裂，全部叶或裂片边缘及抱茎小耳边缘有大小不等的急尖锯齿或大锯齿或上部及接花序分枝处的叶，边缘大部全缘或上半部边缘全缘，两面光滑。头状花序少数，在茎枝顶端排成紧密的伞房花序或总状花序，或单生于茎枝顶端。舌状小花多数，黄色。瘦果褐色，长椭圆形或长椭圆状倒披针形，肋间有横皱纹，顶端狭，无喙，冠毛白色，单毛状，彼此纠缠。花果期5—12月。

生境分布 生长于田边、山野、路旁。分布于我国大部分地区。

性味功效 味苦，性寒；有小毒。归心、脾、胃、大肠经。可清热解毒，凉血止血。主治肠炎，痢疾，黄疸，淋证，咽喉肿痛，痈疮肿毒，乳腺炎，痔瘘，吐血，衄血，咯血，尿血，便血，崩漏。

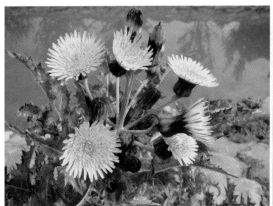

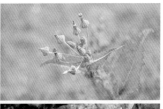

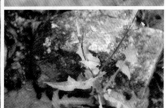

苣荬菜

菊科苦苣菜属 *Sonchus wightianus DC.*

常用别名 | 南苦荬菜。

药材名称 | 苣荬菜、苣荬菜花。

药用部位 | 全草、花入药；全草春季开花前采收，花夏秋季将开放时采收。

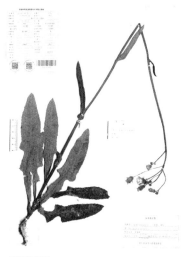

植物特征 多年生草本。茎直立。基生叶多数，中下部茎叶全倒披针形或长椭圆形，羽状或倒向羽状深裂、半裂或浅裂；全部叶裂片边缘有小锯齿或小尖头；上部茎叶及接花序分枝下部的叶披针形或线钻形；全部叶基部渐窄成翼柄，中部以上茎叶无柄，基部扩大半抱茎。头状花序在茎枝顶端排成伞房状花序，全部总苞片外沿中脉有 1 行头状具柄的腺毛。舌状小花多数，黄色。瘦果长椭圆形，每面有 5 条细肋，肋间有横皱纹。冠毛白色，柔软。花果期 1—9 月。

生境分布 生长于路边、田野。分布于我国大部分地区。

性味功效 性寒，味苦。可清热解毒，补虚止咳。主治菌痢，喉炎，虚弱咳嗽，内痔脱出，带下；急性黄疸性传染性肝炎。

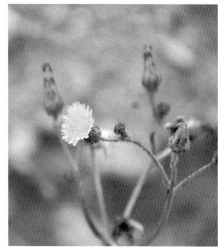

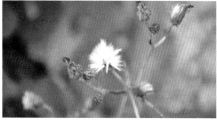

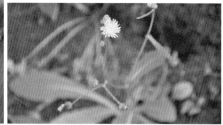

金钮扣

菊科金钮扣属 *Spilanthes paniculata* Wall. ex DC.

常用别名 | 散血草、小铜锤、黄花草。

药材名称 | 天文草。

药用部位 | 全草入药，全年采收。

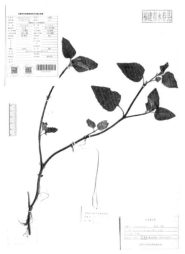

植物特征 一年生草本。叶对生，卵形、宽卵圆形或椭圆形，顶端短尖或稍钝，基部宽楔形至圆形，全缘，波状或具波状钝锯齿。头状花序单生，或圆锥状排列，卵圆形，有或无舌状花；总苞片约8个，2层，绿色，卵形或卵状长圆形；托片膜质，倒卵形；花黄色，雌花舌状，舌片宽卵形或近圆形，顶端3浅裂；两性花花冠管状，有4～5个裂片。瘦果长圆形，暗褐色，有白色软骨质边缘，有疣状腺体及疏微毛，边缘有缘毛，顶端有芒。花果期4—11月。

生境分布 生长于山野、湿地或水沟旁草丛中。分布于华南、东南地区。

性味功效 味辛、苦，性微温；有小毒。可止咳平喘，解毒利湿，消肿止痛。主治感冒，咳嗽，哮喘，百日咳，肺结核，痢疾，肠炎，疟疾，疮疖肿毒，风湿性关节炎，牙痛，跌打损伤，毒蛇咬伤。

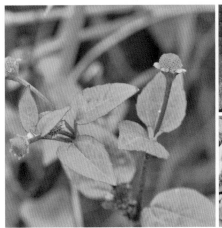

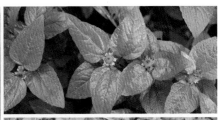

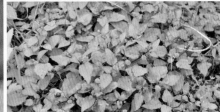

金腰箭

菊科金腰箭属 *Synedrella nodiflora* (L.) Gaertn.

常用别名 | 苞壳菊、黑点旧、苦草。

药材名称 | 金腰箭。

药用部位 | 全草入药，春夏季采收。

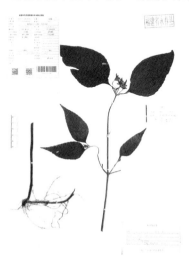

植物特征 一年生草本。茎直立，二歧分枝，被贴生的粗毛或后脱毛。叶具柄，阔卵形至卵状披针形，基部下延成翅状宽柄，两面被贴生、基部为疣状的糙毛。头状花序簇生于叶腋，或在顶端成扁球状；小花黄色；外层总苞片绿色，叶状至披针形，内层总苞片干膜质，鳞片状，长圆形至线形。舌状花舌片椭圆形，顶端2浅裂；管状花檐部4浅裂，裂片卵状。雌花瘦果倒卵状长圆形，两性花瘦果倒锥形。花期6—10月。

生境分布 生长于旷野、耕地、路旁及住宅旁。分布于我国东南至西南部地区。

性味功效 味微辛、微苦，性凉。归心、肝经。可清热透疹，解毒消肿。主治感冒发热，斑疹，疮痈肿毒。

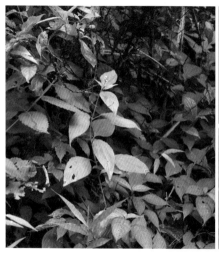

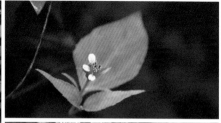

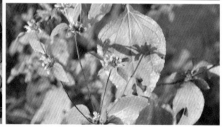

肿柄菊

菊科肿柄菊属 *Tithonia diversifolia* A. Gray

常用别名 | 假向日葵、黄斑肿柄菊、太阳菊。

药材名称 | 肿柄菊叶。

药用部位 | 叶入药，春夏季采收。

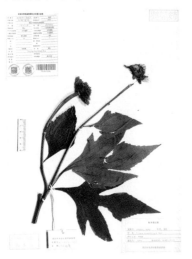

植物特征 一年生草本。茎直立，有粗壮分枝，被稠密短柔毛或通常下部脱毛。叶卵形或卵状三角形或近圆形，3～5深裂，上部叶有时不分裂，裂片卵形或披针形，边缘有细锯齿，下面被短柔毛，基出三脉。头状花序大，顶生于假轴分枝的长花序梗上。总苞片4层，外层椭圆形或椭圆状披针形，基部革质；内层苞片长披针形，顶端钝。舌状花1层，黄色，舌片长卵形，顶端有不明显的3齿；管状花黄色。瘦果长椭圆形，扁平，被短柔毛。花果期9—11月。

生境分布 生长于路旁。分布于福建、广东、广西、云南等地。

性味功效 味苦，性凉。归心、大肠经。可清热解毒。主治急性胃肠炎，疮疡肿毒。

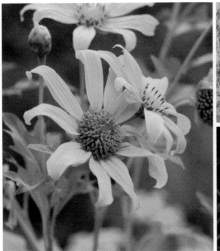

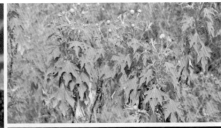

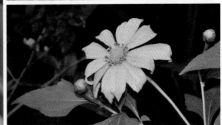

夜香牛

菊科斑鸠菊属 *Vernonia cinerea* (L.) Less.

常用别名｜寄色草、缩盖斑鸠菊、四季春、伤寒草、消山虎。
药材名称｜伤寒草。
药用部位｜全草或根入药，夏秋季采收。

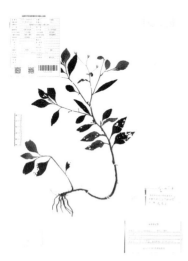

植物特征 一年生或多年生草本。茎直立，通常上部分枝。叶互生，下部和中部叶具柄，菱状卵形、菱状长圆形或卵形，基部楔状狭成具翅的柄，边缘有具小尖的疏锯齿，或波状，两面均有腺点；上部叶渐尖，狭长圆状披针形或线形，具短柄或近无柄。头状花序具柄，排列成疏散的伞房状圆锥花序，花序梗具线形小苞片或无苞片；总苞片4层，绿色或有时变紫色；花淡红紫色，花冠管状，裂片线状披针形。瘦果圆柱形，冠毛白色。花果期全年。

生境分布 生长于山坡旷野、荒地、田边、路旁。分布于我国南方大部分地区。

性味功效 味苦、辛，性凉。归肺、肝、心经。可疏风清热，除湿，解毒。主治外感发热，咳嗽，急性黄疸性肝炎，湿热腹泻，带下，疔疮肿毒，乳腺炎，鼻炎，毒蛇咬伤。

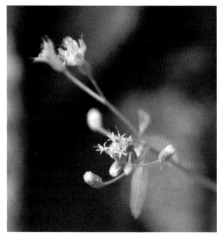

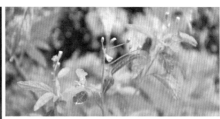

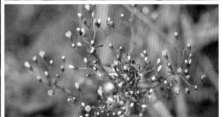

苍耳

菊科苍耳属 *Xanthium sibiricum* Patrin ex Widder

常用别名｜菓耳、粘头婆、苍耳子。

药材名称｜苍耳、苍耳花、苍耳子、苍耳根。

药用部位｜全草、花、带总苞的果实和根入药；茎叶夏季采收，果实和根秋季采收。

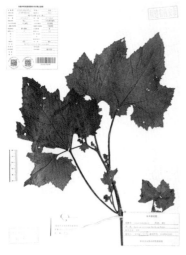

植物特征　一年生草本。茎直立不分枝或少有分枝，上部有纵沟，被灰白色糙伏毛。叶三角状卵形，近全缘，边缘有不规则的粗锯齿，叶面被糙伏毛。雄性头状花序球形，总苞片长圆状披针形，被短柔毛，花冠钟形，管部上端有5宽裂片；雌性头状花序椭圆形，外层总苞片小，披针形，被短柔毛，内层总苞片结合成囊状，宽卵形或椭圆形，绿色。瘦果倒卵形。花期7—8月，果期9—10月。

生境分布　生长于平原、丘陵、低山、荒野路边、田边。分布于我国大部分地区。

性味功效　苍耳子味苦、辛，性温；有毒。归肺经。可散风寒，通鼻窍，祛风湿。主治风寒头痛，湿痹拘挛，鼻塞流涕，鼻衄，鼻渊，风疹瘙痒。

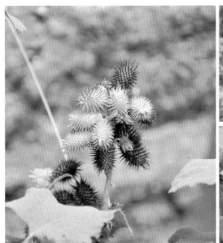

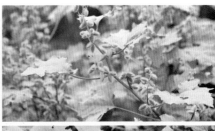

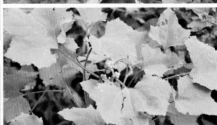

黄鹌菜

菊科黄鹌菜属 *Youngia japonica* (L.) DC.

常用别名 ｜ 毛连连、野芥菜、黄花菜、黄花枝香草。
药材名称 ｜ 黄鹌菜。
药用部位 ｜ 根或全草入药，春季或秋季采收。

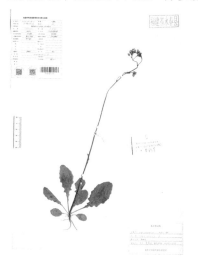

植物特征 一年生或二年生草本。须根肥嫩，白色。茎自基部抽出一至数枝，直立。基部叶丛生，倒披针形，提琴状羽裂，顶端裂片大，先端钝，边缘有不整齐的波状齿裂；茎生叶互生，通常 1～2 枚，少有 3～5 枚，叶片狭长，羽状深裂。头状花序小而多，排成聚伞状圆锥花丛；总苞片 2 层，外层苞片 5 枚，三角状或卵形，内层苞片约 8 枚，披针形；花冠黄色，边缘为舌状花，中心为管状花，瘦果棕红色，具棱 11～13 条，冠毛白色。花期 4—5 月，果期 6—10 月。

生境分布 生长于林间草地及潮湿地、田间与荒地上。分布于长江流域以南各地。

性味功效 味甘、微苦，性凉。可清热解毒，利尿消肿。主治咽炎，乳腺炎，牙痛，小便不利，肝硬化腹水；外用治疮疖肿毒。

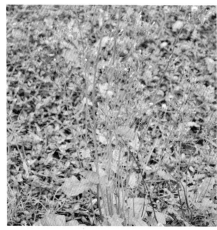

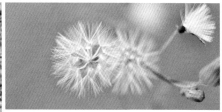

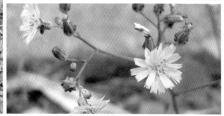

东方泽泻

泽泻科泽泻属 Alisma orientale (Samuel.) Juz.

常用别名 | 如意菜、水慈菇、水泽。

药材名称 | 泽泻。

药用部位 | 块茎入药，冬季采收。

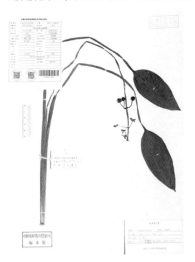

植物特征 多年生水生或沼生草本。块茎椭球形。叶多数；挺水叶宽披针形、椭圆形，先端渐尖，基部近圆形或浅心形，叶脉 5～7 条。花序具 3～9 轮分枝，每轮分枝 3～9 枚；花两性，花梗不等长；外轮花被片卵形，内轮花被片近圆形，比外轮大，白色、淡红色，边缘波状；花药黄绿色或黄色；花托在果期呈凹凸状。瘦果椭圆形，呈膜质翅，两侧果皮纸质，半透明。种子紫红色。花果期 5—10 月。

生境分布 生长于湖泊、河湾、溪流、水塘的浅水带。分布于我国大部分地区。

性味功效 味甘、淡，性寒。归肾、膀胱经。可利水渗湿，泄热，化浊降脂。主治小便不利，热淋涩痛，水肿胀满，泄泻尿少，痰饮眩晕，遗精，高脂血症。

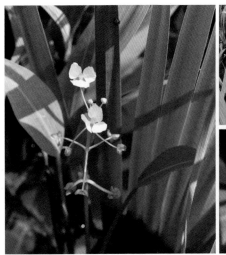

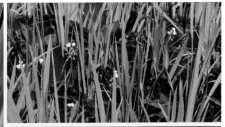

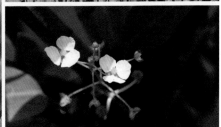

天门冬

百合科天门冬属 *Asparagus cochinchinensis* (Lour.) Merr.

常用别名 | 天冬、丝冬、三百棒、武竹、天冬草。
药材名称 | 天冬。
药用部位 | 块根入药，秋冬季采收。

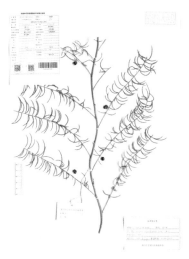

植物特征 攀缘植物，根在中部或近末端成纺锤状膨大；茎平滑，常弯曲或扭曲，分枝具棱或狭翅。叶状枝通常每3枚成簇，扁平或由于中脉龙骨状而略呈锐三棱形，稍镰刀状；茎上的鳞片状叶基部延伸为硬刺，在分枝上的刺较短或不明显。花通常每2朵腋生，淡绿色；花梗关节一般位于中部，有时位置有变化；花丝不贴生于花被片上；雌花大小和雄花相似。浆果球形，熟时红色。花期5—6月，果期8—10月。

生境分布 生长于山坡、路旁、疏林下、山谷或荒地上。分布于华东、中南、西南地区。

性味功效 味甘、苦，性寒。归肺、肾经。可滋阴润燥，清肺生津。主治肺燥干咳，顿咳痰黏，阴虚劳嗽，热病津伤，咽干口渴，内热消渴，肠燥便秘，咽喉肿痛，腰膝酸痛，骨蒸潮热。

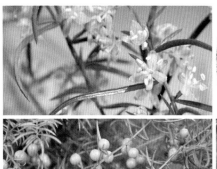
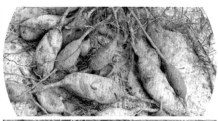
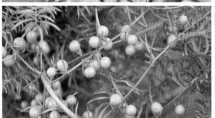
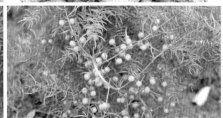

山菅

百合科山菅属　*Dianella ensifolia* (L.) DC.

常用别名｜山菅兰、山交剪、桔梗兰、老鼠砒。
药材名称｜山猫儿。
药用部位｜根茎或全草入药，全年采收。

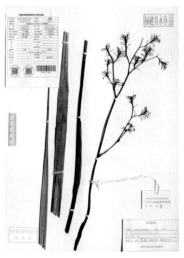

植物特征　多年生草本。根状茎圆柱状，横走，表面暗棕色，结节明显。叶狭条状披针形，基部稍收狭成鞘状，套叠或抱茎，边缘和背面中脉具锯齿。茎坚挺，近圆柱形，上部稍扁。叶互生，2列，线状披针形，有稀疏粗糙的细锯齿；鞘极长，部分自中脉向内对折而合生。圆锥花序顶生，疏散，分枝少而短；苞片卵形，先端尾状急尖；花被青紫色或绿白色，裂片6，2轮，长圆形。浆果卵圆形，蓝紫色，光滑；种子黑色。花期6—8月，果期7—9月。

生境分布　生长于林下、山坡或草丛中。分布于广东、广西、福建、台湾等地。

性味功效　味辛，性温；有毒。归肝经。可拔毒消肿，散瘀止痛。主治瘰疬，痈疽疮癣，跌打损伤。

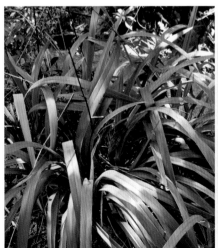

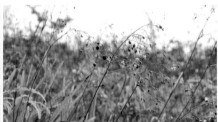

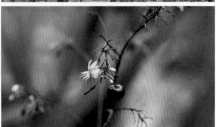

萱草

百合科萱草属 *Hemerocallis fulva* (L.) L.

常用别名 ｜ 黄花菜、金针菜、宜男草。
药材名称 ｜ 萱草根、萱草嫩苗。
药用部位 ｜ 根和嫩苗入药，夏秋采收。

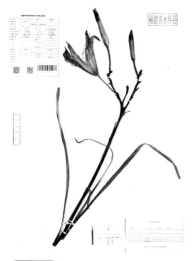

植物特征 多年生宿根草本；根状茎粗短，具肉质纤维根，多数膨大呈窄长纺锤形。叶基生成丛，2 列，叶片条形，下面呈龙骨状突起。花葶粗壮，蝎尾状聚伞花序复组成圆锥状；苞片卵状披针形；花橘红色至橘黄色；花被下部合生成花被管；外轮花被裂片 3，长圆状披针形，内轮裂片 3，长圆形；雄蕊伸出，上弯，比花被裂短；花柱伸出，上弯，比雄蕊长。蒴果长圆形。花果期 5—9 月。

生境分布 生长于溪谷、草甸、湿草地、荒坡或灌丛下。分布于秦岭以南各地。

性味功效 味甘，性凉；根有毒。归脾、肝、膀胱经。可清热利湿，凉血止血，解毒消肿。主治黄疸水肿，淋浊，带下，衄血，便血，崩漏，瘰疬，乳痈，乳汁不通；外用治乳腺炎。

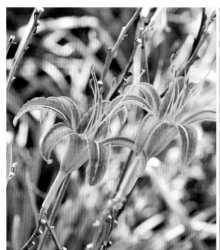

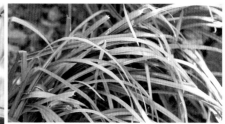

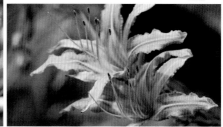

百合

百合科百合属 *Lilium brownii* var. *viridulum* Baker

常用别名 | 强瞿、番韭、山丹、倒仙。

药材名称 | 百合、百合花、百合子。

药用部位 | 鳞茎、花和种子入药，夏秋季采收。

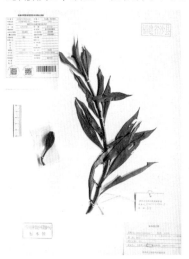

植物特征 多年生草本。茎上有紫色条纹，无毛；鳞茎球形，鳞茎瓣广展，无节，白色。叶散生，具短柄；上部叶常小于中部叶，叶片倒披针形至倒卵形，先端急尖，基部余窄，全缘，无毛，有3～5条脉。花1～4朵，喇叭形，有香味；花被片6，倒卵形，多为白色，背面带紫褐色，无斑点，先端弯而不卷，蜜腺两边具小乳头状突起；雄蕊6，花药椭圆形，丁字着生，花粉粒褐红色。蒴果长圆形，有棱。种子多数。花期5—6月，果期9—10月。

生境分布 生长于山坡、灌木林下、路边、溪旁或石缝中。分布于我国大部分地区。

性味功效 味甘，性寒。归心、肺经。可养阴润肺，清心安神。主治阴虚久咳，痰中带血，虚烦惊悸，失眠多梦，精神恍惚。

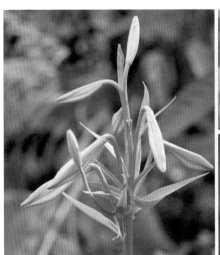

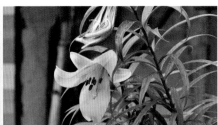

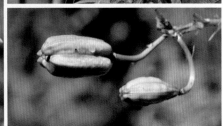

卷丹

百合科百合属 *Lilium lancifolium* Thunb.

常用别名｜药百合、虎皮百合。

药材名称｜百合、百合花、百合子。

药用部位｜鳞茎、花和种子；鳞茎秋冬季采收，种子夏秋季采收，花6—7月采收。

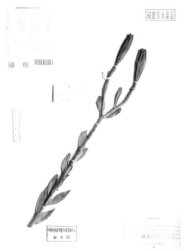

植物特征 多年生草本；鳞茎近宽球形；鳞片宽卵形，白色。茎带紫色条纹，具白色绵毛。叶散生，矩圆状披针形或披针形，两面近无毛，边缘有乳头状突起，有5～7条脉，上部叶腋有珠芽。花3～6朵或更多；苞片叶状，卵状披针形，先端钝，有白色绵毛；花梗紫色，有白色绵毛；花下垂，花被片披针形，反卷，橙红色，有紫黑色斑点。蒴果狭长卵形。花期7—8月，果期9—10月。

生境分布 生长于林缘路旁及山坡草地上。分布于福建、江苏、浙江、湖南、安徽等地。

性味功效 味甘，性寒。归心、肺经。可养阴润肺，清心安神。主治阴虚久咳，痰中带血，热病后期余热未清，或情志不遂所致的虚烦惊悸、失眠多梦、精神恍惚，痈肿，湿疮。

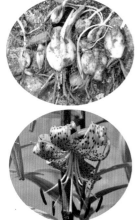

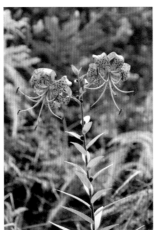

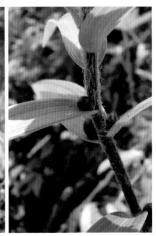

阔叶山麦冬

百合科山麦冬属 *Liriope platyphylla* Wang et Tang

常用别名｜阔叶土麦冬、常青草、阔叶麦冬。

药材名称｜土麦冬。

药用部位｜块根入药，立夏或清明前后采收。

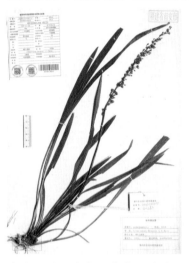

植物特征 多年生常绿草本，叶密集成丛，革质，先端急尖或钝，基部渐狭，有明显的横脉，边缘几不粗糙。根细长，分枝多，有时局部膨大成纺锤形的小块根，小块根肉质；根状茎短，木质。花葶通常长于叶；总状花序，花朵簇生于苞片腋内；苞片小，近刚毛状；小苞片卵形，干膜质；花梗关节位于中部或中部偏上；花被片矩圆状披针形或近矩圆形，先端钝，紫色或红紫色。种子球形，初期绿色，成熟时变黑紫色。花期7—8月，果期9—11月。

生境分布 生长于山地、山谷的疏密林下或潮湿处。分布于华东、中南、西南地区。

性味功效 味甘、微苦，性微寒。可养阴生津。主治阴虚肺燥，咳嗽痰黏，胃阴不足，口燥咽干，肠燥便秘。

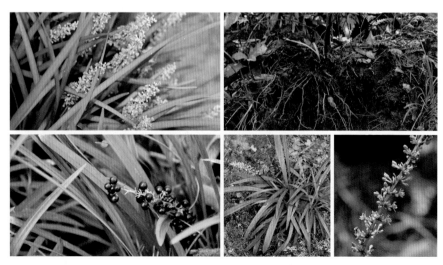

山麦冬

百合科山麦冬属 *Liriope spicata* (Thunb.) Lour.

常用别名｜大麦冬、土麦冬、鱼子兰、细叶麦冬。
药材名称｜山麦冬。
药用部位｜块根入药，立夏或清明前后采收。

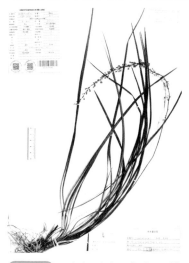

植物特征 多年生草本。植株有时丛生；根稍粗，有时分枝多，近末端处常膨大成矩圆形、椭圆形或纺锤形的肉质小块根；根状茎短，木质，具地下走茎。叶密集成丛，基部常包以褐色的叶鞘，上面深绿色，背面粉绿色。花葶通常长于或几等长于叶；总状花序顶生，具花多数；花通常3～5朵簇生于苞片腋内；苞片小，披针形，干膜质；花被片矩圆形或矩圆状披针形，先端钝圆，淡紫色或淡蓝色。浆果球形，熟时蓝黑色。种子近球形。花期5—7月，果期8—10月。

生境分布 生长于山野间阴湿处、山谷林下及路旁。分布于我国大部分地区。

性味功效 味甘、微苦，性微寒。归心、肺、胃经。可养阴生津，润肺清心。主治肺燥干咳，阴虚劳嗽，喉痹咽痛，津伤口渴，内热消渴，心烦失眠，肠燥便秘。

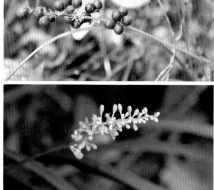

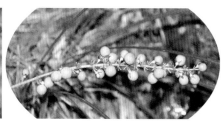

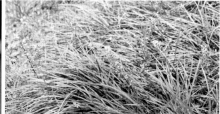

华重楼

百合科重楼属 *Paris polyphylla* var. *chinensis* (Franch.) Hara

常用别名｜七叶一枝花、蚤休、草河车。
药材名称｜重楼。
药用部位｜根茎入药，秋季采收。

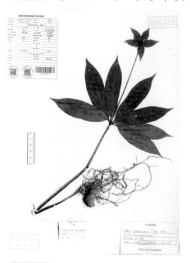

植物特征 多年生草本。根状茎粗厚，外面棕褐色，密生多数环节和许多须根。茎通常带紫红色，基部有灰白色干膜质的鞘1～3枚。叶5～9片，通常7片，轮生于茎顶，倒卵状披针形、矩圆状披针形或倒披针形，先端短尖或渐尖，基部圆形或宽楔形；叶柄明显，带紫红色。外轮花被片绿色，4～6枚，狭卵状披针形；内轮花被片狭条形，通常比外轮长。蒴果紫色，3～6瓣裂开。种子多数，具鲜红色多浆汁的外种皮。花期4—7月，果期8—11月。

生境分布 生长于林下阴处或沟谷边的草丛中。分布于浙江、福建、湖北、广东、四川、云南等地。

性味功效 味苦，性微寒；有小毒。归肝经。可清热解毒，消肿止痛，凉肝定惊。主治痈肿疮毒，咽肿喉痹，乳痈，蛇虫咬伤，跌打伤痛，惊风抽搐。

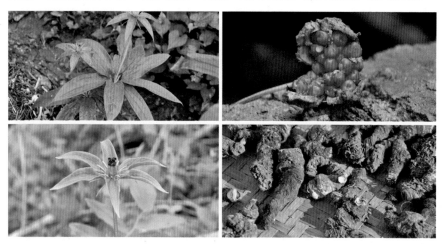

多花黄精

百合科黄精属 *Polygonatum cyrtonema* Hua

常用别名｜黄精、长叶黄精、山姜。

药材名称｜黄精。

药用部位｜根茎入药，春秋季采收。

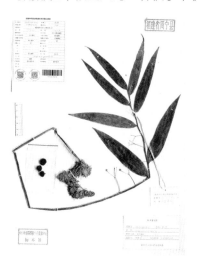

植物特征　多年生草本，植株高大粗壮；根状茎肥厚，通常连珠状或结节成块，少有近圆柱形，通常具 10～15 枚叶。叶互生，椭圆形、卵状披针形至矩圆状披针形，少有稍作镰状弯曲，先端尖至渐尖。花序腋生，具 2～7 花，伞形，总花梗长 1～4 厘米；苞片微小，位于花梗中部以下；花被黄绿色。浆果球形，黑色，具 3～9 颗种子。花期 5—6 月，果期 8—10 月。

生境分布　生长于山林、灌丛、沟谷旁的阴湿肥沃土壤中。分布于中南地区及江苏、安徽、浙江、江西、福建等地。

性味功效　味甘，性平。归脾、肺、肾经。可养阴润肺，补脾益气，滋肾填精。主治肺虚燥咳，脾虚乏力，胃阴不足，口干食少，劳嗽咳血，精血不足，须发早白，内热消渴，肾亏腰膝酸软，阳痿遗精，耳鸣目暗，体虚羸瘦，风癞癣疾。

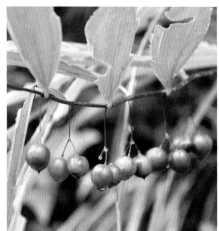

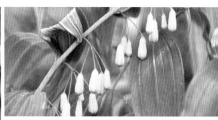

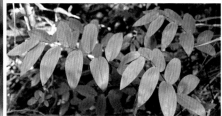

长梗黄精

百合科黄精属 *Polygonatum filipes* Merr. ex C. Jeffrey et McEwan

常用别名 | 细梗黄精、山黄精、山姜。

药材名称 | 黄精。

药用部位 | 根茎入药，春秋季采收。

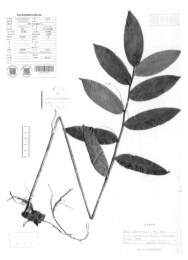

植物特征 多年生草本；根状茎横生，肉质，结节状、连珠状或有时"节间"稍长。叶互生，卵圆形至椭圆形，先端尖至渐尖，基部阔楔形，弧形脉 5～7 条，下面脉上有短毛；几无柄或有短柄。花序腋生，呈伞形，具 2～7 花，总花梗细丝状，花梗长；花被淡黄绿色，筒状，先端 6 裂；筒内花丝贴生，部分稍具短绵毛。浆果球形，成熟时黑色，具 2～5 颗种子。

生境分布 生长于林下、灌丛或草坡上。分布于江苏、安徽、浙江、江西、湖南、福建、广东等地。

性味功效 味甘，性平。归脾、肺、肾经。可养阴润肺，补脾益气，滋肾填精。主治阴虚劳嗽，肺燥咳嗽，脾虚乏力，食少口干，肾亏腰膝酸软，阳痿遗精，耳鸣目暗，须发早白。

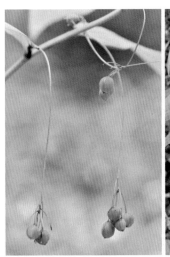

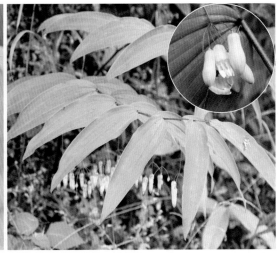

菝葜

百合科菝葜属 *Smilax china* L.

常用别名 | 金刚兜、狗骨刺。
药材名称 | 菝葜叶、菝葜。
药用部位 | 叶和块根入药；叶夏季采收，根茎全年采收。

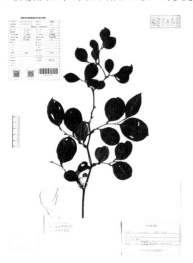

植物特征 攀缘灌木；根状茎粗厚，坚硬，为不规则的块状。茎疏生刺。叶薄革质或坚纸质，干后通常红褐色或近古铜色，圆形、卵形或其他形状，下面通常淡绿色，较少苍白色；基部具卷须。伞形花序生于叶尚幼嫩的小枝上，具十几朵或更多的花，常呈球形；花序托稍膨大，近球形，较少稍延长，具小苞片；花绿黄色，外花被片长 3.5 ～ 4.5 毫米，宽 1.5 ～ 2 毫米，内花被片稍狭。浆果熟时红色，有粉霜。花期 2—5 月，果期 9—11 月。

生境分布 生长于山坡、灌丛林缘。分布于我国南方大部分地区。

性味功效 味甘、微苦、涩，性平。归肝、肾经。可利湿去浊，祛风除痹，解毒散瘀。主治疮疖，肿毒，风湿痹痛，淋浊，带下。

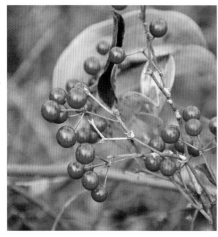

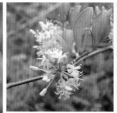

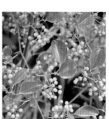

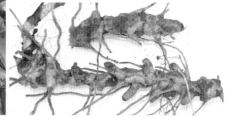

土茯苓

百合科菝葜属 *Smilax glabra* Roxb.

常用别名 │ 光叶菝葜、饭团根、红草薢。

药材名称 │ 土茯苓。

药用部位 │ 块茎入药，夏秋季采收。

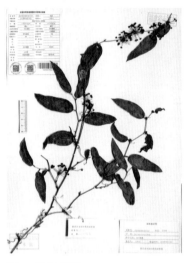

植物特征 攀缘灌木；根状茎粗厚，块状。枝条光滑，无刺。叶薄革质，狭椭圆状披针形至狭卵状披针形，先端渐尖，下面通常绿色，有时带苍白色；叶柄具狭鞘，有卷须，脱落点位于近顶端。伞形花序常具10余朵花，花绿白色，六棱状球形；雄花外花被片近扁圆形，兜状，背面中央具纵槽；内花被片近圆形，边缘有不规则的齿。浆果熟时紫黑色，具粉霜。花期7—11月，果期11月至翌年4月。

生境分布 生长于林中、灌丛下、河岸上或山谷中。分布于福建、安徽、江苏、浙江、广东等地。

性味功效 味甘、淡，性平。归肝、胃经。可除湿，解毒，通利关节。主治梅毒及汞中毒所致的肢体拘挛、筋骨疼痛，湿热淋浊，带下，脚气，痈肿，疮癣，瘰疬，瘿瘤，疥癣。

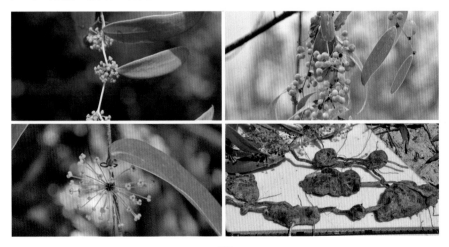

牯岭藜芦

百合科藜芦属 *Veratrum schindleri* Loes. f.

常用别名 | 天目藜芦、闽浙藜芦、七厘丹。

药材名称 | 藜芦。

药用部位 | 根及根茎入药，5—6 月未抽花茎时采收。

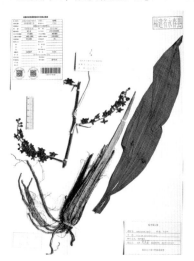

植物特征 多年生草本。在茎下部的叶宽椭圆形，有时狭矩圆形，两面无毛，先端渐尖，基部收狭为柄。圆锥花序长而扩展，具多数近等长的侧生总状花序；总轴和枝轴生灰白色绵毛；花被片伸展或反折，淡黄绿色、绿白色或褐色，近椭圆形或倒卵状椭圆形，先端钝，基部无柄，全缘，外花被片背面至少在基部被毛；小苞片短于或近等长于花梗，背面生绵毛。蒴果椭圆形，直立；种子扁平，具翅。花果期 6—10 月。

生境分布 生长于山坡林下阴湿处。分布于江苏、安徽、浙江、江西、福建等地。

性味功效 味辛、苦，性寒；有毒。归肺、胃、肝经。可吐风痰，杀虫毒。主治中风痰涌，风痫癫疾，黄疸，久疟，泻痢，头痛，喉痹，鼻息肉，疥癣，恶疮。

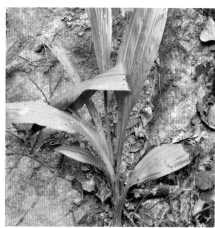
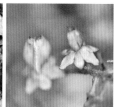
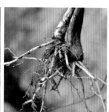
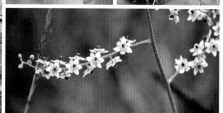

大百部

百部科百部属 *Stemona tuberosa* Lour.

常用别名｜对叶百部、九重根、蔓生百部。
药材名称｜百部。
药用部位｜块根入药，冬春季采收。

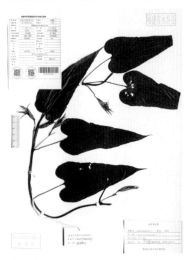

植物特征 多年生草本，块根通常纺锤状。茎常具少数分枝，攀缘状，下部木质化，分枝表面具纵槽。叶通常对生或轮生，极少兼有互生，卵状披针形、卵形或宽卵形，顶端渐尖至短尖，基部心形，全缘或稍波状，纸质或薄革质，叶脉 7～11 条。花单生或 2～3 朵排成总状花序，生于叶腋，花下具一披针形的小苞片；花被 4 片，披针形，黄绿色，有紫色脉纹，顶端渐尖，内轮比外轮稍宽，具 7～10 脉。蒴果光滑，倒卵形而扁，具多数种子。花期 4—7 月，果期 7—8 月。

生境分布 生长于向阳的灌木林下。分布于台湾、福建、广东、广西、云南等地。

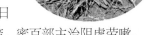

性味功效 味苦、甘，性微温。归肺经。可润肺下气止咳，杀虫灭虱。主治新久咳嗽，肺结核，百日咳，头虱，体虱，蛲虫病，皮肤疥癣，湿疹，阴痒。蜜百部主治阴虚劳嗽。

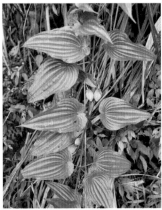
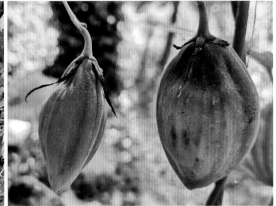

石蒜

石蒜科石蒜属 *Lycoris radiata* (L' Her.) Herb.

常用别名 | 老鸦蒜、鬼蒜、龙爪花。

药材名称 | 石蒜。

药用部位 | 鳞茎入药，秋季采收。

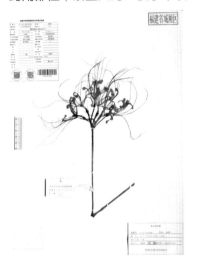

植物特征 多年生草本；鳞茎卵形或近球形，直径 1 ~ 3 厘米，外被紫褐色薄膜，下端密生须根。秋季出叶，叶基生，狭带状，顶端钝，深绿色，全缘，中间有粉绿色带。花序单生，花茎高约 30 厘米；总苞片 2 枚，披针形，膜质；伞形花序有花 4 ~ 7 朵，花鲜红色；花被裂片狭倒披针形，皱缩反卷，花被筒绿色；花被管极短，上部 6 裂。蒴果背裂。花期 8—9 月，果期 10 月。

生境分布 生长于阴湿山坡和溪沟边，庭院也有栽培。分布于我国南方大部分地区。

性味功效 味辛、甘，性温；有毒。归肺、胃、肝经。可祛痰催吐，解毒散结。主治喉风，水肿腹水，痈疽肿毒，疔疮，瘰疬，食物中毒，痰涎壅塞，黄疸。

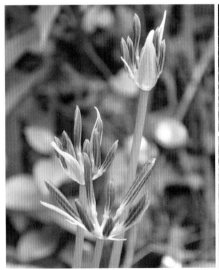

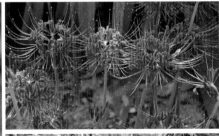

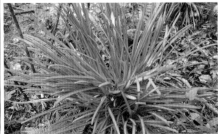

薯莨

薯蓣科薯蓣属 *Dioscorea cirrhosa* Lour.

常用别名 | 茹榔、金花果、红孩儿、鸡血莲。

药材名称 | 薯莨。

药用部位 | 块茎入药，四季采收。

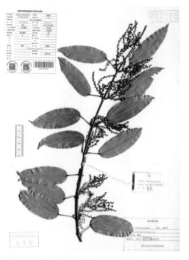

植物特征 粗壮藤本；块茎外皮黑褐色，断面新鲜时红色。茎绿色，有分枝，下部有刺。单叶在茎下部互生，中部以上对生；叶片革质或近革质，长椭圆状卵形至卵圆形，顶端渐尖或骤尖，基部圆形，有时呈三角状缺刻，全缘，两面无毛，表面深绿色，背面粉绿色。雌雄异株。雄花序为穗状花序，常排列成圆锥花序，有时穗状花序腋生；雌花序为穗状花序，单生于叶腋。蒴果近三棱状扁圆形，种子四周有膜质翅。花期4—6月，果期7月至翌年1月。

生境分布 生长于杂木林中、阔叶林中、灌丛中或林边。分布于江西、福建、台湾、湖南、广东等地。

性味功效 味苦，性凉；有小毒。可活血补血，收敛固涩。主治功能性子宫出血，产后出血，咯血，吐血，便血，尿血，腹泻；外用治烧伤。

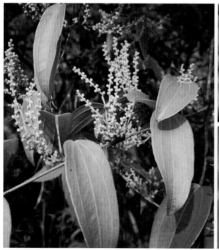

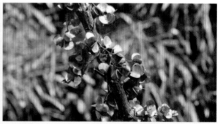

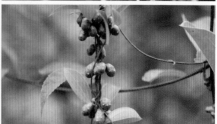

薯蓣

薯蓣科薯蓣属 *Dioscorea opposita* Thunb.

常用别名｜淮山、淮山药、野脚板薯。

药材名称｜山药、零余子、山药藤。

药用部位｜块茎、珠芽和茎叶入药；珠芽秋季采收，块茎冬季采收，茎叶夏秋季采收。

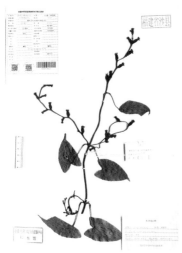

植物特征　缠绕草质藤本。单叶，在茎下部互生，中部以上对生，稀3叶轮生；叶片变异大，卵状三角形至宽卵形，顶端渐尖，基部深心形，边缘常3裂；叶腋内常有珠芽。雌雄异株。雄花序为穗状花序，多个着生于叶腋，偶尔呈圆锥状排列；外轮花被片为宽卵形，内轮卵形，较小。雌花序为穗状花序，1～3个着生于叶腋。蒴果，三棱状扁圆形或三棱状圆形，外面有白粉；种子四周有膜质翅。花期6—9月，果期7—11月。

生境分布　生长于山坡、山谷林下、灌丛中或杂草中。分布于华北、西北、华东、华中地区。

性味功效　味甘，性平。归脾、肺、肾经。可补脾养胃，生津益肺，补肾涩精。主治脾虚泄泻，食少浮肿，肺虚咳喘，虚热消渴，肾虚遗精，带下，尿频，虚劳羸瘦，腰膝酸软。

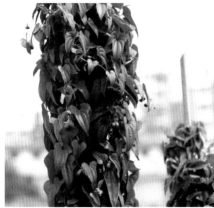

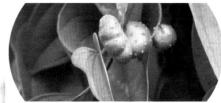

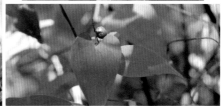

射干

鸢尾科射干属 *Belamcanda chinensis* (L.) DC.

常用别名 | 交剪草、扁竹、蝴蝶花、山蒲扇、野萱花。
药材名称 | 射干。
药用部位 | 根茎入药,春初刚发芽或秋末茎叶枯萎时采收。

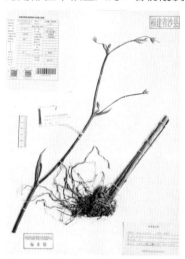

植物特征 多年生草本。根茎粗壮,横生,鲜黄色,呈不规则的结节状,着生多数细长的须根。茎直立,下部生叶。叶互生,先端渐尖,基部抱茎,全缘,绿色带白粉;叶脉数条,平行。聚伞花序伞房状顶生,叉状分枝,枝端着生数花;苞片披针形至狭卵形;花橙红色,散生紫褐色的斑点,花被裂片6,2轮排列;雄蕊3,贴生于外花被片基部,花药外向。蒴果倒卵形或长椭圆形,具3纵棱。种子近圆形,黑紫色,有光泽。花期6—8月,果期7—9月。

生境分布 生长于山坡、草原、田野旷地、杂木林缘。分布于我国大部分地区。

性味功效 味苦,性寒。归肺经。可清热解毒,祛痰利咽。主治热毒痰火郁结,咽喉肿痛,痰壅咳喘,瘰疬结核,疟母癥瘕,痈肿疮毒。

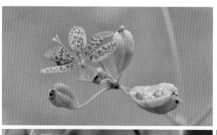

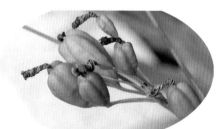

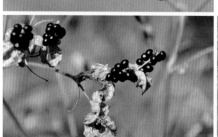

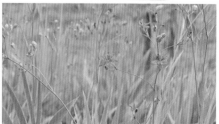

灯心草

灯心草科灯心草属 *Juncus effusus* L.

常用别名 | 灯芯草、虎酒草、曲屎草、老虎须、铁灯心。

药材名称 | 灯心草、灯心草根。

药用部位 | 茎髓、根及根茎入药，夏秋季采收。

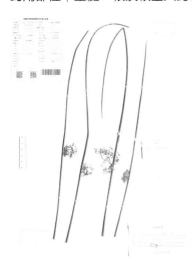

（**植物特征**） 多年生草本。根状茎横走，密生须根。茎簇生，直立，细柱形，内充满乳白色髓，占茎的大部分。叶鞘红褐色或淡黄色；叶全部为低出叶，呈鞘状或鳞片状，包围在茎的基部；叶片退化呈刺芒状。花序假侧生，聚伞状，多花，密集或疏散；花淡绿色，具短柄；花被片6，条状披针形，排列为2轮，外轮稍长，边缘膜质，背面被柔毛。蒴果长圆状，先端钝或微凹。种子卵状长圆形，褐色。花期6—7月，果期7—10月。

（**生境分布**） 生长于河水旁、田边等潮湿处。分布于长江下游及陕西、福建、四川、贵州等地。

（**性味功效**） 味甘、淡，性微寒。归心、肺、小肠经。可利水通淋，清心降火。主治水肿，小便不利，湿热黄疸，心烦不寐，小儿夜啼，喉痹，口疮，创伤。

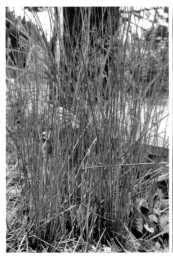
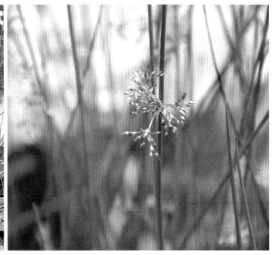

饭包草

鸭跖草科鸭跖草属 *Commelina benghalensis* Linnaeus

常用别名 | 竹叶菜、千日菜、火柴头。

药材名称 | 饭包草。

药用部位 | 全草入药，全年采收。

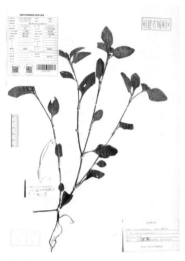

植物特征 多年生草本。茎大部分匍匐，上部上升，铺散，多数分枝，疏生短柔毛。纤毛叶鞘疏生长硬毛；叶柄离生；叶片卵形，近无毛；总苞片与叶对生，通常数个聚生于枝先端，蝎尾状聚伞花序下部的分枝具拉长的花序梗和 1 ~ 3 朵外露、不育的花，远轴的分枝长，具数个内藏的可育花。萼片膜质，花瓣蓝色。蒴果椭圆形，3 瓣裂。后面裂片有 1 颗种子或无种子，不裂；其他 2 裂片每个具 2 颗种子，开裂。种子黑色，圆筒状或半圆柱状的，具皱纹，不规则网状。花期从夏天到秋天。

生境分布 生长在潮湿的地方。分布于华东、华南、华中、西南地区。

性味功效 味苦，性寒。可清热解毒，利湿消肿。主治小便短赤涩痛，赤痢，疔疮。

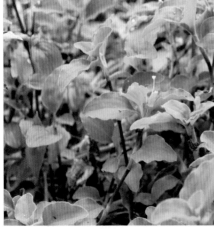
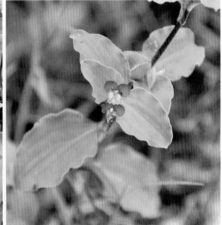

鸭跖草

鸭跖草科鸭跖草属 *Commelina communis* Linn.

常用别名｜竹仔菜、竹叶菜、水竹。

药材名称｜鸭跖草。

药用部位｜全草入药，夏秋季采收。

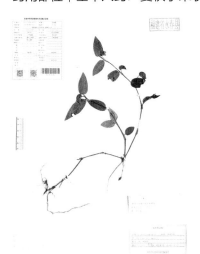

植物特征　一年生披散草本。茎圆柱形，肉质，下部茎匍匐状，节常生根，节间较长，表面呈绿色或暗紫色，具纵细纹，多分枝，叶鞘及茎上部被短毛。叶披针形至卵状披针形。总苞片佛焰苞状，与叶对生，折叠状，展开后为心形；聚伞花序，下面一枝仅有花1朵，上面一枝具花3～4朵。花瓣深蓝色，内面2枚具爪；雄蕊6，能育雄蕊3，较长，退化雄蕊3，顶端呈蝴蝶状。蒴果椭圆形，种子呈三棱状半圆形，暗褐色，有皱纹而具窝点。花期夏季。

生境分布　生长于湿地、田野、路旁、溪边、林缘潮湿处。分布于华南、华东、华中、华北地区。

性味功效　味甘、淡，性寒。归肺、胃、小肠经。可清热泻火，解毒，利水消肿。主治感冒发热，热病烦渴，咽喉肿痛，水肿尿少，热淋涩痛，痈肿疔毒。

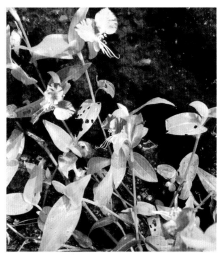

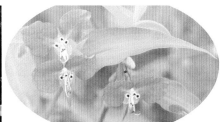

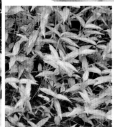

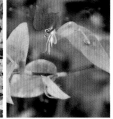

大苞鸭跖草

鸭跖草科鸭跖草属 *Commelina paludosa* Bl.

常用别名｜大竹叶菜、凤眼灵芝、大鸭跖草。

药材名称｜大苞鸭跖草。

药用部位｜全草入药，夏秋季采收。

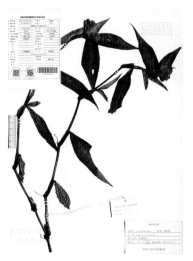

植物特征 多年生粗壮大草本。茎常直立，有时基部节上生根。叶无柄，叶片披针形至卵状披针形，顶端渐尖。总苞片漏斗状，无毛，无柄，常数个（4～10）在茎顶端集成头状，下缘合生，上缘急尖或短急尖；蝎尾状聚伞花序有花数朵。花梗短，折曲；萼片膜质，披针形；花瓣蓝色，匙形或倒卵状圆形，内面 2 枚具爪。蒴果卵球状三棱形，种子椭圆状，黑褐色，具细网纹。花期 8—10 月，果期 10 月至次年 4 月。

生境分布 生长于溪边、山谷及山坡林下阴湿处。分布于我国南方大部分地区。

性味功效 味甘，性寒。归肾、胃、大肠、膀胱经。可利水消肿，清热解毒，凉血止血。主治水肿，脚气，小便不利，热淋尿血，咽喉肿痛，丹毒，痈肿疮毒，蛇虫咬伤。

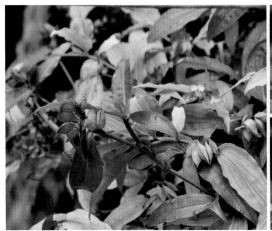
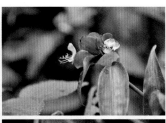
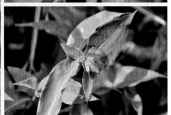

裸花水竹叶

鸭跖草科水竹叶属 *Murdannia nudiflora* (L.) Brenan

常用别名 | 天芒针、地蓝花、鸭舌头。
药材名称 | 红毛草。
药用部位 | 全草入药，夏秋季采收。

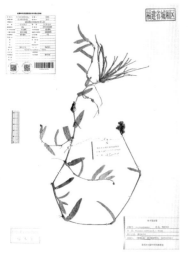

植物特征 为多年生草本。须根发达。茎丛生，横卧，肉质，节处生不定根，节部明显，节间微带紫色，分枝多。叶互生，略肉质；线状披针形，上面深绿色，下面两侧有时具紫色斑点，全缘，边缘紫红色；具叶鞘，抱茎节，鲜紫红色，边缘有刚毛。总状形聚伞花序，生于枝顶或顶端叶腋；花萼 3，长卵形，先端略尖，绿色；花瓣 3，倒卵圆形，较萼片长，蓝紫色；雄蕊 6，其中 2 枚发育，花药黑色，1 枚仅有花丝，3 枚退化，花丝略短，顶部成扁平的小蝶形花药，黄色，所有花丝有蓝紫色长毛。蒴果卵圆状三棱形。种子黄棕色，有深窝孔。花期 8—9 月。

生境分布 生长于低海拔的水边潮湿处。分布于福建、广东、四川等地。

性味功效 味甘、淡，性凉。归肺、胃经。可清肺热，凉血解毒。主治肺热咳嗽，咳血，吐血，咽喉肿痛，目赤肿痛，疮痈肿毒。

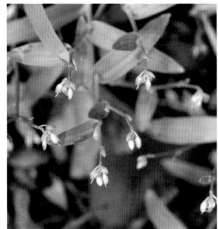
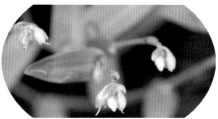
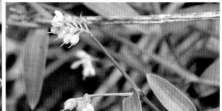

杜若

鸭跖草科杜若属 *Pollia japonica* Thunb.

常用别名｜白叶菜、杜莲、白接骨丹、竹叶花。
药材名称｜竹叶莲。
药用部位｜根茎和全草入药，夏秋季采收。

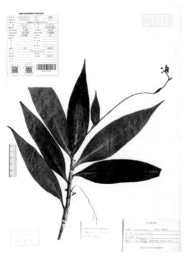

植物特征 多年生草本，根状茎长而横走。茎直立或上升，粗壮，不分枝，被短柔毛。叶鞘无毛；叶无柄或叶基渐狭，而延成带翅的柄；叶互生，长椭圆形，基部楔形，顶端长渐尖，近无毛，上面粗糙。蝎尾状聚伞花序，常多个成轮排列，形成数个疏离的轮，也有不成轮的，一般集成圆锥花序，各级花序轴和花梗被相当密的钩状毛；总苞片披针形；萼片3枚，宿存；花瓣白色，倒卵状匙形。果球状，果皮黑色，每室有种子数颗。种子灰色带紫色。花期7—9月，果期9—10月。

生境分布 生长于山谷林缘阴湿地。分布于福建、江西、湖南、四川等地。

性味功效 味微苦，性凉。归肝、肾经。可理气止痛，疏风消肿。主治胸胁气痛，胃痛，腰痛，头肿痛，流泪；外用治毒蛇咬伤。

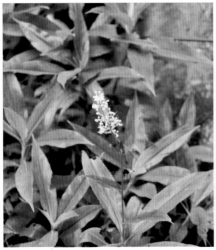
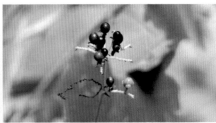
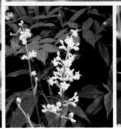
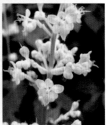

薏苡

禾本科薏苡属 *Coix lacryma-jobi* L.

常用别名｜鸭母珠、薏米、大麦珠。

药材名称｜薏苡仁、薏苡根。

药用部位｜种仁和根入药，秋季采收。

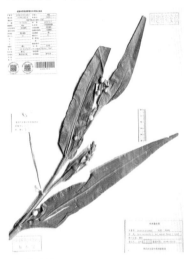

植物特征 一年生粗壮草本，须根黄白色，海绵质。秆直立丛生，节多分枝。叶鞘短于其节间；叶舌干膜质；叶片扁平宽大，开展，基部圆形或近心形，中脉粗厚，在下面隆起，边缘粗糙。总状花序腋生成束，直立或下垂，具长梗。雌小穗位于花序之下部，外面包以骨质念珠状之总苞，总苞卵圆形，珐琅质，坚硬，有光泽。颖果小，含淀粉少，常不饱满。花果期6—12月。

生境分布 生长于池塘、河沟、山谷、溪涧和农田等地。分布于我国大部分地区。

性味功效 味甘、淡，性凉。归脾、胃、肺经。可利水渗湿，健脾止泻，除痹，排脓，解毒散结。主治水肿，脚气，小便不利，脾虚泄泻，带下，风湿痹痛，筋脉拘挛，肺痈，肠痈，赘疣，癌肿。

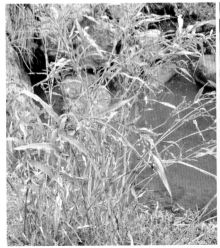

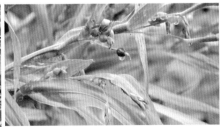

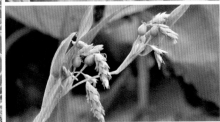

牛筋草

禾本科穇属 *Eleusine indica* (L.) Gaertn.

常用别名｜千金草、千千踏、千人拔、稷子草。

药材名称｜牛筋草。

药用部位｜根或全草入药，夏秋季采收。

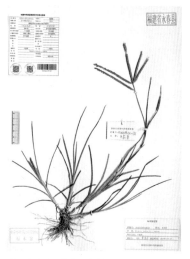

植物特征 一年生草本。根系极发达。秆丛生，基部倾斜。叶鞘两侧扁压而具脊，松弛，无毛或疏生疣毛；叶舌长约 1 毫米；叶片平展，线形，无毛或上面被疣基柔毛。穗状花序 2 ～ 7 个指状着生于秆顶，很少单生；小穗含 3 ～ 6 小花；颖披针形，具脊，脊粗糙；第一外稃卵形，膜质，具脊，脊上有狭翼，内稃短于外稃，具 2 脊，脊上具狭翼。囊果卵形，长约 1.5 毫米，基部下凹，具明显的波状皱纹。鳞被 2，折叠，具 5 脉。花果期 6—10 月。

生境分布 生长于荒芜之地及道路旁。分布于我国大部分地区。

性味功效 味甘、淡，性凉。归肝经。可清热利湿，凉血解毒。主治伤暑发热，小儿惊风，乙脑，流脑，黄疸，淋证，小便不利，痢疾，便血，疮疡肿痛，跌打损伤。

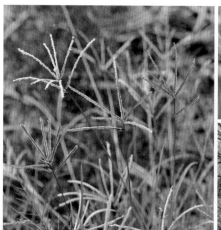

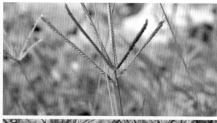

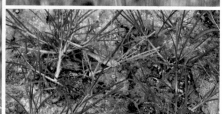

白茅

禾本科属 *Imperata cylindrica* (L.) Beauv.

常用别名 | 丝茅草、茅草、白茅草。

药材名称 | 白茅根、白茅花、茅草叶。

药用部位 | 根茎、花穗、叶片入药；根茎春秋季采挖，花穗4—5月采集，叶全年采收。

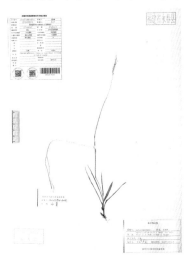

植物特征 多年生草本，具粗壮的长根状茎。秆直立，具1～3节，节无毛。叶鞘聚集于秆基，甚长于其节间，质厚；叶舌膜质，紧贴其背部，或鞘口具柔毛；秆生叶片窄线形，顶端渐尖呈刺状，下部渐窄，质硬，被白粉，基部上面具柔毛。圆锥花序稠密，基盘具丝状柔毛；两颖草质，边缘膜质，顶端渐尖或稍钝，常具纤毛，脉间疏生长丝状毛，第一外稃卵状披针形，透明膜质，无脉，顶端尖或齿裂，第二外稃与其内稃近相等，卵圆形，顶端具齿裂及纤毛。颖果椭圆形，胚长为颖果之半。花果期4—6月。

生境分布 生长于平原河岸草地、沙质草甸、荒漠与海滨。分布于我国大部分地区。

性味功效 味甘，性寒。归胃、肺、膀胱经。可凉血止血，清热利尿。主治血热出血，热病烦渴，湿热黄疸，水肿尿少，热淋涩痛，胃热呕逆，肺热咳喘，外伤出血，疮痈肿毒。

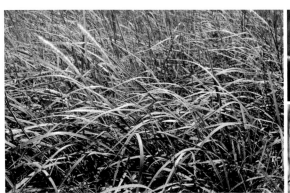

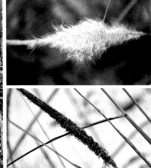

淡竹叶

禾本科淡竹叶属 *Lophatherum gracile* Brongn.

常用别名 | 地竹、竹叶麦冬、林下竹、迷身草、山鸡米。

药材名称 | 淡竹叶、碎骨子。

药用部位 | 全草、块根入药，夏季未抽花穗前采收。

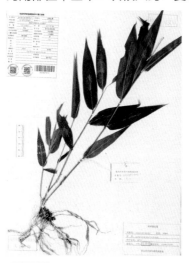

植物特征 多年生草本。有短缩而稍木质化的根茎，须根中部常膨大为纺锤形的块根。茎丛生，细长直立，中空，表面有微细的纵纹，基部木质化。叶互生；叶片披针形，全缘，两面无毛或具小刺毛，小横脉明显，中脉在背面明显突起；叶鞘光滑或一边有纤毛；叶舌截形，边缘有毛。圆锥花序顶生，分枝较少，小穗疏生，伸展或成熟时扩展，基部光滑或被刺毛，具极短的柄；颖矩圆形，具5脉，先端钝，边缘膜质，第一颖较第二颖短；子房卵形，柱头羽状。花期7—9月，果期10月。

生境分布 生长于山坡、林地或林缘、道旁蔽阴处。分布于我国长江流域和华南、西南地区。

性味功效 味甘、淡，性寒。归心、胃、小肠经。可清热泻火，除烦止渴，利尿通淋。主治热病烦渴，小便短赤涩痛，淋浊，口舌生疮，牙龈肿痛。

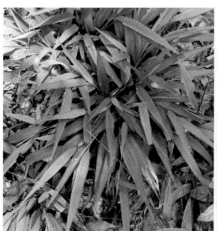

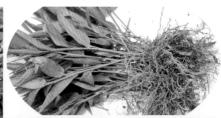

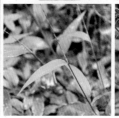

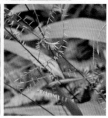

五节芒

禾本科芒属 *Miscanthus floridulus* (Lab.) Warb. ex Schum. et Laut.

常用别名 | 芭茅、巴茅果、芭芳。
药材名称 | 芭茅、芭茅果。
药用部位 | 虫瘿入药，全年采收。

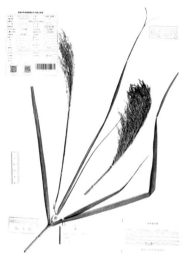

植物特征 多年生草本，具发达根状茎。秆高大似竹，节下具白粉，叶鞘无毛，鞘节具微毛；叶舌顶端具纤毛；叶片披针状线形，扁平，基部渐窄或呈圆形，顶端长渐尖，中脉粗壮隆起，两面无毛，或上面基部有柔毛，边缘粗糙。圆锥花序大型；分枝细弱，通常 10 多枚簇生于基部各节，具二至三回小枝，腋间生柔毛；总状花序轴的节间无毛，小穗柄无毛，顶端稍膨大；小穗卵状披针形，黄色，基盘具长于小穗的丝状柔毛。花果期 5—10 月。

生境分布 生长于山坡或草地。分布于福建、广东、广西、贵州、安徽、江苏等地。

性味功效 味甘，性温。可发表，理气，调经。主治小儿疹出不透，小儿疝气，月经不调，胃寒作痛，筋骨扭伤，淋病。

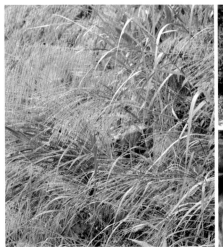

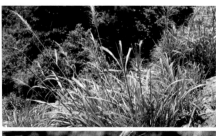

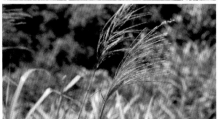

金丝草

禾本科金发草属 *Pogonatherum crinitum* (Thunb.) Kunth

常用别名 | 金丝茅、笔子草、黄毛草、猫尾草、竹蒿草。

药材名称 | 金丝草。

药用部位 | 全草入药，全年采收。

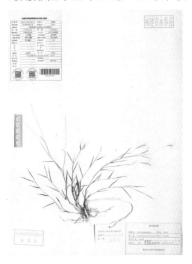

植物特征 秆丛生，直立或基部稍倾斜，具纵条纹，节上被白色髯毛，少分枝。叶鞘向上部渐狭，稍不抱茎，边缘薄纸质，有时下部的叶鞘被短毛；叶舌短，纤毛状；叶片线形，扁平，顶端渐尖，两面均被微毛而粗糙。穗形总状花序单生于秆顶，微弯曲，乳黄色；总状花序轴节间与小穗柄均扁压，两侧具长短不一的纤毛；无柄小穗含 1 两性花。颖果卵状长圆形。有柄小穗与无柄小穗同形同性，但较小。花果期5—9 月。

生境分布 生长于田埂、山边、石缝瘠土或灌木下阴湿地。分布于福建、广西、四川、云南等地。

性味功效 味苦，性寒。可清热解毒，凉血止血，利湿。主治热病烦渴，吐血，咳血，尿血，血崩，黄疸，肾炎水肿，淋浊带下，泻痢，小儿疳热，疔疮痈肿。

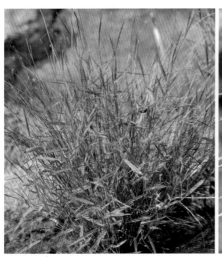
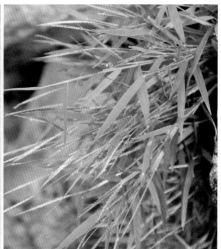

狗尾草

禾本科狗尾草属 *Setaria viridis* (L.) Beauv.

常用别名 | 谷莠子、犬尾草、光明草。

药材名称 | 狗尾草、狗尾草子。

药用部位 | 全草、花穗、根和种子入药，秋季采收。

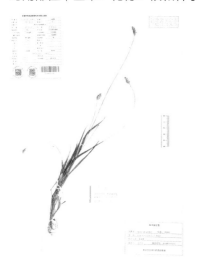

植物特征 一年生草本；根为须状，高大植株具支持根。秆直立或基部膝曲。叶鞘松弛，无毛或疏具柔毛或疣毛，边缘具较长的密绵毛状纤毛；叶舌极短，缘有纤毛；叶片扁平，长三角状狭披针形或线状披针形，边缘粗糙。圆锥花序紧密，呈圆柱状或基部稍疏离，直立或稍弯垂，主轴被较长柔毛，通常绿色或褐黄色到紫红或紫色；小穗 2～5 个簇生于主轴上或更多的小穗着生在短小枝上，椭圆形，先端钝，铅绿色。颖果灰白色。花果期 5—10 月。

生境分布 生长于荒野、道旁。分布于我国大部分地区。

性味功效 味甘、淡，性凉。可清热利湿，祛风明目，解毒，杀虫。主治风热感冒，黄疸，小儿疳积，痢疾，小便涩痛，目赤肿痛，痈肿，寻常疣，疮癣。

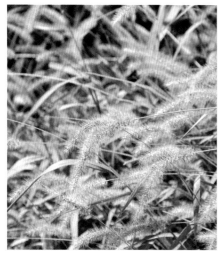

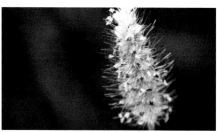

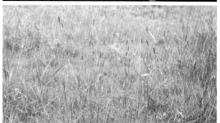

石菖蒲

天南星科菖蒲属 *Acorus tatarinowii* Schott.

常用别名｜金钱蒲、岩菖蒲、菖蒲。

药材名称｜石菖蒲。

药用部位｜根茎入药，秋冬季采收。

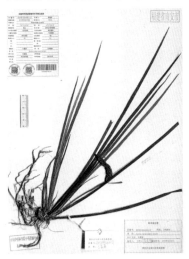

植物特征 多年生草本。根茎芳香，外部淡褐色，上部分枝甚密，植株因而成丛生状，分枝常被纤维状宿存叶基。叶无柄，叶片薄，基部两侧膜质叶鞘，上延几达叶片中部，渐狭，脱落；叶片暗绿色，线形，基部对折，中部以上平展，先端渐狭，无中肋，平行脉多数，稍隆起。花序柄腋生，三棱形。叶状佛焰苞为肉穗花序长的 2～5 倍，稀近等长；肉穗花序圆柱状，上部渐尖，直立或稍弯。花白色。幼果绿色，成熟时黄绿色或黄白色。花果期2—6月。

生境分布 生长于湿地或溪旁石上。分布于黄河以南各地。

性味功效 味辛、苦，性温。归心、胃经。可开窍豁痰，醒神益智，化湿开胃。主治神昏癫痫，痰厥，健忘失眠，耳鸣耳聋，脘痞不饥，噤口下痢，风湿痹痛，跌打损伤，痈疽疥癣。

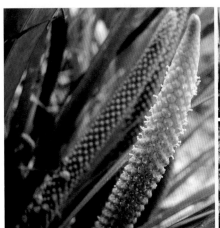

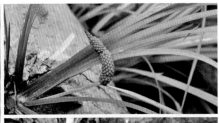

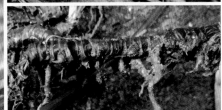

海芋

天南星科海芋属 *Alocasia macrorrhiza* (L.) Schott

常用别名｜羞天草、天荷、滴水芋。

药材名称｜海芋。

药用部位｜根茎入药，全年采收。

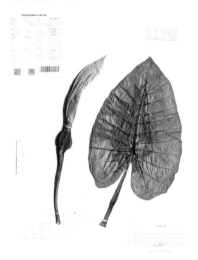

植物特征 大型常绿草本植物。叶多数，叶柄绿色或污紫色，螺状排列，粗厚；叶片亚革质，草绿色，箭状卵形，边缘波状，后裂片联合 1/10 ～ 1/5；前裂片三角状卵形，先端锐尖，长胜于宽。花序柄 2 ～ 3 枚丛生，圆柱形，通常绿色，有时污紫色。佛焰苞管部绿色，卵形或短椭圆形。肉穗花序芳香，雌花序白色，不育雄花序绿白色，能育雄花序淡黄色。浆果红色，卵状，种子 1 ～ 2。花期四季，但在密阴的林下常不开花。

生境分布 生长于热带雨林林缘或河谷野芭蕉林下。分布于广西、福建、湖南、四川、贵州等地。

性味功效 味辛，性寒；有毒。归心、肝、胆、大肠经。可清热解毒，行气止痛，散结消肿。主治流感，腹痛，肺结核，风湿骨痛，疔疮，痈疽肿毒，附骨疽，斑秃，疥癣，虫蛇咬伤。

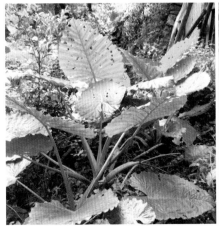

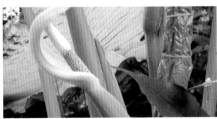

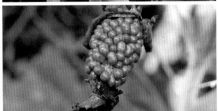

磨芋

天南星科磨芋属 *Amorphophallus rivieri* Durieu

常用别名｜花蘑芋、蒟蒻、鬼芋。
药材名称｜魔芋。
药用部位｜块茎入药，夏秋季采收。

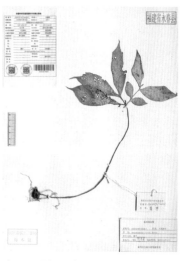

植物特征 块茎扁球形，暗红褐色。叶片绿色，二歧分裂，小裂片互生，大小不等。花序柄色泽同叶柄。佛焰苞漏斗形，基部席卷，管部苍绿色，杂以暗绿色斑块，边缘紫红色；檐部心状圆形，边缘折波状，外面变绿色，内面深紫色。肉穗花序。雌花序圆柱形，紫色；雄花序紧接；附属器为伸长的圆锥形，中空，明显具小薄片或具棱状长圆形的不育花遗垫，深紫色。浆果球形或扁球形，成熟时黄绿色。花期4—6月，果期8—9月。

生境分布 生长于疏林下、林缘或溪谷两旁湿润地。分布于陕西、宁夏、甘肃至长江流域以南各地。

性味功效 味辛、苦，性寒；有毒。可化痰消积，解毒散结，行瘀止痛。主治痰嗽，积滞，疟疾，瘰疬，癥瘕，跌打损伤，痈肿，疔疮，丹毒，烫火伤，蛇咬伤。

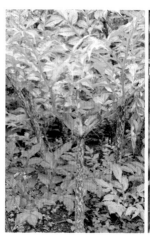
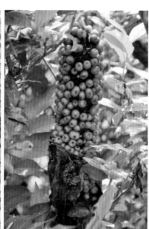
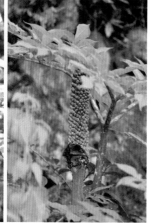

天南星

天南星科天南星属 *Arisaema heterophyllum* Blume

常用别名｜南星、白南星、蛇包谷。

药材名称｜天南星。

药用部位｜块茎入药，秋冬季采收。

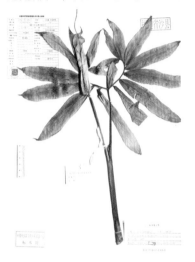

植物特征 多年生草本植物；块茎扁球形，顶部扁平，常有若干侧生芽眼。叶常单1，叶片鸟足状分裂，裂片13～19，倒披针形、线状长圆形等等，向外渐小，排列成蝎尾状。肉穗花序两性和雄花序单性。两性花序：下部雌花序，上部雄花序，雄花多不育，有的退化为钻形中性花。单性雄花序苍白色，向上细狭，至佛焰苞喉部以外之字形上升。雌花球形。雄花具柄。浆果黄红色、红色，圆柱形，种子黄色。花期4—5月，果期7—9月。

生境分布 生长于林下、灌丛或草地。分布于我国大部分地区。

性味功效 味苦、辛，性温；有毒。归肺、肝、脾经。可祛风止痉，燥湿化痰，散结消肿。主治中风痰壅，半身不遂，手足麻痹，风痰眩晕，咳嗽多痰，痈肿瘰疬，跌扑损伤，毒蛇咬伤。

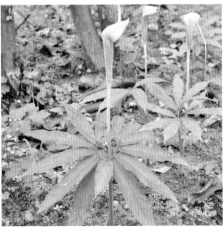

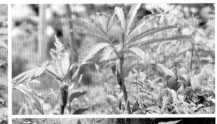

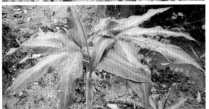

半夏

天南星科半夏属 *Pinellia ternata* (Thunb.) Breit.

常用别名 | 三叶半夏、洋犁头、小天南星。

药材名称 | 半夏。

药用部位 | 块茎入药，夏秋季采收。

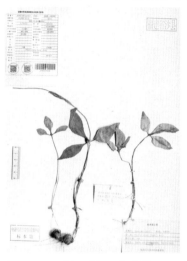

植物特征 块茎圆球形。叶 2～5 枚，叶柄基部具鞘，鞘内、鞘部以上或叶片基部有珠芽，珠芽在母株上萌发或落地后萌发；幼苗叶片卵状心形至戟形，为全缘单叶；老株叶片 3 全裂，裂片绿色，长圆状椭圆形或披针形，两头锐尖。花序柄长于叶柄。佛焰苞绿色或绿白色，管部狭圆柱形；檐部长圆形，绿色，有时边缘青紫色，钝或锐尖。肉穗花序。雌花序长 2 厘米，雄花序长 5～7 毫米，其中间隔 3 毫米；附属器绿色变青紫色，直立。浆果卵圆形，黄绿色，先端渐狭为明显的花柱。花期 5—7 月，果 8 月成熟。

生境分布 生长于草坡、荒地、玉米地、田边或疏林下。分布于我国大部分地区。

性味功效 味辛，性温；有毒。归脾、胃、肺经。可燥湿化痰，降逆止呕，消痞散结。主治湿痰寒痰，咳喘痰多，痰饮眩悸，呕吐反胃，胸脘痞满，痰厥头痛，风痰眩晕，夜卧不安，梅核气，瘿瘤痰核，痈疽肿毒。

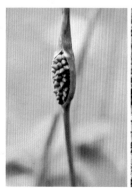
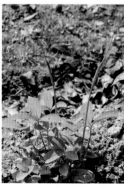
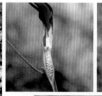

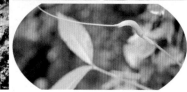

短叶水蜈蚣

莎草科水蜈蚣属 *Kyllinga brevifolia* Rottb.

常用别名｜多叶水蜈蚣、水蜈蚣。

药材名称｜水蜈蚣。

药用部位｜全草入药，5—9月采收。

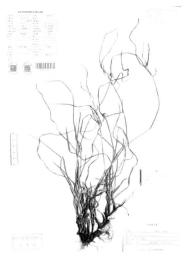

植物特征 根状茎长而匍匐，外被膜质、褐色的鳞片，具多数节间。秆成列地散生，细弱，扁三棱形，平滑，具4～5个圆筒状叶鞘。叶柔弱，平张，上部边缘和背面中肋上具细刺。叶状苞片3枚；穗状花序，球形或卵球形。小穗长圆状披针形或披针形，具1朵花；鳞片膜质，下面鳞片短于上面的鳞片，白色，具锈斑，背面的龙骨状突起绿色，具刺，顶端延伸成外弯的短尖。小坚果倒卵状长圆形，扁双凸状，表面具密的细点。花果期5—9月。

生境分布 生长于山坡荒地、路旁草丛中。分布于西南、华东、华中地区。

性味功效 味辛、微苦、甘，性平。归肺、肝经。可疏风解表，清热利湿，活血解毒。主治感冒发热头痛，急性支气管炎，疮疡肿毒，皮肤瘙痒，毒蛇咬伤，跌打损伤。

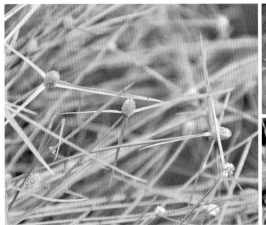

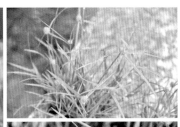

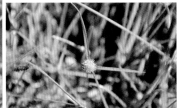

华山姜

姜科山姜属 *Alpinia chinensis* (Retz.) Rosc.

常用别名 | 土砂仁、廉姜。
药材名称 | 廉姜。
药用部位 | 根茎入药，秋季采收。

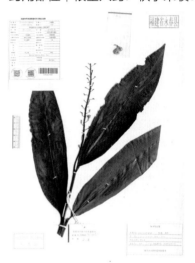

植物特征 多年生直立草本，株高约 1 米，具横走的根茎。叶披针形或卵状披针形，顶端渐尖或尾状渐尖，基部渐狭，两面光滑无毛；叶柄长约 5 毫米；叶舌膜质，2 裂，具缘毛。花组成狭圆锥花序，分枝短，长 3 ~ 10 毫米，其上有花 2 ~ 4 朵；小苞片长 1 ~ 3 毫米，花时脱落；花白色，萼管状，顶端具 3 齿；花冠管略超出，花冠裂片长圆形，后方的 1 枚稍大，兜状；唇瓣卵形，顶端微凹。果球形，成熟时红色。花期 5—7 月，果期 6—12 月。

生境分布 生长于山谷、溪边、疏林下等潮湿地。分布于四川、云南、湖北、广西、广东、福建等地。

性味功效 味辛，性温。归脾、胃、肝经。可温中消食，散寒止痛，活血，止咳平喘。主治胃寒冷痛，噎膈吐逆，腹痛泄泻，消化不良，风湿关节冷痛，跌打损伤，风寒咳喘。

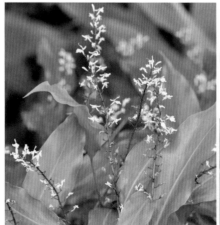

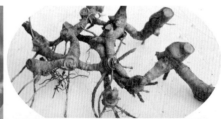

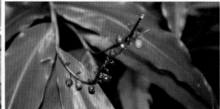

山姜

姜科山姜属 *Alpinia japonica* (Thunb.) Miq.

常用别名｜建砂仁、和山姜、箭秆风、九姜连。
药材名称｜山姜、建砂仁。
药用部位｜根茎和果实入药，四季采收。

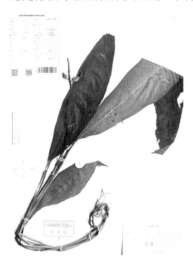

植物特征 多年生草本，根茎分歧。单叶互生，2 列，叶片长椭圆形或阔披针形，先端尖，基部楔形，全缘，上面光滑无毛，下面密被茸毛；叶舌 2 裂。总状花序，密被锈色茸毛；花白色带红条纹；花萼圆筒状，先端 3 裂；花冠长圆形，先端 3 裂，花萼与花冠均被绢毛；唇瓣卵形，有波状缺刻，橙红色。果实阔椭圆形，红色，表面被细毛；种子多数。花期 5—6 月，果期 9—10 月。

生境分布 生长于林下阴湿处。分布于福建、浙江、江西、贵州、云南等地。

性味功效 味辛，性温。归肺、胃经。可温中散寒，祛风活血。主治脘腹冷痛，肺寒咳喘，风湿痹痛，跌打损伤，月经不调，劳伤吐血。

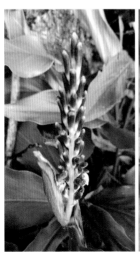
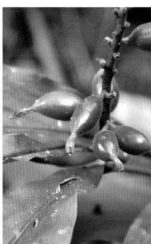
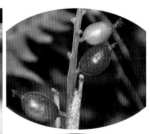
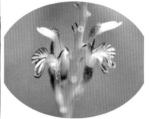

姜黄

姜科姜黄属 *Curcuma longa* L.

常用别名｜郁金、黄姜、宝鼎香。
药材名称｜姜黄、郁金。
药用部位｜根茎、块根入药，冬季采收。

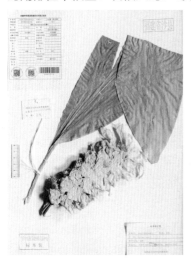

植物特征 多年生宿根草本，根茎很发达，成丛，分枝很多，椭圆形或圆柱状，橙黄色，极香；根粗壮，末端膨大呈块根。叶基生，每株5～7片，叶片长圆形或椭圆形，顶端短渐尖，基部渐狭，绿色，两面均无毛。花葶由叶鞘内抽出，穗状花序圆柱状；苞片卵形或长圆形，淡绿色，顶端钝，上部无花的较狭，顶端尖，开展，白色，边缘染淡红晕；花萼白色，具不等的钝3齿，被微柔毛；花冠淡黄色，裂片三角形，后方的1片稍大，具细尖头。花期8—11月。

生境分布 生长于平原、山间草地或灌丛中。分布于福建、广东、广西、云南、西藏等地。

性味功效 味苦、辛，性温。归脾、肝经。可破血行气，通经止痛。主治血瘀气滞诸证，胸腹胁痛，痛经经闭，产后瘀滞腹痛，胸痹心痛，癥瘕，风湿痹痛，跌打损伤，痈肿。

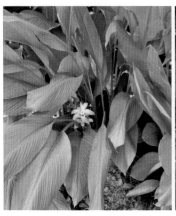
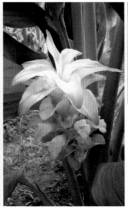
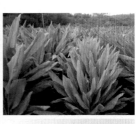
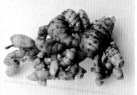

美人蕉

美人蕉科美人蕉属 *Canna indica* L.

常用别名｜连蕉、黄连蕉花、兰蕉、红蕉、凤尾花。

药材名称｜美人蕉根、美人蕉花。

药用部位｜根茎和花入药，四季可采收。

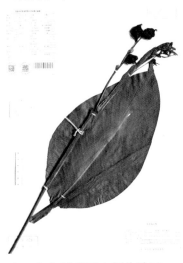

植物特征 多年生草本，具块状根茎。叶互生，卵状长圆形，先端短渐尖，基部阔楔形，全缘；叶鞘抱茎。总状花序顶生，花稀疏，略超出于叶片之上；花红色，单生；苞片卵形，绿色；萼片3，披针形，绿色而有时染红；花冠管长不及1厘米，花冠裂片披针形，绿色或红色；外轮退化雄蕊2～3枚，鲜红色，其中2枚倒披针形，如第3枚存在则特别小；唇瓣披针形，弯曲。蒴果绿色，长卵形，有软刺。花果期3—12月。

生境分布 生长于平原、山间草地或灌丛中。分布于我国大部分地区。

性味功效 味甘、微苦、涩，性凉。归心、脾经。可清热利湿，安神降压。主治急性黄疸性肝炎，神经官能症，高血压，红崩，带下；外用治跌打损伤，疮疡肿毒。

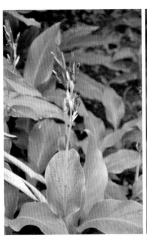
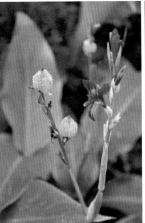
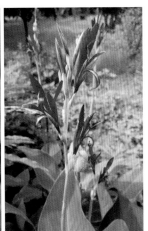

见血青

兰科羊耳蒜属 *Liparis nervosa* (Thunb. ex A. Murray) Lindl.

常用别名｜见血莲、倒岩提、立地好、显脉羊耳蒜、肉龙箭、走子草。

药材名称｜见血清。

药用部位｜全草入药，夏秋季采收。

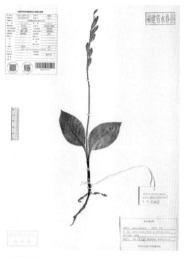

植物特征 地生草本。茎（或假鳞茎）圆柱状，肉质，有数节，通常包藏于叶鞘之内。叶（2～）3～5枚，卵形至卵状椭圆形，膜质或草质，先端近渐尖，全缘，基部收狭并下延成鞘状柄，无关节。总状花序通常具10余朵花；花序轴有时具狭翅；花紫色；中萼片线形或宽线形，边缘外卷；侧萼片狭卵状长圆形，先端钝；花瓣丝状；唇瓣长圆状倒卵形，先端截形并微凹，基部收狭并具2个近长圆形的胼胝体。蒴果倒卵状长圆形或狭椭圆形。花期2—7月，果期10月。

生境分布 生长于溪边石罅间或林下阴处。分布于东南、华南、中南、西南地区。

性味功效 味苦、涩，性凉。归肺、肾经。可凉血止血，清热解毒。主治胃热吐血，肺热咯血，肠风下血，崩漏，手术出血，创伤出血，疮疡肿毒，毒蛇咬伤，跌打损伤。

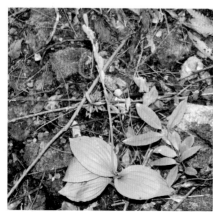
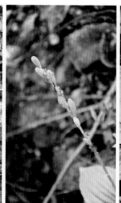
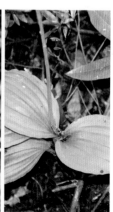

石仙桃

兰科石仙桃属 *Pholidota chinensis* Lindl.

常用别名 | 石橄榄、石上仙桃、石莲。

药材名称 | 石仙桃。

药用部位 | 全草或假鳞茎入药，秋季采收。

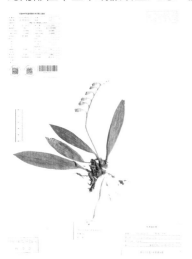

植物特征 根状茎粗壮，匍匐，具假鳞茎；假鳞茎狭卵状长圆形，大小变化甚大；柄在老假鳞茎尤为明显。叶2枚，生于假鳞茎顶端，倒卵状椭圆形、倒披针状椭圆形至近长圆形，先端渐尖、急尖或近短尾状。花葶生于幼嫩假鳞茎顶端；总状花序常多少外弯；花白色或带浅黄色，花瓣披针形，背面略有龙骨状突起；唇瓣轮廓近宽卵形，略3裂。蒴果倒卵状椭圆形，有6棱，3个棱上有狭翅。花期4—5月，果期9月至次年1月。

生境分布 生长于林中或林缘树上、岩壁上或岩石上。分布于福建、广东、广西、云南等地。

性味功效 味甘、微苦，性凉。归肺、肾经。可养阴润肺，清热解毒，利湿消瘀。主治肺热咳嗽，眩晕，头痛，梦遗，咽喉肿痛，风湿疼痛，湿热浮肿，痢疾，带下，疳积，瘰疬，跌打损伤。

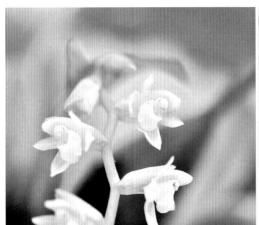

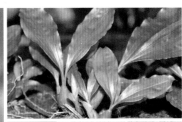

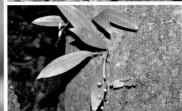

参 考 文 献

国家药典委员会，2020．中华人民共和国药典［M］．北京：中国医药科技出版社．

国家中医药管理局《中华本草》编委会，1999．中华本草［M］．上海：上海科学技术出版社．

何国生，2013．福建树木彩色图鉴［M］．厦门：厦门大学出版社．

林余霖，陈士林，2016．中国药用植物原色图鉴［M］．福州：福建科学技术出版社．

马骥，唐旭东，2019．岭南药用植物图志［M］．广州：广东科技出版社．

南京中医药大学，2006．中药大辞典［M］．上海：上海科学技术出版社．

潘超美，黄海波，2017．中草药野外识别手册［M］．广州：广东科技出版社．

杨成梓，2018．南方中草药彩色图鉴［M］．北京：化学工业出版社．

叶华谷，曾飞燕，叶育石，等，2014．中国药用植物［M］．北京：化学工业出版社．

赵中振，肖培根，2018．当代药用植物典［M］．2 版．北京：世界图书出版公司．

《中国高等植物彩色图鉴》编委会，2016．中国高等植物彩色图鉴［M］．北京：科学出版社．

中文名索引